Weih
Wie war das noch mal?

Verlag Hans Huber
Programmbereich Pflege

HUBER

Bücher aus verwandten Sachgebieten

Sachbuch: Demenz

Bowlby Sifton
Das Demenz-Buch
Ein «Wegbegleiter» für Angehörige, Pflegende und Aktivierungstherapeuten
2., überarbeitete Auflage
2011. ISBN 978-3-456-84928-7

Bryden
Mein Tanz mit der Demenz
2011. ISBN 978-3-456-84945-4

Davenport
«Giftige» Alte
Schwierige alte Menschen verstehen und konstruktiv mit ihnen umgehen
2009. ISBN 978-3-456-84706-1

Mace/Rabins
Der 36-Stunden-Tag
5., vollst. überarb., erw. u. akt. Auflage
2001. ISBN 978-3-456-83486-3

Marshall/Allan
«Ich muss nach Hause»
Ruhelos umhergehende Menschen mit einer Demenz verstehen
2011. ISBN 978-3-456-84731-3

Snyder
Wie sich Alzheimer anfühlt
2011. ISBN 978-3-456-84914-0

Taylor
Alzheimer und Ich
«Leben mit Dr. Alzheimer im Kopf»
2., durchges. u. erg. Auflage
2010. ISBN 978-3-456-84862-4

Taylor
«Im Dunkeln würfeln»
Portraits, Bilder und Geschichten einer Demenz
2011. ISBN 978-3-456-84968-3

Taylor
Der moralische Imperativ des Pflegens
2011. ISBN 978-3-456-84972-0

Whitehouse/George
Mythos Alzheimer
Was Sie schon immer über Alzheimer wissen wollten, Ihnen aber nicht gesagt wurde
2009. ISBN 978-3-456-84690-3

Zeisel
«Ich bin noch hier!»
Der Demenz trotzen mit Musik, Kunst und sozialen Beziehungen
2011. ISBN 978-3-456-84909-6

Markus Weih

Wie war das noch mal?

Lernen, Vergessen und die Alzheimer-Krankheit

Verlag Hans Huber

Anschrift des Autors:
Prof. Dr. Markus Weih
Gedächtnisambulanz
Psychiatrische und Psychotherapeutische Klinik
(Direktor: Prof. Dr. J. Kornhuber)
Universitätsklinikum Erlangen
Schwabachanlage 6
91054 Erlangen
www.psychiatrie.uk-erlangen.de

Lektorat: Dr. Klaus Reinhardt
Bearbeitung: Ulrike Weidner, Berlin
Herstellung: Marina Sokcevic
Umschlaggestaltung: Claude Borer, Basel
Druckvorstufe: UAA, Ursi Anna Aeschbacher, Biel/Bienne
Druck und buchbinderische Verarbeitung: Hubert & Co., Göttingen
Printed in Germany

Bibliografische Information der Deutschen Nationalbibliothek
Die Deutsche Nationalbibliothek verzeichnet diese Publikation in der Deutschen Nationalbibliografie; detaillierte bibliografische Daten sind im Internet über http://dnb.d-nb.de abrufbar.

Anregungen und Zuschriften an:
Verlag Hans Huber
Lektorat Medizin
Länggass-Strasse 76
CH-3000 Bern 9
Tel: 0041 (0)31 300 4500
Fax: 0041 (0)31 300 4593
verlag@hanshuber.com
www.verlag-hanshuber.com

1. Auflage 2011

(E-Book-ISBN 978-3-456-94951-2)
ISBN 978-3-456-84951-5

Inhalt

Vorwort ... 11

1. Die Entdeckung der Alzheimer-Krankheit ... 13

1.1 Alois Alzheimer ... 13
1.2 Die erste Patientin mit Alzheimer-Demenz ... 18
1.3 Der Ursprung des Wortes Demenz ... 23
1.4 Wann spricht man von einer Demenz? ... 26
1.5 Die leichte kognitive Störung ... 29

2. Das Gedächtnis und die Mechanismen seiner Störung ... 33

2.1 Das Gedächtnis bei gesunden Menschen ... 33
2.2 Die Amyloid-Hypothese ... 55
2.3 Die Tau-Protein-Hypothese ... 63
2.4 Das Gehirn im Verlauf der Alzheimer-Erkrankung ... 67
2.5 Welche Nervenzellen gehen unter? ... 69
2.6 Das Konzept des cholinergen Defizits ... 70

3. Formen der Demenz ... 75

3.1 Übersicht über die Demenzformen ... 75
3.2 Gibt es behandelbare Formen der Demenz? ... 77
3.3 Die vaskuläre Demenz ... 79
3.4 Depression und Demenz ... 83
3.5 Die frontotemporale Demenz ... 84
3.6 Parkinson-Krankheit und Demenz mit Lewy-Körperchen ... 91
3.7 Die Huntington-Chorea ... 96

3.8 Die Creutzfeldt-Jakob-Krankheit (CJK) 97
3.9 Das Steele-Richardson-Olszewski-Syndrom 99
3.10 Weitere Formen der Demenz 100

4. Risikofaktoren: Alter und familiäre Belastung 103
4.1 Gentest für Demenzen 103
4.2 Das ApoE4-Lipoprotein 105
4.3 Erblichkeit der Demenz 108
4.4 Demenz und Alter 110

5. Was fördert Demenz? 115
5.1 Schlechte Schulbildung 115
5.2 Einsamkeit 116
5.3 Rauchen 117
5.4 Diabetes 117
5.5 Alkohol 118
5.6 Übergewicht 121
5.7 Schädelprellungen 121
5.8 Umwelteinflüsse 122
5.9 Stress 125

6. Schutz gegen die Alzheimer-Demenz 127
6.1 Pflegen Sie Ihre sozialen Kontakte 128
6.2 Bleiben Sie geistig aktiv 128
6.3 Bewegen Sie sich 128
6.4 Ernähren Sie sich gesund 129
6.5 Senken Sie Ihren Blutdruck 132
6.6 Entzündungshemmende Mittel 132
6.7 Einfluss des Homozysteinspiegels 136
6.8 Einfluss des Cholesterinspiegels 137
6.9 Einfluss von Gedächtnistraining 138

7. Wann sind Gedächtnisstörungen nicht mehr normal? 141
7.1 Früh- oder Warnzeichen 141
7.2 Ursachen der Gedächtnisstörungen bei Demenz 144
7.3 Das Langzeitgedächtnis 146
7.4 Weitere Probleme neben Gedächtnisstörungen bei Demenzen 146
7.5 Selbstwahrnehmung und Persönlichkeitsveränderungen der Patienten 147

8. Medizinische Untersuchungen 149
8.1 Die wichtigsten Tests 150
8.2 Computertomografie oder Magnetresonanztomografie 163
8.3 Nuklearmedizinische Untersuchungen 163
8.4 Untersuchung des Nervenwassers 164
8.5 Bluttests 167
8.6 Verlässlichkeit der Diagnose 167

9. Verlauf 169
9.1 Krankheitsverlauf 169
9.2 Krankheitsdauer 172
9.3 Einweisung in ein Pflegeheim 173

10. Umgang mit einem Menschen ohne Gedächtnis 175
10.1 Aufklärung des Patienten 175
10.2 Umgang mit Demenz-Kranken 177
10.3 Angehörigenschulung 181
10.4 Auto fahren mit Demenz 186
10.5 Geld 189
10.6 Gesetzliche Betreuung 190
10.7 Pflege von Demenzkranken 193
10.8 Urlaub 193
10.9 Pflegeversicherung 193
10.10 Sozialleistungen 198

11. Medizinische Behandlung ... 201
11.1 Der Hausarzt ... 201
11.2 Demenz-Leitlinien ... 203
11.3 Antidementiva ... 204
11.4 Behandlung der Verhaltensstörungen ... 219
11.5 Nichtmedikamentöse Behandlung ... 225
11.6 Heilung der Alzheimer-Demenz? ... 228
11.7 Immuntherapien gegen Alzheimer ... 235
11.8 Technische Hilfen für Demenzkranke ... 238
11.9 Hilfen für pflegende Angehörige ... 239

12. Rechtliche und ethische Aspekte ... 241
12.1 Warum eine Patientenverfügung? ... 241
12.2 Die Vorsorgevollmacht ... 242
12.3 Die Ernährungssonde ... 243

13. Missverständnisse über die Alzheimer-Krankheit ... 245

Literatur ... 247
Sachregister ... 251

Man muss erst beginnen, sein Gedächtnis zu verlieren, und sei es nur stückweise, um sich darüber klar zu werden, dass das Gedächtnis unser ganzes Leben ist.
Unser Gedächtnis ist unser Zusammenhalt unser Grund, unser Handeln, unser Gefühl.

Luis Buñuel: Mein letzter Seufzer, 1984

Vorwort

Warum kann ein Mensch Gelerntes behalten, und ein anderer entwickelt eine Demenz? Warum kann Johannes Heesters mit über 100 Jahren immer noch geistig und körperlich aktiv auf der Bühne stehen? Warum kennt jeder die Alzheimer-Krankheit, aber nur noch wenige den deutschen Hirnforscher Alois Alzheimer?

Diese Geschichte beginnt vor über 100 Jahren in Frankfurt in einem «Irrenschloss» mit einer eifersüchtigen, verwirrten Frau. Die Akte wurde erst vor einigen Jahren wiedergefunden. Die Fallbeschreibung ist bis heute aktuell.

Die Fallbeschreibung und die Krankheit galten früher als exotisch. Mit der Überalterung unserer Gesellschaft wird die Alzheimer-Demenz aber zu einem Massenphänomen. Im Folgenden möchte ich Sie mit auf die Reise nehmen zu Alois Alzheimer und seiner Patientin Auguste D.; auf dem Weg werden wir wichtige Punkte aus der Hirnforschung streifen.

Spätestens seit der «Dekade des Gehirns»[1] und dem Nobelpreis im Jahr 2000 für den Neurowissenschaftler Eric Kandel gibt es zahlreiche Bücher über Hirnforschung, über das Gedächtnis und Demenz. In der Regel sind diese Bücher von Wissenschaftlern geschrieben und damit nicht allgemein verständlich. Denn Experten gelingt es nur selten, Fachwissen mit einfachen Worten auszudrücken. Daher wurde bei dem vorliegenden Text besonders auf gute Lesbarkeit geachtet.

Sie können das Buch auf verschiedene Arten lesen: Patienten und Angehörige finden ausführliche Informationen, um die Krankheit zu verstehen. Diejenigen, die eher die normale Funktionsweise des Gehirns interessiert, entdecken aktuelles Fachwissen und -informationen. So wird hoffentlich der Kreis derer größer,

1 Die «Dekade des Gehirns» war eine von der amerikanischen Regierung ausgerufene und finanziell unterstützte Initiative zur Intensivierung der Neurowissenschaft in den USA von 1990 – 1999. Die hierdurch angestoßenen Forschungsanstrengungen gaben der Hirnforschung ein neues Profil und erbrachten relevante Ergebnisse. In Deutschland wurde im April 2000 für die Zeit von 2000 – 2010 eine vergleichbare Initiative ins Leben gerufen. Sie steht unter der Leitung namhafter Wissenschaftler mit Prof. Dr. Christian E. Elger, Direktor der Universitätsklinik für Epileptologie Bonn, als Sprecher und dem damaligen Bundesminister für Wirtschaft und Arbeit, Wolfgang Clement als Schirmherr der Initiative.

die von der Hirnforschung fasziniert sind, um letztlich jene Menschen besser zu verstehen, die Funktionen verlieren, welche für uns Gesunde selbstverständlich sind.

Danksagung

Dieses Buch konnte ich nicht alleine schreiben, sondern möchte besonders meiner Frau Andrea danken, da sie die größte Kritikerin und schärfste Sprachpflegerin ist.

Von Prof. Dr. J. Kornhuber; Direktor der Psychiatrischen und Psychotherapeutischen Klinik, Universitätsklinikum Erlangen habe ich die Psychiatrie und Demenzforschung lernen können und Einblick sowohl in die Grundlagenwissenschaften als auch in die aktuellen klinischen Studien erhalten. PD Dr. med. Piotr Lewczuk; Laborleiter der Psychiatrischen und Psychotherapeutischen Klinik, Universitätsklinikum Erlangen hat mir gezeigt, wie wichtig gute Biomarker der Alzheimer-Demenz sein können. Familie Bleilevens aus Aschaffenburg möchte ich für den Bericht einer betroffenen Familie danken. Frau K. Mieskes möchte ich für ihre aufopfernde Pflege ihrer Mutter Frau Katharina Mächel danken, von der das Glücksschweinchen kam. Frau Susanne Schmitt, Medizinstudentin aus Erlangen, möchte ich für das Buñuel-Zitat und ihre schöne Hausarbeit im Juni 2008 danken.

1 Die Entdeckung der Alzheimer-Krankheit

1.1 Alois Alzheimer

Jeder kennt heutzutage den Namen «Alzheimer». Jeder hat schon einmal etwas vergessen und der Alzheimer ist vielen gleichbedeutend mit Gedächtnisproblemen. Es gibt zahllose Witze über die Alzheimer-Krankheit. Aber wer war eigentlich Alois Alzheimer?

Alois Alzheimer wurde als ältester Sohn des Notars Eduard Alzheimer am 14. Juni 1864 in Marktbreit bei Würzburg in Unterfranken geboren. Heute erinnert ein Schild am Geburtshaus an Alois Alzheimer (s. Abb. 1-1), das als Gedenk- und Tagungsstätte dient.

Später lebte die Familie in Aschaffenburg. In seinen Zeugnissen wird dem jungen Alzheimer eine soziale Grundhaltung bestätigt, er erhält eine humanistische Erziehung. Sein ehrgeiziger Vater schickte ihn zum Medizinstudium nach Berlin, das damals als das Mekka der Medizin weltweit galt. Zu der Zeit arbeiteten dort Robert Koch und Rudolf Virchow. Es gab ein bahnbrechendes Forschungsergebnis nach dem anderen. Vor allem an der damals noch verbreiteten Syphilis wurde intensiv geforscht. Das ist in diesem Zusammenhang wichtig, da die Syphilis im Spätstadium wie eine Demenz aussehen kann. Alzheimer wird also mit den Problemen von Syphilis-Kranken vertraut gewesen sein.

Dennoch zieht es ihn nach einem Semester in Berlin wieder zurück in die Heimat nach Würzburg, wo er blieb. Würzburg war nicht die schlechteste Universität für Alzheimer. Dort wurde der erste deutsche Lehrstuhl für Psychiatrie eingerichtet. Wilhelm Conrad Röntgen forschte zu dieser Zeit an den nach ihm benannten Röntgenstrahlen.

Im Jahr 1884 lernte Alzheimer ein Mikroskop zu bedienen. Während seiner Doktorarbeit sammelte er erste Erfahrungen mit feingeweblichen (histologischen)

Untersuchungen. 1888 schließt er in Würzburg sein Medizinstudium mit «sehr gut» ab. Seine Doktorarbeit schrieb er «Über die Ohrenschmalzdrüsen». Das mag Ihnen heute vielleicht für einen Hirnforscher merkwürdig vorkommen. Aber: zu dieser Zeit dachte man noch, dass Ohrenschmalz ein Abfallprodukt der Hirntätigkeit sei.

Gegen Ende seines Studiums betätigte sich Alzheimer als Privatarzt und Reisebegleiter einer geisteskranken Dame. Danach bewarb er sich als Assistenzarzt an der «Städtischen Anstalt für Irre und Epileptische»[2] in Frankfurt am Main. Er bekam die Stelle vermutlich, weil er schon etwas Erfahrung mit Geisteskrankheiten hatte. Sein Jahreslohn betrug 1200 Mark; Kost und Logis waren frei. Alzheimer blieb für die nächsten 13 Jahre an der Klinik, die von dem Reformpsychiater und Autor des «Struwwelpeters» Heinrich Hoffmann gegründet worden war. Er wohnte in der Liebigstraße 53; noch heute erinnert ein Schild an ihn. Zu Alzheimers Zeit war Emil Sioli der Direktor, für den eine menschliche Behandlung der psychisch Kranken ein wichtiger Teil der Therapie war.

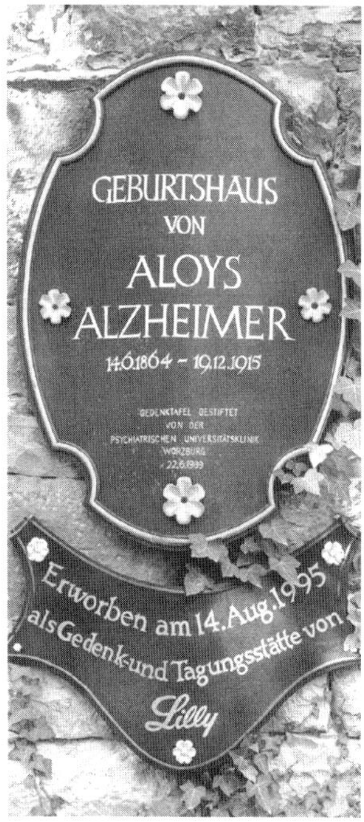
GEBURTSHAUS
VON
ALOYS
ALZHEIMER
14.6.1864 – 19.12.1915
Erworben am 14. Aug. 1995
als Gedenk- und Tagungsstätte von
Lilly

Abbildung 1-1: Gedenken an Alois Alzheimers Geburtshaus in Martkbreit

Alois Alzheimer beschäftigte sich als junger Arzt und Forscher auch mit anderen Themen wie Gerichtsmedizin, Epilepsie und Schizophrenie. Obwohl es in der damaligen Zeit im ganzen Krankenhaus nur zwei bis drei Ärzte gab, führte Alzheimer menschlichere Behandlungsmethoden für Geisteskranke ein. Solch moderne Methoden waren damals ganz neu in der Psychiatrie. Die Bewegung ging von Frankreich aus, wo Pinel, wie die Legende berichtet, psychisch Kranke

2 Das Krankenhaus war in Frankfurt wegen seiner neogotischen Bauweise als «Irrenschloss» bekannt. Es galt vor 100 Jahren als moderne psychiatrische Anstalt und wurde im damals noch unbebauten Frankfurter Westend errichtet. Im Zuge der menschlicheren Behandlung von psychisch Kranken baute man damals große Wachsäle mit Betten und großen Badeabteilungen sowie Abteilungen für «Unruhige». Die Kliniken hatten damals meist Kapazitäten für 100 – 200 Patienten, die von nur ein bis zwei Ärzten versorgt wurden. Das alte Gebäude wurde 1928 abgerissen. Die Einrichtungen wurden in die Universitätsklinik verlegt, die heute in dem ehemaligen Gelände der IG-Farben untergebracht ist. Eine Gedenkscheibe vor der Universität erinnert an Alois Alzheimer.

aus Ihren Ketten befreit hatte.[3] Zwangsjacken und Zwangsfütterungen wurden abgeschafft. In großen Krankensälen wurden die Patienten behandelt, wie in anderen Krankenhäusern auch. Wem es besser ging, der durfte im Park der Klinik spazieren gehen oder Ausflüge unternehmen.

Die Behandlungsmöglichkeiten damals waren sehr eingeschränkt. Alzheimer verstand sich denn auch weniger als heilender Arzt sondern eher als Forscher und Pathologe, der die Gehirne seiner Patienten unter dem Mikroskop untersuchte. Alzheimer sagte einmal: «Ich möchte der Psychiatrie mit dem Mikroskop weiterhelfen.» Da er als Arzt die Probleme seiner Patienten kannte, versuchte er, einen Zusammenhang zwischen den Beschwerden und Hirnveränderungen unter dem Mikroskop herzustellen.

Zu seiner Zeit war Alois Alzheimer den Wissenschaftlern seiner Generation als Experte für die Syphilis (progressive Paralyse) bekannt, die ein der Demenz ähnliches Bild hervorruft. Die Syphilis stellte vor 100 Jahren noch ein großes medizinisches und psychiatrisches Problem im Gesundheitswesen dar. Natürlich wusste man, dass es sich um eine Geschlechtskrankheit handelte. Der Erreger war aber erst kurz zuvor – nach einigen Schwierigkeiten – identifiziert worden. Eine Therapie in Form von Antibiotika gab es noch nicht, die Spätfolgen der Krankheit im Nervensystem waren verheerend. Im Endstadium sieht die Syphilis wie eine Demenz aus.

Damals hatte jeder dritte bis vierte Patient in der Psychiatrie Syphilis. Während seiner Frankfurter Zeit untersuchte Alzheimer 320 Fälle mit Syphilis, eine erstaunliche Anzahl. Er war also gut bewandert in schweren und der Demenz ähnlichen Krankheitsbildern.

Im Jahr 1889 bekam er in Frankfurt einen neuen Kollegen namens Franz Nissl. Nissl kam aus München, nachdem sein Chef Bernhard von Gudden zusammen mit König Ludwig II. von Bayern im Starnberger See ertrunken war. Bis heute wird spekuliert, dass es ein erweiterter Suizid gewesen war, also Selbsttötung.

Von Nissl und Gudden lernte Alzheimer die neuesten Schnitt- und Färbetechniken am Gehirn. Nissl wurde sein Freund und Trauzeuge. Alzheimer war bis dahin vor allem behandelnder Arzt und hatte die humanistischen Therapiemethoden von Sioli und Hoffmann schätzen gelernt. Nun lernte er von Nissl das Mikroskop als wissenschaftliches Instrument kennen. Von da an verschrieb er sich der exakten klinischen und histologischen Beschreibung von Nervenkrankheiten.

---

3 Damals herrschten in vielen psychiatrischen Kliniken noch teils unmenschliche Bedingungen, die sich erst langsam besserten. Vorbild für menschlichere Behandlungsmethoden in der Psychiatrie waren Philippe Pinel (1745 – 1826) in Frankreich und Conolly (1794 – 1866) in England. Ein berühmtes Buch von Conolly aus dem Jahr 1856 hat den Titel «The treatment of the insane without mechanical restraint».

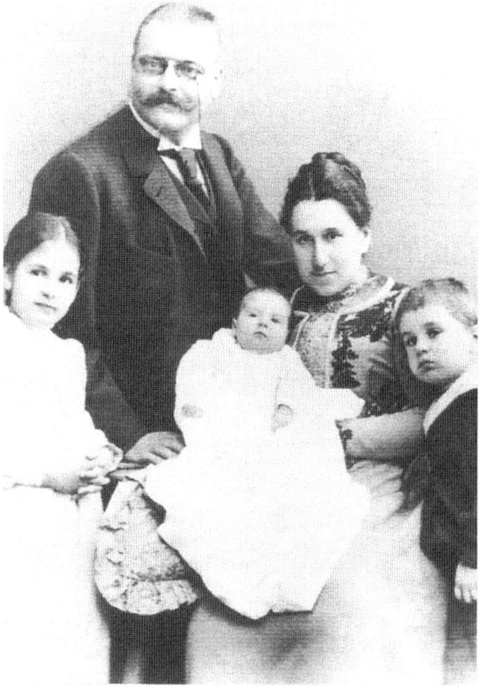

Abbildung 1-2: Alois Alzheimer (1864–1915) und seine Familie

Alzheimers Frau (Abb. 1-2) starb 1901. Sie stammte aus einer jüdischen Familie, die vor allem in den USA durch Diamanthandel zu großem Reichtum gelangt war. Nach dem Tod seiner Frau folgte Alzheimer zunächst Franz Nissl nach Heidelberg. Beide arbeiteten bei Emil Kraepelin (1856–1926), dem berühmtesten Psychiater seiner Zeit. Kraepelins Leidenschaft, neben dem Reisen, bestand in der Klassifikation aller psychischen Krankheiten. Deshalb wird er auch oft der «Linné[4] der Psychiatrie» genannt. Die Idee stammte allerdings nicht von Kraepelin. Auch beispielsweise in der Salpêtrière in Paris oder in der Charité in Berlin begann man damals die jahrhundertelang unsystematisch zusammengeworfenen «Irren» zu trennen. Man suchte die wissenschaftlichen Ursachen der Geisteskrankheiten. Kraepelin sortierte die psychischen Störungen in seinen berühmten Karteikarten vor allem der Prognose nach ein. Bei den Schizophre-

4 Carl Nilsson Linnæus (1707–1778) war ein schwedischer Naturwissenschaftler, der mit der binominalen Nomenklatur die Grundlagen der modernen botanischen und zoologischen Taxonomie schuf.

nien zum Beispiel ordnete Kraepelin die Patienten nach guten und schlechten Heilungsaussichten. Das war über Jahrzehnte für die meisten Fälle ausreichend.

Kraepelin und Alzheimer arbeiteten jedenfalls gut zusammen. Kraepelin sortierte und Alzheimer lieferte die anatomisch-wissenschaftlichen Begründungen dafür. Im Jahr 1903 wurde Kraepelin Leiter der königlich psychiatrischen Klinik in München und bot Alzheimer die Stellung als Laborleiter an, allerdings ohne Lohn! Da Alzheimer es sich als reicher Witwer leisten konnte, nahm er die Stelle an und zog mit seinen drei Kindern und seiner Schwester nach München, wo auch zwei seiner Brüder lebten. Er wohnte mit seiner Familie in der Stadt und konnte sich ein schönes Haus in Weßling am See leisten, das heute noch in Familienbesitz ist. Man schätzt nach heutigen Maßstäben, dass Alzheimer über ein Vermögen von etwa zehn Millionen Euro verfügte. In München baute er das Labor auf und ging seiner Forscher-Leidenschaft nach, ohne größeren klinischen Pflichten in der Pathologie nachkommen zu müssen. Allerdings musste er oft den abwesenden Kraepelin vertreten. Ohne Entlohnung zu arbeiten war für einen Wissenschaftler vor 100 Jahren allerdings nicht ungewöhnlich. Es gab sogar eine Berufsbezeichnung dafür: Privatgelehrter. Diese Tradition hat sich bis heute in der akademischen Bezeichnung «Privatdozent» gehalten.

1904 erhielt Alzheimer die Lehrbefugnis, er habilitierte sich mit Studien über die Syphilis, seine Habilitationsschrift trug den Namen «Histologische Studien zur Differentialdiagnose der progressiven Paralyse» und erschien 1904 in Jena. Es folgen, wissenschaftlich gesehen, die fruchtbarsten Jahre von Alzheimer, zwischen 1891 und 1902 publizierte er 18 Arbeiten. Unter anderem beschreibt er die ersten klinischen Fälle der Demenz genauer, die nicht durch Syphilis erklärt werden können.

Der deutsche Psychiater Emil Kraepelin nannte im Jahr 1910 die Beschreibung von Alzheimer in der 8. Auflage seines Lehrbuchs *Psychiatrie* «Alzheimer'sche Krankheit»[5].

Damals erhielten die ersten seltenen Fälle die Diagnose «Alzheimer'sche Erkrankung». Die Bedeutung der Krankheit für das Gesundheitswesen war allerdings noch gering, da das Durchschnittsalter der Menschen deutlich niedriger war. Das hielt die Forscher aber nicht davon ab, ihre Entdeckungen als wichtig zu betrach-

5 Originalton Kraepelin: «Eine eigentümliche Gruppe von Fällen mit sehr schweren Zellveränderungen hat Alzheimer beschrieben. Es handelt sich um die langsame Entwicklung eines ungemein schweren geistigen Siechtums mit den verwaschenen Erscheinungen einer organischen Hirnerkrankung. […] Später entwickelt sich eine gewisse Unruhe, die Kranken schwatzen viel, laufen herum, nesteln, reiben, zupfen, werden unreinlich. […] Die klinische Deutung dieser Alzheimer'schen Krankheit ist zur Zeit noch unklar».

ten und nach ihren Erstbeschreibern zu benennen. In vielen Fällen hat sich das bis heute gehalten in Namen wie «Morbus» Bechterew oder Cushing-Syndrom, auch wenn das manchen nicht mehr zeitgemäß erscheint.

Seither sprach man von der Alzheimer-Demenz, wenn das Gehirn besonders schwere Veränderungen zeigte, die dem ähnelten, was Alzheimer beschrieben hatte, und es sich um junge («präsenile») Patienten handelte.[6]

Im Jahr 1912 erhielt Alzheimer seinen eigenen Lehrstuhl. Er wurde nach Breslau berufen, welches im damals preußischen Schlesien lag (heute Polen). Sein Vorgänger in Breslau war übrigens Karl Bonhoeffer (der Vater des Theologen und Nazi-Gegners Dietrich Bonhoeffer), der wiederum einen Ruf an die Berliner Charité bekommen hatte.

Alzheimer erkrankte dort vermutlich an einer bakteriellen Infektion, die zu einer chronischen Herzerkrankung führte und starb 1915 im Alter von nur 51 Jahren. Er ist auf dem Frankfurter Hauptfriedhof neben seiner Frau beerdigt.

Außer einer Gedenktafel erinnert nur wenig in Breslau an ihn. Die deutsche Neurologie und Psychiatrie hat sich in den Jahren nach Alzheimers Tod zunächst intensiv mit neurotischen Veränderungen von Kriegsveteranen des Ersten Weltkriegs beschäftigt (z. B. Nonnes berühmte «Kriegszitterer»). Im Dritten Reich wurden der nationalistische Kraepelin und leider auch Bonhoeffer mehr oder weniger unfreiwillig Wegbereiter der nationalsozialistischen Rassenlehre Eugenik. Hintergrund war die Beobachtung einer erblichen Komponente vieler psychischer Erkrankungen, für die es leider damals noch keinerlei Therapie gab. Nach damals populären sozialdarwinistischen Theorien konnte man die Gesellschaft nur verbessern, indem man «Erbkranke» sterilisierte bzw. später unter den Nazis ermorden ließ. Die Weltwirtschaftskrise und wohl auch der Rassenwahn führten dazu, dass die Nachkommen Alzheimers kaum etwas von Ihrem Erbe retten konnten.

1.2 Die erste Patientin mit Alzheimer-Demenz

Auguste D. stammte aus Kassel. Genaueres über ihr Leben weiß man leider nicht. Sie wurde im November 1901 mit nur 51 Jahren in die «Städtische Irrenanstalt» in Frankfurt am Main aufgenommen. Auffällig war zuerst eine starke, krankhafte Eifersucht auf ihren Mann, einen Büroangestellten. Später fielen stark zunehmende Gedächtnisstörungen auf. Sie verlegte und versteckte Gegenstände in ihrer Wohnung, sie fand sich in ihrem Heim nicht mehr zurecht. Bisweilen befürch-

---

6 Dualistische Sichtweise, die so von Alzheimer selbst nicht gewollt war. Diese Sichtweise wurde erst in den letzten 30 Jahren aufgehoben.

tete sie, jemand wolle sie umbringen und schrie herum. Auch wusste sie nicht mehr, im welchem Jahr sie lebte und wo sie sich gerade befand.

In der Klinik fiel sie nach der Aufnahme den Mitpatienten unangenehm auf, weil sie nicht begriff, was um sie herum vorging. Oft habe sie «wild um sich gegriffen» und anderen Patienten ins Gesicht gefasst. Den Arzt begrüßte sie wie einen Besucher oder entschuldigte sich, dass sie mit ihrer Arbeit nicht fertig sei. Ohne Grund befürchtete sie, dass man ihr auch in der Klinik etwas antun wolle. In den Nächten irrte sie ängstlich durch das Krankenhaus und trug ihr Bettzeug mit sich. Teilweise schrie sie nachts «mit grässlicher Stimme», wie Alzheimer vermerkte. Auch tagsüber schrie sie, vor allem wenn sie offensichtlich nicht in der Lage war, eine Situation zu begreifen. Die Abbildung 1-3 zeigt sie im November 1902, etwa ein Jahr nach der Aufnahme in das Krankenhaus.

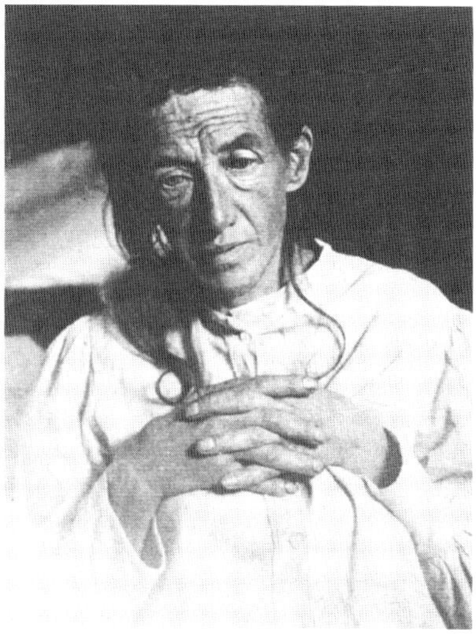

Abbildung 1-3: Auguste D., die erste «Alzheimerpatientin», 1902

Wie bei Auguste D. ist nächtliche Unruhe bei Demenzkranken auch heute häufig zu beobachten. Die Nachbarin meiner Eltern war immer eine sehr nette, gepflegte ältere Dame. Seit einigen Jahren leidet sie unter Demenz und schreit seither nachts oft sehr laut herum. Ihren Mann beschuldigt sie, ein Verhältnis mit einer Jüngeren zu haben. Sie findet ihr Silberbesteck nicht mehr und verdächtigt ihren Mann, es verkauft zu haben, um seiner Geliebten Geschenke zu machen. Aus Wut darüber greift sie ihn immer wieder tätlich an, auch mit Messern. Zum Glück weiß er sich als ehemaliger Berufssoldat zu verteidigen.

Alois Alzheimer untersuchte als Arzt in Frankfurt seine Patientin Auguste D. bald nach der Aufnahme. Alzheimer war wohl vor allem von dem völlig ratlosen Ausdruck im Gesicht von Auguste D. schwer beeindruckt. Am besten sollen die beiden selbst sprechen, so könnte eine Unterhaltung zwischen Alois Alzheimer (A) und Auguste D. (D) ausgesehen haben (nach Maurer et al., 1997):

A: Guten Tag, wie ist Ihr Name?

D: Auguste.

A: Und ihr Nachname?

D: Auguste.

A: Und der Name Ihres Mannes?

D: Ich glaube, Auguste.

A: Der Name ihres Mannes ist Auguste?

D: Ah, mein Mann.

A: Sind Sie verheiratet?

D: Ja, mit Auguste

A: Frau D.?

D: Ja, Auguste D.

A: Was ist das? (Zeigt Patientin einen Stift)

D: Ein Stift

A: Welches Jahr haben wir?

D: 1800 …

A: Was habe ich Ihnen vor einer Minute gezeigt?

D: Ich weiß nicht …

A: Welchen Monat haben wir?

D: Den elften.

A: Wie ist der Name des elften Monats?

D: Der letzte, wenn nicht der letzte.

Wie man sieht, war die Unterhaltung nicht leicht. Mittags aß die Patientin Blumenkohl und Schweinefleisch, behauptete aber, sie äße Spinat. Sie hatte auch deutliche Probleme beim Lesen, Sprechen und dem Gebrauch von Gegenständen, die neuropsychologischen Begriffe hierfür sind Dyslexie, Paraphasie und Apraxie. Der übrige Befund (Gang, Reflexe, Pupillen) war normal.

Alzheimer ließ Auguste D. ein paar Zeilen aufschreiben und sah, dass sie auch dabei Schwierigkeiten hatte, was er als «amnestische Schreibstörung» bezeichnete. Alzheimer betreute Auguste D. regelmäßig, bis er 1902 die Klinik verließ.

Was zwischen 1902 und 1905 mit Auguste D. geschah, ist nicht genau bekannt. Offensichtlich hatten das Gedächtnis und die Orientierung weiter abgenommen. Genauere Aufzeichnungen gibt es erst wieder ab 1905, als Auguste D. ein Druckgeschwür am Kreuzbein entwickelte, also wahrscheinlich schon länger bettlägerig war. Sie entwickelte Fieber, dann eine Lungenentzündung und starb im April 1906. Die Originalakte war lange verschwunden, weil sie unter einem falschen Namen abgeheftet war. Erst 1995 wurde sie wieder entdeckt und 1997 veröffentlicht (Maurer et al., 1997).

Auguste D. blieb bis zu Ihrem Tod am 8. April 1906 im Krankenhaus in Frankfurt. Alois Alzheimer arbeitete inzwischen in München. Direkt nach dem Tod von Auguste D. rief Emil Sioli Alzheimer an. Dieser ließ sich das Gehirn und die 30 Seiten lange Akte der Patientin schicken. Alzheimer schaute sich beides genauestens an. Wahrscheinlich fand er den Fall interessant, weil die Patientin viel jünger als die bis dahin beschriebenen Demenz-Patienten war und weil sie keine Syphilis, eindeutige Lähmungserscheinungen oder andere Ausfälle hatte.

Zu dieser Zeit waren den Hirnforschern bestimmte Hirntumore, Schlaganfälle und eben die damals grassierende Syphilis geläufig.

Was war nun im Gehirn von Auguste D. anders?

Zunächst einmal fand Alzheimer eine gleichmäßige Schrumpfung des gesamten Gehirns[7]. Das war zunächst nicht verwunderlich, da die Patientin ja keine halbseitige Lähmung oder andere Krankheitszeichen hatte. Als nächstes führte er eine feingewebliche (histopathologische) Untersuchung durch[8]. Er entdeckte unter seinem Mikroskop Veränderungen des Gehirngewebes und beschrieb sie genauestens. Seine Beschreibungen waren so präzise, dass sie noch heute – über

---

7 Der medizinische Terminus ist «globale Atrophie». Dies ist zunächst einmal ein Hinweis für einen generalisierten Hirnprozess. Normalerweise wiegt das Gehirn 1200–1450g. Bei der Alzheimer-Demenz wiegt es oft nur noch 1000g. Fokale degenerative Erkrankungen wie die Pick'sche Lobäratrophie oder die Atrophie des Nucleus caudatus bei der Huntington-Chorea waren schon länger bekannt. Der entscheidende Fortschritt bei der Alzheimer-Demenz war also die histologische Untersuchung der Veränderungen, die makroskopisch als globale Atrophie imponieren. Diese Beobachtungen sind auch heute noch von Bedeutung: Wenn Sie einen Patienten mit objektivierten Gedächtnisstörungen in einem MRT oder CT untersuchen, ist eine generalisierte Atrophie ein wichtiger Hinweis für eine Alzheimer-Demenz.

8 Die Technik der histologischen Untersuchung war 1906 bereits seit ca. 50 Jahren bekannt und beruhte auf dem berühmten deutschen Arzt und Pathologen Rudolf Virchow. Er begründete die Zellularpathologie, d.h. die Lehre, dass alle Krankheiten auf zellulärer Ebene durch pathologische Veränderungen begründbar seien. Bis heute gilt die pathologische Untersuchung als «Gold-Standard» bei der Diagnose einer Alzheimer-Demenz. Alzheimer und seine Zeitgenossen profitierten von den enormen Fortschritten in der Mikroskoptechnik und den chemischen Färbetechniken. Das Gehirn besteht aus grauer und weißer Substanz. Die eigentlichen Nervenzellen in der grauen Substanz machen aber nur ca. 10% aus, der Rest ist Stützgewebe (Glia). Um 1900 entdeckten Golgi und Ramon y Cajal, dass man Nervenzellen mit Silber schwarz anfärben kann und erhielten 1906 dafür den Nobelpreis. Die Silberfärbung wurde zu Alzheimers Zeiten auch als Bielschowsky-Färbung bezeichnet. Die Plaques hießen folglich «argentophil».

100 Jahre später – Gültigkeit haben. Was er vor sich sah, war anscheinend durch krankhafte Veränderungen von Eiweißen im Gehirn verursacht.

Alzheimer fand:

- Eiweißablagerungen *außerhalb* der Nervenzellen (Plaques)[9]
- Krankhaft veränderte Eiweißfäden *innerhalb* der Nervenzellen (Neurofibrillen)[10].

In der Abbildung 1-4 sind in einem Hirnschnitt die wichtigsten Veränderungen der Alzheimer-Demenz unter dem Mikroskop zu sehen.

Alois Alzheimer war davon überzeugt, etwas Neues gefunden zu haben.[11] Er bedankte sich bei seinem Kollegen Sioli für Gehirn und Akte und kündigte an, den Fall demnächst vortragen zu wollen.

Ein halbes Jahr nach dem Tod von Auguste D. berichtete er seine Beobachtungen bei der 37. Tagung der Südwestdeutschen Irrenärzte in Tübingen am 3. und 4. November 1906. Der Vortrag ist erhalten und so lehrreich, dass man ihn auch heute noch als Standardlektüre für Studierende und Ärzte in der Ausbildung empfehlen kann. Damals war er allerdings eher ein Reinfall und fand keine besondere Beachtung (im Original ist vermerkt: «Keine Diskussion»). Zu dieser Zeit wurde die Psychoanalyse von S. Freud und C. G. Jung intensiv diskutiert und

9 Alzheimer war nicht der Erste, der die Plaques sah: Emil Redlich schrieb von «miliarer Sklerose». Blocq und Marinesco beschrieben sie 1892 ebenfalls schon. 1897 schrieb Constantin von Monakow in seinem Buch «Gehirnpathologie» über Bewusstseinsstörungen bei Demenzen. Lange war die Entstehung von Plaques unklar. Heute wissen wir, dass die von Alzheimer beschriebenen Plaques hauptsächlich aus Amyloid-Beta-Peptiden bestehen. Die Plaques lassen sich sehr schlecht mit den Standardfarbstoffen Hämatoxylin/Eosin oder Cresylviolett anfärben. Typischerweise sind die Plaques ringförmig, haben einen dunklen Kern und einen helleren, irregulären Ring.

10 Alzheimer fand die pathologisch veränderten Neurofibrillen in der Silberfärbung, die im Wesentlichen aus phosphoryliertem Tau-Protein bestehen. Die Neurofibrillen sind keineswegs spezifisch für die Alzheimer-Demenz, sondern kommen bei sehr vielen anderen Erkrankungen wie der Trisomie 21, der Demenz mit Lewy-Körperchen, der Boxerdemenz, bei Drogenabhängigen, der ALS oder der SSPE ebenfalls vor.

11 Die Begründung von Alzheimer war, dass der Fall von Auguste D. und auch die Fälle, die in den folgenden Jahren gesammelt wurden, sich durch schnellen und schweren Verlauf bei relativ jungen Patienten von den bereits damals bekannten Altersdemenzen unterschieden. Auch war für Alzheimer auffallend, dass es bei der Erkrankung «von vornherein Andeutungen von Herdsymptomen» (Originalzitat) wie z. B. Aphasie gab, obwohl in der Autopsie kein Herdbefund wie bei einer Entzündung, Blutung oder Infarkt zu sehen war.

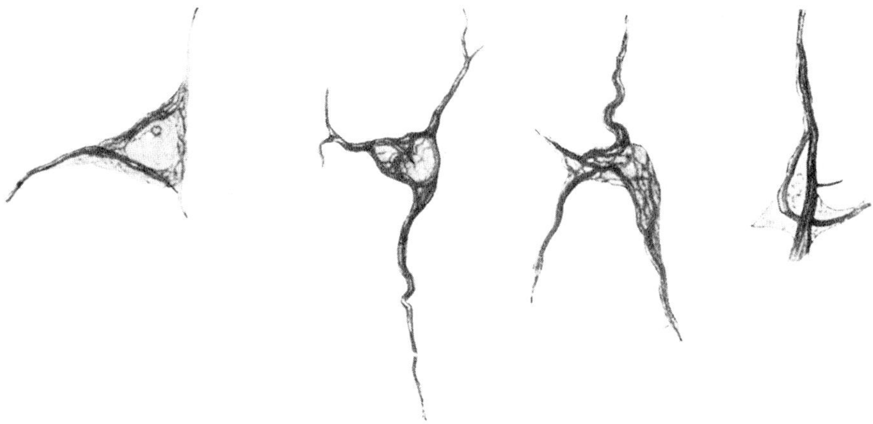

Abbildung 1-4: Plaques und Neurofibrillen, Zeichnung (aus Bleuler 1983, S. 232)

schien alle Psychiater zu fesseln. Ein Jahr später veröffentlichte Alzheimer seine Beobachtungen in einer Fachzeitschrift [12].

Im Jahr 1908, also zwei Jahre später, veröffentlichte sein Mitarbeiter Perusini diesen und noch drei weitere ähnliche Fälle. Drei Jahre später beobachtete Alzheimer weitere Fälle (Johann F.) mit ähnlichem Verlauf. Die Patienten waren zwischen 45 und 65 Jahre alt. Alzheimer konnte sehr gut zeichnen. Manche sagen, dass er lieber gemalt als geschrieben habe. Dadurch lässt sich erklären, dass es nur wenige schriftliche Aufzeichnungen von Alzheimer gibt.

Seine Zeichnungen von den Neurofibrillen sind so schön und fremdartig, dass man sie heute noch in Lehrbüchern findet (siehe Abb. 1-4). Nach Alzheimers Weggang aus München wurde das Labor weitergeführt; u. a. von Walther Spielmeyer und Prof. Parviz Mehraein.

1.3 Der Ursprung des Wortes Demenz

Der Begriff Demenz lässt sich aus dem Lateinischen ableiten: Lateinisch «de» heißt weg und «mens» Verstand. Demenz kann am besten mit Unvernunft oder ohne Verstand übersetzt werden.

12 Alzheimer schrieb: «Im Jahre 1906 habe ich einen Fall von Erkrankung des präsenilen Alters beschrieben, welcher während des Lebens ein von den bekannten Krankheiten abweichendes Bild bot und bei der mikroskopischen Untersuchung Veränderungen in der Hirnrinde aufwies, die damals noch unbekannt waren. Hinsichtlich der klinischen Erscheinung war eigenartig eine rasch sich entwickelnde und in kurzer Zeit zu den tiefsten Graden fortschreitende Verblödung.»

Demenz ist also immer mehr als nur ein schlechtes Gedächtnis. Demenzen sind Erkrankungen des ganzen Verstandes.

Sie kennen vielleicht das Sprichwort «Mens sana in corpore sano»: Ein gesunder Verstand wohnt in einem gesunden Körper.[13] In der Antike war es selbstverständlich, dass es enge Zusammenhänge zwischen Geist und Körper gibt. Der Begriff taucht schon in der Antike auf. Aus den Saturae des Römers Junius Juvenalis (60 – 140 n. Chr.) ist folgende Textstelle überliefert, die den Begriff Demenz in der heutigen Bedeutung verwendet[14]:

> Sed omni membrorum damno major dementia,
> quae nec nomina servorum
> nec vultum agnoscit amici cum quo praeterita cenarit nocte,
> nec illos quos genuit, quos eduxit.
>
> Aber noch schlimmer als sämtlicher Glieder Gebrechen
> ist die Demenz,
> bei der man weder die Namen der Sklaven
> noch die Miene des Freundes nicht mehr erkennt,
> der in vergangener Nacht mit einem speiste,
> nicht mehr die Kinder, die man gezeugt und erzogen.

Der Redner und Satiriker erreichte ein stattliches Alter von 80 Jahren. Dieses hohe Alter hat ihn wohl auch dazu bewogen, schon damals über die Demenz nachzudenken. Die Symptome der Demenz werden meines Erachtens in dieser Textstelle sehr treffend geschildert.

Der Begriff Demenz tauchte dann im 18. Jahrhundert in Frankreich in der Juristen- und Umgangssprache wieder auf und bezeichnete zunächst jede Form geistiger Störung. Im medizinischen Zusammenhang wurde eine Demenz erstmals von Esquirol 1838 beschrieben. Demenz stand am Anfang für schwere, bleibende geistige Störungen oder jede Art psychischen Abbaus im Rahmen einer Hirnerkrankung. In England und den USA sah man es nicht so eng. Hier versteht

---

13 Zitat aus den Satiren des römischen Dichter Juvenal. Früher sollte man damit, vereinfacht gesagt, zu einer gesunden Lebensweise – vor allem Sport – ermuntert werden, damit man «geistig fit» bleibt. Dies schien so logisch zu sein, dass es nie richtig untersucht wurde. Natürlich ist Sport gesund und beugt gegen Herz- und Kreislauf-Krankheiten vor. Interessanterweise zeigten Studien aber erst in den letzten Jahren, dass körperliche Aktivität auch tatsächlich gegen Demenz schützt.

14 Eine schöne historische Übersicht über die Entwicklung des Demenzbegriffes findet sich bei Hampel et. al., 2003.

man unter Demenz bis heute in der Regel erkennbare Gedächtnisstörungen. Bis in unsere Zeit gab es also ein Begriffswirrwarr um die Demenz.

Andere Begriffe für die Demenz waren etwa

- Presbyophrenie
- Zerebrovaskuläre Insuffizienz
- «Greisenschwachsinn»
- Altersverkalkung.

Demenz heißt also, grob gesagt, dass der Verstand abgebaut wird. Man kann aber nur etwas abbauen, was vorher aufgebaut wurde. Wenn ein Kind behindert zur Welt kommt, ist es nicht dement. Demenzen sind demzufolge keine Intelligenzstörungen, sondern ein Abbau von Intelligenz. Der Verstand bzw. die Intelligenz ist erst etwa ab dem dritten bis vierten Lebensjahr stabil. Also kann theoretisch auch ein fünfjähriges Kind mit bestimmten Erkrankungen eine Demenz entwickeln.[15]

Fachleute rechnen die Demenzen zu den neurodegenerativen Erkrankungen. Damit ist gemeint, dass Nervenzellen (Neuronen) und ihre Schaltstellen (Synapsen) degenerieren, also abgebaut und krankhaft zurückgebildet werden.

Patienten merken dies, wenn sie Dinge, die sie gelernt haben, wieder «verlernen». Dies trifft vor allem für einige Behinderungen zu.[16]

Aber Achtung: Verstand ist nicht gleich Gedächtnis. Ein Mensch ist nicht dement, wenn er ein schlechtes Gedächtnis hat. Natürlich haben fast alle Menschen mit Demenz gleichzeitig eine Gedächtnisstörung. Zur Demenz gehört aber auch, dass weitere Probleme vorliegen. Meist haben die Patienten zusätzlich Schwierigkeiten, sich zu orientieren, zu sprechen oder mit Gegenständen im Alltag richtig umzugehen.

Viele Menschen machen sich Sorgen, dement zu werden. In unsere Gedächtnissprechstunde in Erlangen kommen oft Menschen mit derartigen Befürchtungen. Ein wichtiges Kriterium ist, ob es sich nur um «Vergesslichkeit» handelt oder ob die Beschwerden so deutlich sind, dass der Alltag nicht mehr richtig bewältigt werden kann.

---

15 Eine erbliche neurodegenerative Erkrankung ist z. B. die Adrenoleukodystrophie, die in dem Film «Lorenzos Öl» aus dem Jahr 1992 beschrieben wird, in dem ein zunächst normaler sechsjähriger Junge eine Demenz entwickelt.

16 Vor allem Menschen mit einer Trisomie 21 werden heutzutage älter als früher und zeigen dann einen Abbau vorher erworbener Fähigkeiten. Dies stellt die Betreuer und Ärzte vor besondere Schwierigkeiten. Eine Trisomie 21 entsteht, wenn das Chromosom 21 drei- statt zweimal vorliegt Interessanterweise liegt das Amyloid-Vorläufer-Protein (APP) auf dem Chromosom 21. Möglicherweise liegt hier ein Gen-Dosiseffekt vor.

1.4 Wann spricht man von einer Demenz?

Meistens wird für die Demenz ICD-10, die Krankheits-Klassifikation der Weltgesundheitsorganisation (WHO) verwendet.[17] Andere Klassifikationen sind die NINCDS-ADRDA[18] oder -AIREN, die meist in Studien verwendet werden (Tab. 1-1), sowie die DSM-IV (Demenzcode 294.1; stammt von der amerikanischen Psychiatervereinigung und wird meiner Erfahrung nach seltener verwendet).

Die Diagnose Demenz wird nach ICD-10 klinisch gestellt. Das bedeutet, dass der Arzt den Patienten beurteilt und ohne weitere Hilfsmittel eine Demenz diagnostizieren kann. Nach ICD-10 muss eine Demenz langsam beginnen und allmählich zunehmen. In Gedächtnisambulanzen wird immer danach gefragt, wann die ersten Beschwerden angefangen haben. Viele Patienten und auch oft die Angehörigen können dies wegen des langsamen Verlaufes oft gar nicht mehr sagen.

Das ist wie bei dem Frosch, der in einem Topf sitzt, welcher langsam erwärmt wird, und der nichts merkt. Würde man ihn in heißes Wasser werfen, würde er sofort herausspringen. Es gibt auch «heißes Wasser» bei Gedächtnisstörungen: plötzliche Gedächtnisverluste (Amnesien), die meist für die Betroffenen oder Angehörigen relativ dramatisch, aber eben keine Demenzen sind.

Wichtig ist es zu wissen, dass eine Demenz nicht nur Gedächtnisprobleme umfasst. Es muss außer dem Gedächtnis noch mindestens eine weitere Funktion des Gehirns betroffen sein. Das kann die Sprache, der Gebrauch von Alltagsgegenständen oder eine Veränderung des Verhaltens sein[19].

---

17 ICD: International Classification of Diseases. Herausgeber ist die WHO. Derzeit gültig ist die 10. Revision. Psychische Erkrankungen haben den Buchstaben F; Neurologische Erkrankungen ein G. Eine Demenz mit frühem Beginn (vor dem 65. Lebensjahr) heißt F00.0* G 30.0*; danach F00.1* G 30.1*. Atypische oder gemischte Demenz: F00.2* G30.8*.

18 NINCDS: National Institute of Neurological and Communicative Disorders and Stroke; ADRDA: Alzheimer's Disease and Related Disorders Association.
Seit 2007 gibt es auf der Basis neuer wissenschaftlicher Erkenntnisse die neuen Dubois-NINCDS-ADRDA Forschungskriterien für die Alzheimer-Demenz, die auch die Atrophie des medialen Temporallappens, Liquorbefunde, Mutationen und funktionelle Bildgebung berücksichtigen: Lancet Neurol. 2007 Aug;6(8):734–46. Auch viele deutsche Alzheimer-Forscher fordern ein Umdenken. Die Diagnose Alzheimer sollte einfacher gestellt werden können. Beispielsweise sollte ein pathologischer Befund in einem Biomarker (Liquor oder MRT oder PET/SPECT) plus ein Defizit im episodischen Gedächtnis ausreichen, um die Diagnose zu stellen.

19 Eine gebräuchliche Eselsbrücke im Englischen ist EMAIL: Executive Function; Memory, Attention, Intellect, Language.

Tabelle 1-1: NINCDS-ADRDA-Kriterien für Alzheimer-Demenz

1. **Wahrscheinliche Alzheimer-Krankheit**
   a) messbare Defizite in mindestens zwei kognitiven Domänen
   b) keine Bewusstseinsstörung
   c) progressiver Verlauf
   d) Beginn zwischen 40 und 90 Jahren
   e) keine andere Erkrankung als Erklärung
   f) unterstützende Kriterien:
   - progressive Verschlechterung
   - gestörte Alltagsaktivitäten
   - Hinweis für Erblichkeit (positive Familienanamnese)
   - Normalbefunde im Liquor und EEG
   - Atrophie im CT oder MRT

   g) weitere klinische Befunde, wie
   - Plateaus im klinischen Verlauf
   - Depression oder Schlafstörungen
   - Inkontinenz
   - Wahn oder Halluzinationen
   - sexuelle Funktionsstörungen
   - epileptische Anfälle (vor allem in schweren Fällen)
   - neurologische Auffälligkeiten (Tonuserhöhung, Myoklonus, Gangstörung

   h) Phänomene, die die Alzheimer-Krankheit unwahrscheinlich machen, sind:
   - plötzlicher Beginn
   - fokale neurologische Zeichen
   - epileptische Anfälle oder Gangstörungen zu Beginn der Erkrankung

2. **Mögliche Demenz vom Alzheimer-Typ**
   a) Demenzsyndrom mit variierendem Beginn oder Verlauf, oder Krankheiten mit einem der Demenz ähnlichen Bild

3. **Gesicherte Demenz vom Alzheimer-Typ**
   a) klinische Kriterien erfüllt
   b) passende autoptische Befunde.

Demenz-Kriterien nach ICD-10:

- Gedächtnisstörung
- Abbau des Denkvermögens
- Veränderungen der Persönlichkeit
- in der Folge deutliche Beeinträchtigung der Selbständigkeit im Alltag
- Dauer der Symptomatik mindestens sechs Monate
- Ausschluss anderer Ursachen.

Man kann auch erst von einer Demenz sprechen, wenn man sich sicher ist, dass nichts anderes dahinter steckt. Wenn ein Patient also eine andere Erkrankung hat (oder wenn man eine solche bei der Untersuchung findet) spricht man nicht von einer Demenz. Gerade das letztgenannte Kriterium ist aber sehr schwer, da es eine lange Liste von Krankheiten gibt, die eine Demenz imitieren.

Manchmal werden uns Patienten vorgestellt, damit wir einschätzen, wie schwer die Demenz ist (Schweregradeinteilung). Eine gebräuchliche Einteilung ist dabei folgende:

Schweregrade der Demenz:

- Leichte Demenz: Aktivitäten des täglichen Lebens sind zwar beeinträchtigt, der Patient ist aber noch selbstständig. Komplizierte Aufgaben können aber nicht mehr ausgeführt werden. Mini-Mental-Status Test: 21 bis 26 von 30 möglichen Punkten
- Moderate Demenz: Patient kommt in den meisten Fällen alleine zurecht; muss gelegentlich angeleitet werden. Mini-Mental-Status: 10 bis 20
- Mittelgradige Demenz: Patient kommt im Alltag nicht mehr ohne Hilfe zurecht. Es können nur einfache Tätigkeiten ausgeführt werden. Das Altgedächtnis ist noch gut. Neue Informationen gehen meist schnell verloren. Mini-Mental-Status: 10 bis 14
- Schwere Demenz: Patient ist unfähig, neue Informationen zu behalten. Nur Fragmente des Altgedächtnisses sind erhalten. Enge Verwandte werden nicht mehr erkannt. Mini-Mental-Status: weniger als 10 Punkte.

Des Weiteren kann der Schweregrad auch grob nach der Leistung in weiteren Gedächtnistests (siehe Kap. 8.1) beurteilt werden. Als schwere Demenz gilt hier in der Regel ein Mini-Mental-Status-Test von zehn oder weniger.

1.5 Die leichte kognitive Störung (MCI)

Viele Menschen klagen über Gedächtnisstörungen. Es gibt Schätzungen, dass 20 % der älteren Bevölkerung unter Gedächtnisstörungen leiden. Gelegentlich kommen sie dann in spezialisierte Einrichtungen wie Gedächtnisambulanzen, um sich testen zu lassen. Manch einer hat sich schon gefreut, als er dann hörte, dass er keine Demenz, sondern nur eine «leichte kognitive Störung» (MCI, mild cognitive impairment) hat. Was ist nun damit gemeint?

Der Begriff wurde geprägt, als man feststellte, dass die Demenz ja viel früher im Gehirn beginnt, als der Patient es merkt. Um nun die normalen Veränderungen der geistigen Leistungsfähigkeit im Alter von einer beginnenden Demenz unterscheiden zu können, war ein neuer Begriff notwendig.

Wichtig: Bei MCI handelt es sich nicht um die «Altersvergesslichkeit» oder um Sorgen ums Gedächtnis, die sich nicht bestätigen («worried well»). Auch sind hier nicht die kognitiven Störungen gemeint, die im Rahmen einer Depression auftreten.

Zunächst einmal gibt es sehr allgemeine wissenschaftliche Kriterien für die MCI:

- Beschwerden über nachlassende geistige Leistungen
- tatsächlich nachweisbare, nicht nur «gefühlte» kognitive Störungen
- es liegt keine Demenz vor, d.h. es gibt beispielsweise nur in einem Bereich Probleme oder keine Beeinträchtigung im Alltag.[20]

20 In standardisierten Gedächtnistests gilt üblicherweise eine 1,5-fache Standardabweichung unter der altersbezogenen Norm als bedeutsame Abweichung. Wie nun eine MCI genau definiert wird, darüber gibt es noch erhebliche Meinungsverschiedenheiten in der Wissenschaft. Derzeit gibt es 15 bis 20 unterschiedliche Konstrukte (Schöne Übersichten im Buch: Demenzen in Theorie und Praxis von Förstl; Springer Verlag; 2. Auflage Heidelberg 2009 oder in der folgenden Arbeit :Operationalisation of Mild Cognitive Impairment: A Graphical Approach. Fiona E. Matthews et al. PLoS Medicine October 2007, Vol. 4 Iss. 10 e304- und www.cfas.ac.uk/mciprogram). Die meisten Studien orientieren sich an der Definition von Petersen von 2001.

Etwas genauer ist schon die sogenannte «amnestische MCI (aMCI)», die spezieller aufs Gedächtnis abhebt, und damit etwas spezifischer für die Alzheimer-Demenz ist.

Kriterien für die aMCI sind:

- Beschwerden über nachlassendes Gedächtnis
- objektive, nachweisbare Gedächtnisstörung, vor allem das «Neueinspeichern» ist mehr gestört (anterograde Amnesie) als die Erinnerung an kürzlich vergangene Ereignisse (retrograde Amnesie)
- normale allgemeine kognitive Leistungen
- keine Demenz.

In klinischen Studien wird die aMCI noch genauer operationalisiert[21].

Aber es gibt nicht unbedingt einen Grund, sich über die Diagnose MCI zu freuen. Studien haben gezeigt, dass 4 bis 25 % der Patienten im Laufe eines Jahres in eine leichte Demenz kommen (Konversion). Die Daten variieren wegen der wissenschaftlichen Unschärfe noch deutlich. Im Durchschnitt gehen wir von 15 % aus. Bei vielen Menschen gehen die Gedächtnisstörungen also jedes Jahr weiter, so dass sie dann als leichte Demenzen zählen. Allerdings wird nicht jede MCI zur Demenz. Bei etwa 20 % der Patienten bessern sich die Beschweren wieder und bei vielen bleiben sie gleich. Im MCI-Topf befinden sich also Äpfel und Birnen.

Patienten, die sich Neues schlecht einprägen können und ein nachweisbar schlechtes Gedächtnis für kleine Alltagsepisoden haben (wissenschaftlich anterograde Einspeicherung = amnestische MCI oder gestörtes episodisches Gedächtnis) haben ein besonders hohes Risiko für eine Alzheimer-Demenz.

Viele Patienten mit MCI haben auch schon Sprachprobleme. Ihnen «liegen die Wörter auf der Zunge», aber fallen ihnen nicht ein («tip of the tounge»-Phänomen).

Derzeit wird in der Wissenschaft intensiv daran gearbeitet, diese zwei Gruppen zu unterscheiden. Es ist sinnvoll, die Gedächtnistestung mit einem objektiven Test zu kombinieren. Objektive Tests oder Biomarker für die Alzheimer-Demenz sind die Nervenwasseruntersuchung (Liquor), MRT oder nuklearmedizinische

---

21 Operationalisierte Kriterien für aMCI: Gedächtnisstörung durch Angehörigen bestätigt; Gedächtnisleistung mindestens 1,5 Standardabweichungen unter Normalwert; normale allgemeine Kognition (z. B. Mini-Mental mindestens 2); ADL normal; CDR 0,5.

Untersuchungen, wie das Amyloid-PET. Wenn Patienten wissen wollen, ob sie eine frühe Alzheimer-Demenz haben, oder sich starke Sorgen machen wegen einer familiären Belastung, sollten sie über eine derartige Untersuchung nachdenken. Allerdings wird dies sicher nicht ihr Hausarzt durchführen, sondern eine spezialisierte Einrichtung.

Mindestens aber sollte man einmal im Jahr sein Gedächtnis testen lassen, wenn schon die Diagnose «leichte kognitive Störung; MCI» gestellt wurde.

Medikamentenstudien zur MCI waren bisher eher enttäuschend, wahrscheinlich weil man eben alles in einen Topf warf und behandelte.[22] Hätte man ein genaueres Maß für eine frühe Alzheimer-Erkrankung, hätten die Ergebnisse wahrscheinlich anders ausgesehen.

22 In einer Meta-Analyse zur Behandlung von MCI mit Cholinesterase-Hemmern wurden die Ergebnisse von sechs randomisierten, placebokontrollierten Studien RCTs mit insgesamt 4100 Patienten verglichen. Zwar war das Risiko, an einer Alzheimer-Demenz zu erkranken, unter Behandlung reduziert, aber nicht signifikant.

2 Das Gedächtnis und die Mechanismen seiner Störung

Jeder Mensch benutzt jeden Tag sein Gedächtnis, aber nur wenige fragen sich, wie das eigentlich funktioniert. Im folgenden Kapitel werden Ihnen die verschiedenen Formen des Gedächtnisses erklärt sowie ihre Funktionsweise.

2.1 Das Gedächtnis bei gesunden Menschen

Über das Gedächtnis gibt es bessere Bücher als dieses. Ich füge hier ein Kapitel ein über das Gedächtnis bei gesunden Menschen, damit Sie in den späteren Kapiteln die Störungen des Gedächtnisses besser verstehen. Außerdem ist es sehr interessant, was sich im Inneren Ihres Kopfes abspielt.

Zunächst einmal: Es wird gelegentlich gesagt, dass der Mensch nur 10 % seines Gehirns braucht. Das ist Unsinn, denn dann könnte man ja 90 % entfernen, ohne Schäden zu bemerken. In Wirklichkeit ist Ihr gesamtes Gehirn immer und rund um die Uhr in Aktion. Ihr Gehirn ein Wunderwerk der Natur. Die grundlegenden Mechanismen des Gedächtnisses sind wahrscheinlich bei Menschen und Tieren relativ ähnlich. Das Gehirn sieht aus wie ein vergrößerter Walnusskern und hat die Konsistenz von weich gekochtem Eiweiß.

Weder das absolute Gewicht des Gehirns noch das Verhältnis zum Körpergewicht spielt für die Leistung des Gedächtnisses eine Rolle. Beim Elefanten wiegt das Gehirn im Verhältnis dreimal so viel wie beim Menschen. Das Gehirn einer Maus hat einen größeren relativen Anteil am Körpergewicht. Dennoch können weder das Gehirn der Maus noch das des Elefanten annähernd solche Leistungen wie das menschliche Gehirn erbringen. Das wichtigste Instrument des Gehirns ist die Großhirnrinde. Sie ist nur so dick wie eine Orangenschale (ca. 1 bis 3 mm), aber stark gefaltet. Auseinandergefaltet wäre Ihre Hirnrinde etwa so groß wie vier DIN-A4-Papiere. Das ganze Gehirn eines Menschen enthält ca. 100 Milliarden Nervenzellen. Dies entspricht etwa der Anzahl von Sternen in der Milchstraße oder der Anzahl der Blätter im Regenwald des Amazonas. Ein Stück Hirnrinde von der Größe eines Reiskorns enthält etwa eine Million Nervenzellen. Jede Nervenzelle steht ungefähr mit 10 000 anderen Nervenzellen durch sogenannte Axone und Synapsen in direkter Verbindung. Die Verbindungen sind zusammen etwa 30 Kilometer lang. Wir können sie uns vereinfacht wie ein Stromkabel mit einer sehr schlanken Isolierung vorstellen. So kann der Kopf des Menschen sehr kompakt gebaut bleiben und Babys kommen mit einem weitgehend anatomisch «fertigen» Gehirn auf die Welt. Durch Lernen und Erfahrung werden dann bis zum jungen Erwachsenen die häufige gebrauchten Verbindungen gefestigt und nicht genutzte Verbindungen abgebaut («use it or loose it»).

Funktionsweise einer Hirnzelle

Eine Hirnzelle ist zunächst einmal wie eine normale Körperzelle aufgebaut. Sie hat eine fetthaltige Membran, ein Zellinneres und einen Kern mit der Erbsubstanz DNA.

In zwei wichtigen Dingen unterscheidet sich die Nervenzelle aber von anderen Körperzellen:

- Eine Nervenzelle kann elektrische Signale empfangen und weiterleiten. Normalerweise ist das Innere der Zelle negativ geladen (Ruhemembranpotential). Damit ist die Zelle empfangsbereit. Die Zelle erhält über Dendritenbäume und Synapsen ständig Signale von anderen Nervenzellen oder der Außenwelt.
- Die Signale werden miteinander verrechnet und an das Axon (Fortsatz) weitergeleitet. Eine Nervenzelle hat nur einen langen Fortsatz, mit dem sie ein elektrisches Signal an die nächste Nervenzelle weiterleitet.

Nervenzellen «reden» also miteinander. Stellen Sie sich der Einfachheit halber eine «sprechende» und eine «hörende» Nervenzelle vor. Die «sprechende» Zelle hat einen kleinen Lautsprecher, der am «Ohr» der «hörenden» Zelle hängt (Synapse). Die Übertragung der Botschaften erfolgt mit chemischen Botenstoffen (Neurotransmitter), einfachen chemischen Verbindungen. Jede Nervenzelle legt sich früh auf nur einen Neurotransmitter fest.

Die Botschaften gehorchen ähnlich wie beim Computer einem «Alles-oder-Nichts» Prinzip. Zusätzlich spielt jedoch noch die die Frequenz, also die Häufigkeit der Aktionspotentiale eine Rolle.

Funktionsweise des Gehirnes im Ganzen

In früheren Zeiten wurde versucht, das Gehirn mit allerlei merkwürdigen Vergleichen zu erklären, die zur jeweiligen Technik der Zeit passten, wie:

- Bergwerksschacht
- Lagerhaus
- photographischer Film
- Tonband oder Hologramm.

Zurzeit müssen meist der Computer bzw. die Festplatte als Metapher herhalten: Zur Erinnerung holt man Informationen aus dem Arbeitsspeicher oder der Festplatte. Vergessen heißt, dass auf der Festplatte etwas gelöscht wird.

Aber ein Computer arbeitet immer nur nach einem Software-Programm, einer vorher festgelegten Reihenfolge und kann eigentlich immer nur ein Ergebnis liefern. Ihr Gehirn arbeitet meist ganz anders.

Im folgenden Beispiel möchte ich Ihnen daher die Funktionsweise des Gehirnes lieber anhand eines Chinarestaurants, eines Telefonnetzes und eines Orchesters veranschaulichen. Im weiteren Verlauf des Buches werden sie noch den Geldautomaten (Seite 52) und das Hochhausmodell (Seite 62) kennen lernen.

Ihr Gehirn als Chinarestaurant: Angenommen, Sie kommen als Deutscher nach China. Dort beobachten Sie ein gigantisches Restaurant, das rund um die Uhr geöffnet ist. Nachts ist allerdings etwas weniger los. Meistens strömen Tausende hungriger Menschen in das chronisch überfüllte Restaurant, so dass man ohne ein paar Türsteher nicht auskommt. Auf den ersten Blick ist alles völlig chaotisch. Nach einer Weile aber bemerken Sie, dass alles ganz gut funktioniert, als gäbe es einen geheimen Plan. Jeder wird sofort bedient, die Bedienung ist freundlich, offen, erfahren und schnell. Sie kommen mit einer Bedienung ins Gespräch. Sie berichtet, dass sie von Anfang an dabei gewesen sei, ursprünglich aber einen ganz anderen Beruf gehabt habe. Jeder wird satt, und es ist genug zu essen da. Die Sinnesorgane entsprechen den hungrigen Gästen und ihren Bestellungen. Der Hippocampus (wichtige Gedächtnisstruktur im Gehirn, genauer beschrieben weiter unten) entspräche dann den zahllosen Bedienungen, die registrieren, wann und wo ein neuer Gast etwas bestellt.

Die Bedienungen leiten die Bestellungen der Gäste an die Küche weiter. Die Küche schaut in der Vorratskammer nach, ob die Wünsche der Gäste erfüllt werden können (Gedächtnis). Tausende von Aufträgen werden gleichzeitig bearbeitet, weil sonst die Schlange (serielle Bearbeitung) kilometerlang wäre. Sie haben nun gegessen und kommen mit einem Stammgast ins Gespräch. Er berichtet, dass das Ganze vor langer, langer Zeit eine winzige, aber exzellente (und damit beliebte) Garküche war. Im Laufe der Zeit (Evolution) wurden immer wieder neue Tische, Kochstellen und Vorratskammern angebaut, bis das Restaurant seine jetzige Ausdehnung erreichte. Die Rezepte sind aber gleich geblieben.

Stellen Sie sich nun vor, Sie sind ein deutscher Ingenieur. Sie wundern sich über dieses chaotische Restaurant. Andererseits müssen Sie anerkennen, dass es wirklich sehr gut ist. Natürlich würden Sie als Ingenieur das Ganze anders planen. Für die Natur ist es aber einfacher, vorhandene Baupläne und Rezepte beizubehalten und den Rahmen anzupassen.

Ihr Gehirn als Telefonnetz: Stellen Sie sich vor, sie würden als Außerirdischer die Erde betrachten. Vom Weltraum aus sehen sie Hochhäuser (Menschen), die Sie neugierig machen. Sie starten eine Weltraummission und landen auf der Erde, um sich eines der Hochhäuser genauer anzusehen. Stellen Sie sich nun ihr Gehirn wie das Telefonnetz in einem der Hochhäuser vor. Alleine die Telefonzentrale hat 100 Milliarden Angestellte (Nervenzellen) und steuert das restliche Hochhaus, das noch einmal zehnmal so viele Angestellte (Körperzellen) hat. Die Firma ist global tätig und die Telefonzentrale ist rund um die Uhr besetzt, während die anderen Angestellten normale Bürozeiten haben. Jeder Angestellte in der Telefonzentrale ist mehr oder weniger spezialisiert und telefoniert in Konferenzschaltungen gleichzeitig mit Tausenden von Kollegen (synaptische Verbindung) innerhalb des Hauses und mit Kollegen in anderen Niederlassungen im Ausland (andere Menschen). Theoretisch gibt es eine unbegrenzte Anzahl von möglichen Konferenzschaltungen. Im Call-Center werden Anrufe von außen entgegengenommen (Sinnesorgane).

Den Außerirdischen gelingt es, die Telefongespräche abzuhören. Wieder entsteht zunächst der Eindruck von totalem Chaos. Zunächst nehmen die Außerirdischen nur ein Getuschel wahr und können keine einzelnen Stimmen unterscheiden. Die Außerirdischen erfahren mehr über die Telefonzentrale. Seit dem Bau des Hochhauses (Geburt) wurden keine neuen Telefone angeschafft. Neue können nicht gekauft werden. Wenn ein Telefon kaputt geht, wird es nicht ersetzt. Das macht nichts aus, da der Rest effizient genug arbeitet. Nur die Leitungen können erneuert werden. Sind bestimmte Konferenzschaltungen sehr beliebt, so verbessern die Techniker der Firma hier die Leitungen und verstärken sie. Wenn nun nach einem Anruf von außen eine bestimmte Konferenzschaltung aktiv wird, entsteht in ihrem Gehirn der Eindruck einer Erinnerung. Bei einer Demenz würden zunächst mehr Telefonleitungen als normal stillgelegt werden und später gehen die Telefone wesentlich schneller kaputt als bei Gesunden.

Ihr Gehirn als Orchester: Ein anderes Modell stellt sich das Gehirn als Orchester, aber ohne Dirigent vor. Es gibt so viele Musiker wie Hirnzellen, also etwa 100 Milliarden. Die Musiker sind sehr motiviert und möchten ständig neue Melodien lernen. Einzelne Musiker bringen daher immer wieder CDs mit (Sinnesorgane), die sie dann dem Orchester vorspielen. Einzelne Melodien entsprechen so einzelnen Gedächtnisinhalten. Theoretisch ist die Anzahl der Melodien unbegrenzt, die das Orchester spielen kann. Wenn einzelne Musiker wegen Krankheit oder Urlaub ausfallen, kann man die Melodie immer noch erkennen.

Gehirn und Gedächtnis

Zunächst einmal sollte man die gröbsten Teile seines Hirnes kennen (s. Abb. 2-1).

- Stirnlappen (hinter der «Denker»-Stirn)
- Schläfenlappen (über den Ohren)
- Scheitellappen (seitlich hinten)
- Hinterhauptlappen (hinten).

Die wichtigsten Funktionen der Hirnlappen sind ganz grob in der Tabelle 2-1 abgebildet.

Das Gehirn besitzt oberflächliche Windungen (Gyrus) und tiefe Furchen (Sulcus). Zwischen dem Schläfenlappen und dem Scheitellappen gibt es seitlich eine tiefere und längere Furche (Sulcus centralis). Im Gyrus dahinter liegen die Hirnzentren für die grobe Sensibilität (Körpergefühl), davor für die grobe Motorik (Bewegungen). Bestimmte Hirnanteile sind dabei für bestimmte Körperanteile verantwortlich (Somatotropie). Die Repräsentation des Körpers im sensiblen und motorischen Kortex kann in Form des «Homunculus» dargestellt werden. Für die

Sensibilität sind vor allem der Mund und die Finger sehr stark ausgeprägt, für die Motorik sieht es ähnlich aus (s. Abb. 2-2).

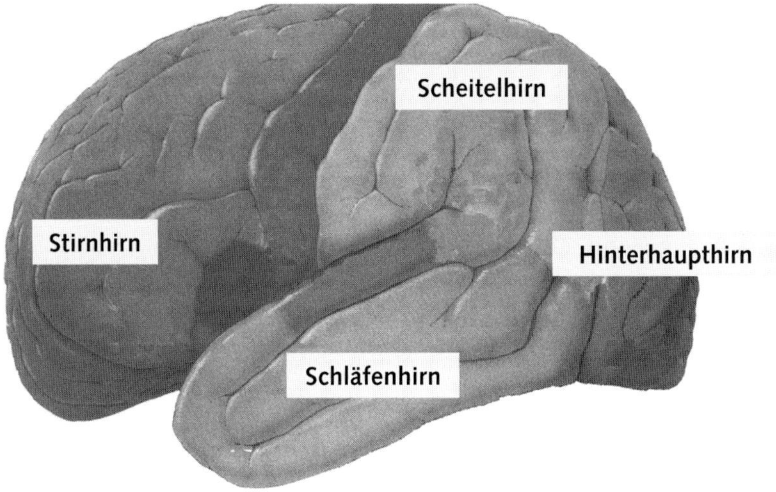

Abbildung 2-1: Die Hirnlappen

Tabelle 2-1: Die wichtigsten Hirnlappen und ihre Funktion

	Funktion	Beispiel	Störung
Stirnlappen (Frontalhirn)	Steuerung von Motorik, Sprechen, allgemeine Tätigkeiten und Handlungen	Gedicht aufschreiben	Lähmung, Sprachstörung, Frontalhirnsyndrome (Enthemmung, Apathie, Desorganisation)
Schläfenlappen («Was-Bahn», temporal)	Akustische Wahrnehmung von Geräuschen und Sprache	Verstehen, was jemand meint, der «Freibier!», ruft	Störung des Sprachverständnisses; (Klüver-Bucy-Syndrom)
Scheitellappen («Wie-Bahn», parietal)	Sensibilität; Organisation des örtlichen Zusammenhangs zwischen Ich und Umwelt	Wissen, wie man die Hand ausstrecken muss, um ein Glas zu ergreifen	Sensibilitätsstörungen, Lesestörungen, Balint-Syndrom
Hinterhauptlappen (Sehbahn, occipital)	Organisation der optischen Wahrnehmung	Ein Bild sehen und erkennen	Kortikale Blindheit

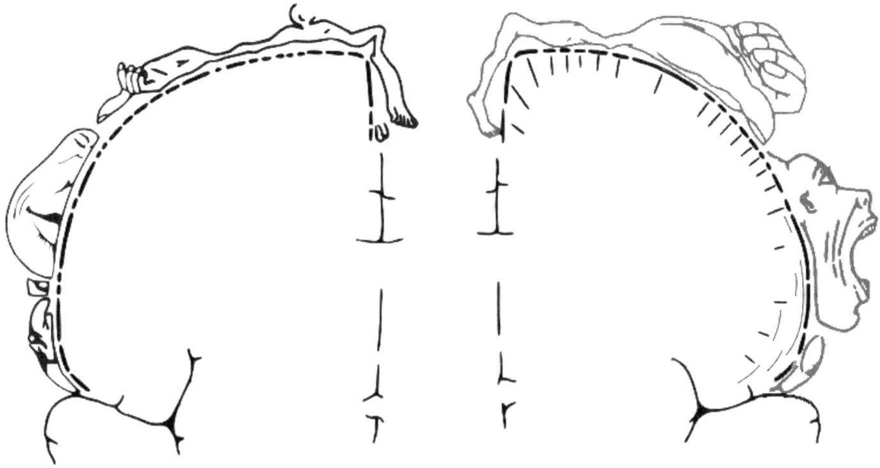

Abbildung 2-2: Der Homonculus (links: sensibel, rechts: motorisch)

Unter Lernen versteht man allgemein die Fähigkeit, das Verhalten aufgrund von Erfahrungen zu ändern. Als Gedächtnis wird die Fähigkeit bezeichnet, Informationen zu speichern und zum Abruf bereitzuhalten. Für alle Lebewesen sind Lernen und Gedächtnis extrem wichtig, um zu überleben. Denken Sie einmal allein an Eichhörnchen, die ein erstaunliches Gedächtnis für vergrabene Nüsse haben. Lernen und Gedächtnis sind ein Überlebensvorteil für alle Lebewesen, von der Nacktschnecke bis zum Nobelpreisträger.

Platon glaubte, dass das Gedächtnis wie eine Art Wachsabdruck im Gehirn sei: «Was sich nun abdrückt, daran erinnern wir uns. Wurde es aber gelöscht oder konnte es nicht eingedrückt werden, so vergessen wir die Sache und wissen es nicht.»

Im Mittelalter war man bis zur Erfindung des Buchdruckes im Grunde ausschließlich auf sein Gedächtnis angewiesen, da nur wenige lesen und schreiben konnten. Dementsprechend wichtig war das Thema, und viele Philosophen und Geistliche beschäftigten sich intensiv mit dem Gedächtnis. Wahrscheinlich durch die Klosterbibliotheken geprägt, stellte man sich das Gedächtnis wie ein großes Lagerhaus/Magazin oder eine Schatzkammer vor. So wird sehr schön das «Wissen von der Welt» oder das semantische Gedächtnis verbildlicht.

Sigmund Freud bekam einmal einen «Wunderblock» in die Hand. Sie kennen die Blöcke, es sind Grafittafeln mit einer Wachsschicht, die man wieder löschen kann. Freud stellte sich nun das Gedächtnis wie eine «immer bereite Aufnahmefläche» und die Fähigkeit zur Aufzeichnung von Dauerspuren vor (s. Abb. 2-3).

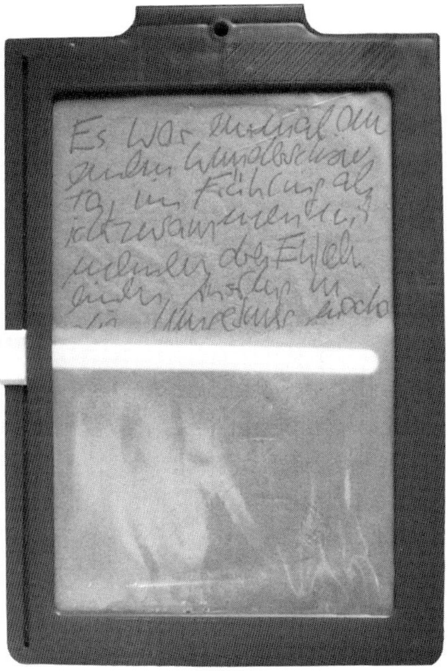

Abbildung 2-3: Die Zaubertafel als Modell für das Gedächtnis

In den 50er- und 60er-Jahren des vergangenen Jahrhunderts begaben sich Wissenschaftler auf die Suche nach dem Gedächtnis. Damals gab es Versuche von James McConnell, der Würmern beibrachte, das Tageslicht zu meiden. Er verfütterte die Würmer an andere Würmer, welche daraufhin ebenfalls lichtscheu wurden. Die *New York Times* empfahl damals: «Verspeisen Sie Ihren Professor». In den 70er-Jahren und später wurde die Wurmgeschichte in allen populärwissenschaftlichen Büchern über Hirnforschung erwähnt. Als Jugendlicher habe ich dies Bücher verschlungen und mein Interesse für die Hirnforschung geweckt. Leider haben sich die Experimente nie bestätigt. Heute stellt sich die Wissenschaft das Lernen anders vor.

Andere Forscher dieser Zeit wie Lashley[23] wählten Ratten und Mäuse, um das Gedächtnis zu suchen. Lashley zerstörte dazu systematisch in verschiedenen Schnittrichtungen verschiedene Hirnareale, konnte das Gedächtnis aber nicht finden (s. Abb. 2-4). Lashley fand im Wesentlichen heraus, dass die Fehler, die ein Tier in einem Gedächtnisversuch machte, zunahmen, je mehr er das Hirn geschädigt hatte (s. Abb. 2-5).

23 Karl Spencer Lashley (1890 – 1958) war ein amerikanischer Psychologe und Experimentator. Er wurde paradoxerweise berühmt, weil er nicht das fand, was er eigentlich suchte: «Das Engramm des Gedächtnisses».

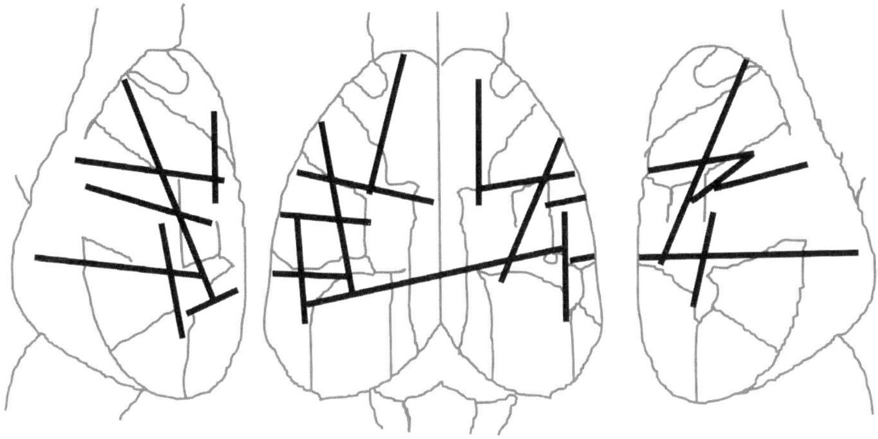

Abbildung 2-4: Originalabbildung von Lashleys Läsionsexperimenten auf der Suche nach dem Gedächtnis in Rattengehirnen (aus Lashley 1944)

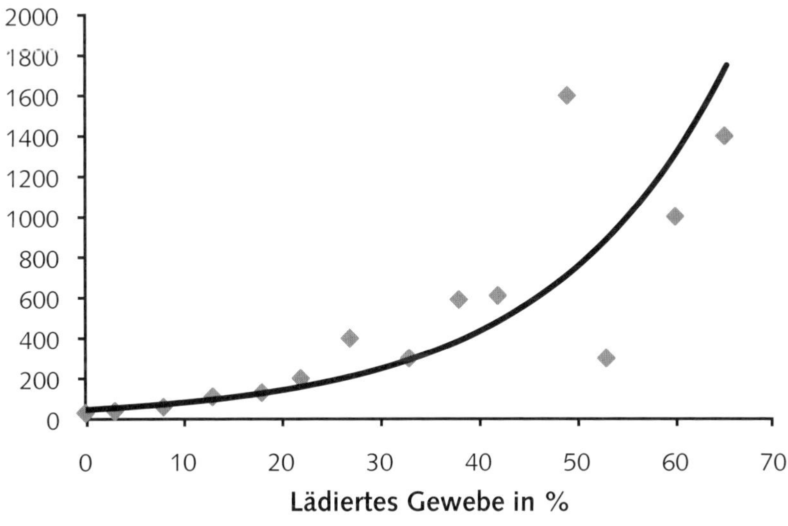

Abbildung 2-5: Abhängigkeit der Gedächtnisleistung von der Läsionsgröße

Lashley postulierte daraus das Prinzip der «Massenaktion» (Mass Action Principle). Dies ist zum Teil heute noch gültig und bedeutet, dass eine «kritische Masse» des Gehirns gestört sein muss, bevor Gedächtnisstörungen auftreten. Umgekehrt bedeutet das auch, dass das Gedächtnis nicht in einem bestimmten Hirnanteil liegt, sondern überall ist. Mit dieser Hypothese wandte er sich gegen Neurologen wie Kleist, die behaupteten, bestimmte Gedächtnisinhalte seien in bestimmten Hirnregionen (Lokalisten). Lashley hat mit seinen Ergebnissen die

Neurochirurgie seiner Zeit beeinflusst. Nach seinen Erkenntnissen konnte man davon ausgehen, bei Epilepsie oder schweren Psychosen Teile des Gehirns schädigen zu können, ohne dass der Patient sein Gedächtnis verliert. Spätestens seit dem berühmten Fall des Patienten H. M. weiß man mehr über das Gedächtnis.

Aber bevor wir in die aktuellen Gedächtnismodelle einsteigen, zunächst ein paar Begriffsklärungen: Es gibt als grobe Einteilung das *Kurzzeit-* und das *Langzeitgedächtnis*. Das Kurzzeitgedächtnis brauchen Sie beispielsweise, wenn Sie sich vornehmen, ein Getränk aus dem Keller zu holen. Sie müssen sich das merken, bis sie im Keller angekommen sind. Das Kurzzeitgedächtnis ist sehr fehleranfällig und auch abhängig von der allgemeinen Aufmerksamkeit. Mit Kurzzeit sind nur Sekunden bis Minuten gemeint. Des Weiteren ist das Kurzzeitgedächtnis sehr begrenzt. Die Daumenregel lautet 4 – 7 ± 2 Worte, Zahlen bzw. ein paar Sekunden (allgemein Informationseinheiten oder Chunks). Diese Daumenregel wurde bereits vor 50 Jahren von dem Psychologen George Miller postuliert und hat sich seither im Wesentlichen bestätigt. Das Kurzzeitgedächtnis kann in der Praxis leicht getestet werden. Beispielsweise lässt man den Patienten Zahlenfolgen nachsprechen, die immer länger werden (Digit Span). Ab einer bestimmten Länge der Folgen treten Gedächtnisfehler auf.

Wenn Sie in einem Konzert waren und Ihnen danach noch die Musik durch den Kopf geht, so ist auch das Kurzzeitgedächtnis dafür verantwortlich. Es ist begrenzt und abhängig von der Art der Information. Sinnfreie Silben (oder Buchstabenkombinationen wie «Ebbinghaus») können wir nur ein paar Sekunden behalten, Sätze oder Melodien länger.

Heute ist bekannt, dass vor allem die Rinde im Stirnhirn für das Kurzzeitgedächtnis verantwortlich ist. Das Kurzzeitgedächtnis ist zwar begrenzt und anfällig, aber allgemein recht unempfindlich. Auch Menschen mit schweren Hirnschäden oder Alzheimer-Patienten haben oft noch ein erstaunlich gutes Kurzeitgedächtnis.

Das Arbeitsgedächtnis, vereinfacht gesagt, behält und bearbeitet die Inhalte des Kurzzeitgedächtnisses über eine längere Zeit, meist fünf bis zehn Minuten. Bei Gedächtnisweltmeisterschaften wird immer das Arbeitsgedächtnis geprüft.

Wenn Sie sich eine Telefonnummer sagen lassen, um sie gleich zu wählen, verwenden Sie ihr Arbeitsgedächtnis. Das Arbeitsgedächtnis arbeitet mit «Stützen» oder Hilfssystemen (Slave Systems) wie akustischen Schleifen (sich innerlich immer wieder etwas vorsagen oder vorsingen), dem visuellen Skizzenblock (sich etwas bildlich vorstellen) oder dem sogenannten «Puffer für Episoden». Das Arbeitsgedächtnis ist folglich nicht so eindeutig zeitlich oder inhaltlich begrenzt wie das Kurzzeitgedächtnis.

Damit etwas aber dauerhaft ins *Langzeitgedächtnis* überführt wird, muss es besonders wichtig bzw. bedeutungsvoll sein oder oft genug wiederholt werden.

Schule ist der klassische Ort, an dem das Langzeitgedächtnis gefordert wird. Die Überführung ins Langzeitgedächtnis wird Konsolidierung genannt.

Die Einspeicherung ist stark von Wiederholung und Aufmerksamkeit abhängig. Wer früher in Englisch nicht aufgepasst hat, kann es auch später im Berufsleben nicht besonders gut. Bei der Einspeicherung erfolgt auch ein Vergleich mit bereits Vorhandenem. Wird das neu Einzuspeichernde als wichtig oder ähnlich erkannt, wird der neue Inhalt an das Vorhandene angekoppelt. Beim Langzeitgedächtnis ist also auch wichtig, was vorher schon da war.

Hierauf beruht eine wichtige Hypothese, der sogenannte Konstruktivismus. Er besagt, dass das Gehirn Neues immer um Vorhandenes herum konstruiert. Dadurch wird das Wissensnetz im Hirn auf Dauer verdichtet. Neue Knoten und neue Verbindungen kommen dazu. Das Langzeitgedächtnis bzw. Altgedächtnis ist über Wochen bis Jahrzehnte stabil. Es ist dafür verantwortlich, dass Sie einen Klassenkameraden nach Jahrzehnten wieder erkennen und sich Schulvokabeln bis ins hohe Alter merken können.

Wir gehen heute davon aus, dass *neutrale, aber neue* Reize (wie Vokabeln, Formeln) in kreisenden Erregungen zwischen dem medialen Hippocampus (Beurteilung der Neuigkeit und Wichtigkeit) und der Hirnrinde (Vorhandenes) eingespeichert werden müssen, bis sie dauerhaft im dann veränderten Langzeitgedächtnis verankert, also konsolidiert sind. Die Dauer der Konsolidierung ist dabei extrem unterschiedlich (von einigen Tagen bis Wochen und Monate) und hängt von der Komplexität des Inhaltes ab. Extrem wichtige Reize sind meist auch mit starken Emotionen verbunden (Lebensgefahr oder besonders angenehme Reize wie Liebe). Diese Reize können sich innerhalb einer Sekunde ins Langzeitgedächtnis «einbrennen», weil sie einen extremen Reiz darstellen, den man «nie vergisst». Komplexere (oder langweilige) Vorgänge benötigen länger. Beim Menschen geht man davon aus, dass schwierige Inhalte wie Tischmanieren, eine Kurvendiskussion oder das politische System Deutschlands Jahre brauchen, bis sie dauerhaft konsolidiert sind. Lehrer und Eltern wissen, was ich meine.

Wenn Sie sich bei einer bestimmten Musik oder einem bestimmten Geruch an etwas erinnern, ist Ihr Alt- oder Langzeitgedächtnis aktiv geworden. Andere Beispiele für Altgedächtnis sind das Spielen eines Instrumentes oder das Aufsagen der europäischen Hauptstädte (s. Tab. 2-2).

Für die Konsolidierung sind Veränderungen der Struktur der Hirnrinde erforderlich. Das Langzeitgedächtnis ist theoretisch unbegrenzt. Wie das Kurzzeitgedächtnis ist es relativ fehleranfällig. Wenn man etwas nur oft genug eingeredet bekommen hat, glaubt man, es wirklich erlebt zu haben («False Memory Syndrome»). Wenn man fest glaubt, sich an etwas zu erinnern, was man nicht erlebt hat, nennt man das Déjà-vu-Erlebnis.

Weitere wichtige Begriffe des Gedächtnisses sind in Abbildung 2-6 angegeben.

Tabelle 2-2: Gedächtnisformen

Ultrakurzzeit-gedächtnis	Kurzzeit-gedächtnis	Arbeits-gedächtnis	Langzeit-gedächtnis	Alt- oder Lang-zeitgedächtnis
< 1 Sekunde	Sekunden bis Minuten	Minuten bis Stunden	Stunden bis Wochen	Monate bis Jahre

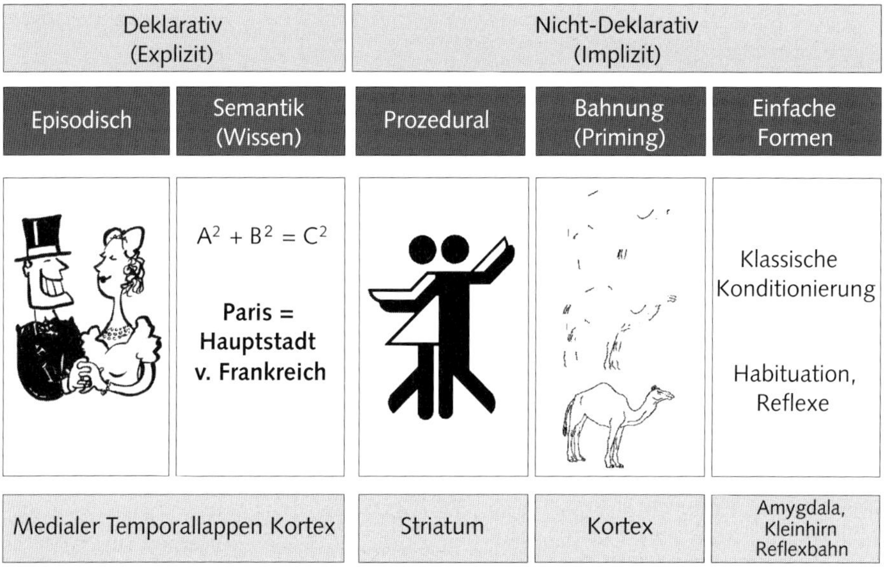

Abbildung 2-6: Wichtige Gedächtnisformen

Wenn Sie sich an Ihren ersten Kuss erinnern oder den Urlaub letztes Jahr, dann handelt es sich um Ihr episodisches Gedächtnis. Allgemein gesprochen ist das episodische Gedächtnis die Verbindung zwischen Personen, Zeiten und Orten. Ein Beispiel dafür ist: «Letzten Monat waren wir bei Tante Hedwig in München.»

Störungen des episodischen Gedächtnisses kommen auch bei Gesunden vor. Nehmen die Probleme aber zu und sind sie unabhängig von der Tagesform, Stress oder Schlafmangel, sollte eine medizinische Abklärung erfolgen.

Die meisten Alzheimer-Patienten im Frühstadium können sich nicht mehr erinnern, wann die letzte und vorletzte Familienfeier war oder was sie letzte Woche gemacht haben usw. Sie kommen aber im Alltag noch zurecht, weshalb man noch nicht von einer Demenz sprechen kann.

Ist hingegen das semantische Gedächtnis betroffen, so bekommt man auch im Alltag Probleme. Einfach ausgedrückt ist das semantische Gedächtnis das

Wissen über die Welt. Nach derzeitigem Kenntnisstand liegt das semantische Gedächtnis im Temporallappen und im ventro-lateralen präfrontalen Kortex (Stirnhirn), also vor allem im seitlichen Stirnhirn der linken Hirnhälfte.

Wir erwerben uns das semantische Gedächtnis in der Familie, Schule oder danach allgemein durch Bildung.

Beispiele:

- Paris ist die Hauptstadt von Frankreich.
- Das Brandenburger Tor steht in Berlin.
- Der erste Weltkrieg begann 1914.

Das episodische Gedächtnis und das semantische Gedächtnis kann man leicht prüfen bzw. an den Aussagen von Menschen ablesen. Diese Gedächtnisleistungen kann der Mensch anderen Menschen erklären. Daher heißen diese Formen «explizites Gedächtnis»: Das explizite Gedächtnis ist den Menschen bewusst, man kann auch etwa erklären, wann und wo man es sich erworben hat. Es gehört zum Langzeitgedächtnis.

Das *implizite Gedächtnis* sind Kenntnisse und Fertigkeiten, deren Erwerb und Eigenart schwer zu beschreiben sind und nicht direkt bewusst sind. Ein typisches Beispiel sind Sprache und Grammatik, Musikinstrumente oder motorische Vorgänge wie beim Sport. Der Satz «Ich heim gehe» ist einfach falsch. Sie können es mir nicht erklären, aber ihr «Gefühl» für Grammatik sagt ihnen, das es «Ich gehe heim» heißt. Sie können Musik hören und haben einfach ein Gefühl dafür, dass es Mozart ist. Meine Frau kann Japaner und Chinesen am Gesicht unterscheiden, aber nicht erklären, wie das geht.

Geht das implizite oder prozedurale Gedächtnis verloren, so verliert der Patient in der Regel auch die Fähigkeit, intuitiv und ohne nachzudenken Probleme zu lösen.

Vergisst der Patient, wo er seinen Schlüssel abgelegt hat, so ist das meist eine harmlose Störung des episodischen Gedächtnisses.

Weiß der Patient nicht mehr, wozu ein Schlüssel gut ist, so ist das semantische Gedächtnis gestört.

Weiß der Patient nicht mehr, dass bei einem Brand die Feuerwehr geholt wird, so ist das implizite Gedächtnis betroffen.

Weitere Gedächtnisformen sind:

- prozedurales Gedächtnis
- Priming

- einfache oder klassische Konditionierung inklusive Angstkonditionierung (Fear Conditioning).

Prozedurales Gedächtnis umfasst motorische Fähigkeiten wie Tanzen, Musikinstrumente spielen oder Fahrrad fahren. Sie laufen, nachdem sie einmal erlernt wurden, automatisch ab, ohne dass sie darüber nachdenken, also nicht direkt im Bewusstsein. Sobald sie bewusst darüber nachdenken, können sich diese Fähigkeiten sogar verschlechtern.

Als Priming bezeichnet man eine Lernform, bei der einmal Gelerntes leichter wiedergefunden wird, wenn Teile davon präsentiert werden. Priming spielt beispielsweise eine Rolle beim Lernen von Vokabeln. Stellen Sie sich vor, sie haben gelernt, dass Verkehr auf Englisch *traffic* heißt. Dann werden Sie nach ein paar Tagen abgefragt und haben es vergessen. Gibt man Ihnen einen Tipp wie: «Beginnt mit t…, tr…, tra…, traf…», fällt es Ihnen leichter wieder ein. Der gleiche Effekt tritt auf beim Witze erzählen. Schon nach dem ersten Satz wissen Sie, wie der Witz weitergeht.

Sie sehen, Lernen und Gedächtnis sind für das Gehirn eines Lebewesens kein großer Unterschied. Beides dient dazu, auf Umweltreize zu reagieren, um künftig einen Überlebensvorteil zu haben. Wenn wir besser auf Bedrohungen reagieren oder schneller Nahrung finden, haben wir einen Vorteil durch Lernfähigkeit. Weitere Beispiele zu den verschiedenen Lernformen folgen.

Auch Schnecken können lernen

Stellen Sie sich vor, Sie berühren eine Schnecke an einem Fühler. Was passiert? Sie zieht die Fühler sofort ein. Was braucht die Schnecke dazu? Die Schnecke braucht ein Gefühl. Sie muss die Berührung mit einer «sensiblen» Nervenzelle wahrnehmen. Dann muss sie einen kleinen Muskel im Fühler haben (Motorik) und eine Umschaltung dazwischen (Synapse). Wenn Sie den Schneckenfühler öfter berühren, wird die Schnecke immer weniger reagieren. Diese einfache Form des Lernens heißt Habituation oder Gewöhnung und wurde vor allem von Eric Kandel untersucht.

Hundedressur und Synapsenverstärkung durch Lernen

Hungrigen Hunden läuft beim Anblick von Fleisch das Wasser im Mund zusammen. Läutet man gleichzeitig bei dem Anblick von Fleisch eine Glocke, so kann man auf Dauer viel Fleisch sparen, wenn man sich für das Wasser im Mund interessiert. Herr Pawlow war ursprünglich an den Magensäften seiner Hunde interessiert und entdeckte vor ca. 100 Jahren diese Form des Lernens. Sie wird auch klassische Konditionierung genannt. Pawlow erhielt für diese Entdeckung, die eigentlich ein Nebenprodukt seiner Forschung war, den Nobelpreis. Bis heute werden seine Versuche in der Schule gelehrt und sind in vielen Bereichten wichtig, z. B. auch der Verhaltenstherapie

Bei der klassischen Konditionierung werden, vereinfacht gesprochen, zwei sensible («hörende») Nervenzellen dafür benötigt: Eine für das Auge, die das Fleisch sieht und eine für das Ohr, mit der der Hund die Glocke hört. Der Abstand zwischen den beiden Reizen darf wenige Sekunden nicht überschreiten, sonst werden sie nicht mehr zusammen wahrgenommen.

Man fand heraus, dass sich die Synapsen verstärken, wenn man auf diese Weise konditioniert. Zunächst erfolgt dies durch eine vorübergehende Verstärkung der Synapse (LTP[24]). Die Synapse holt sozusagen «alles aus sich heraus». Nach einer Weile kommt es zur dauerhaften Verstärkung der Verbindung («*Cells that fire together wire together*»[25]). Unter dem Mikroskop können Auswüchse der Synapse, also richtiggehende Veränderungen, nachgewiesen werden. Diese Lernform funktioniert besonders gut, wenn wichtige Lebensbedürfnisse (Bedrohung, Nahrung oder Fortpflanzung) im Spiel sind.

Menschen, die einmal vor einem Bombenangriff Sirenen heulen hörten, vergessen das nie mehr. Opfer eines Raubüberfalles können sich ihr ganzes Leben daran erinnern, wie die Pistole aussah. Sie haben oft ihr Leben lang Angst, wenn sie eine Sirene hören oder eine Pistole sehen. Diese Lernform durch Angst (Fear Conditioning) erfordert eine Aktivierung der Amygdala (Mandelkern). Ein einmaliges Ereignis reicht aus, es wird nie mehr vergessen. Das ist biologisch sinnvoll, um Gefahren zu vermeiden.

Die meisten Menschen haben allein beim Geruch einer Zahnarztpraxis ein unangenehmes Gefühl. Es gibt Allergiker, die schon beim Bild einer Blume niesen müssen. Entscheidend ist, dass zwei unterschiedliche Reize, die erst mal nichts miteinander zu tun haben (Fleisch-Glocke, Sirene-Bombenangriff, Desinfektionsmittel-Zahnarztbohrer, Blumenbild-Niesen) einigermaßen gleichzeitig auftreten und man sich bedroht fühlt.

24 Die berühmte Long Term Potentiation (LTP). Damit nicht alle Synapsen irgendwann verstärkt sind, gibt es auch ein «Bremspedal»: Long Term Depression (LTD). Das hat aber nichts mit der gleichnamigen Krankheit Depression zu tun.

25 Konsolidierung. Für diese Gedächtnisphase scheinen Schlaf und eine Proteinsynthese notwendig zu sein.

Lernen am Modell

Affen im Zoo lernen, indem sie ihre Wärter nach«äffen». Kinder spielen mit Puppen oder Autos und ahmen damit ihre Eltern nach. Die Muttersprache wird vermutlich auch durch Nachahmen gelernt und nicht beigebracht.

Menschen und Tiere können also durch bloßes Zuschauen, Zuhören und Nachahmen lernen. Diese Lernform ist sehr stark auf das «Trial-and-error»-Verfahren angewiesen. Man sieht etwas, macht es und verbessert sich mit der Zeit.
Wenn man sieht, wie sich jemand in den Finger schneidet, oder eine Spritze sich in den Arm bohrt, tut einem das selbst weh. Beim Elfmeter im Fernsehen zuckt fast der eigene Fuß. Für diese Formen des Lernens, die von dem Psychologen Bandura «Lernen am Modell» genannt wurden, sind wahrscheinlich sogenannte Spiegelneuronen im Gehirn zuständig. Spiegelneuronen lösen im Gehirn beim passiven Betrachten eines Vorgangs die gleichen Potenziale aus wie bei der aktiven Gestaltung des Vorgangs.[26]

Kinder lernen nicht für die Schule, sondern für das Langzeitgedächtnis

Menschen müssen viele Dinge auswendig lernen, die sich nicht logisch erschließen. Das fängt z. B. in der Schule an, wo die Hauptstädte Europas oder die Flüsse links und rechts der Donau gelernt werden müssen. Das ist Pauken und hat nichts mehr mit automatischem Lernen (implizites oder unbewusstes Lernen) oder Verstehen zu tun.

Wie oben erwähnt, heißt diese Form des Lernens *explizit.* Das explizite Lernen ist stark auf Wiederholung angewiesen, was den Großteil der Schule bzw. des Lernens ausmacht, da wir kein fotografisches Gedächtnis haben. Wenn etwas behalten wird und ins Langzeitgedächtnis übergeht, behält man es bis ans Ende seines Lebens (Langzeitgedächtnis). Typische Beispiele sind das Erlernen eines Instrumentes oder Englischvokabeln aus der Schule, die behalten werden, auch wenn man später kein Englisch praktiziert.

26 Die Spiegelneuronen wurden 1995 von dem italienischen Forscher Giacomo Rizzolatti bei Affen beschrieben. In diesen Untersuchungen fiel auf, dass die Nervenzellen im frontalen Kortex von Affen dann reagierten, wenn zielmotorische Hand-Objekt-Interaktionen durchgeführt oder bei anderen – zumindest anatomisch ähnlichen – lebenden Individuen *beobachtet* wurden. Affen sind sehr geeignete Tiere zur Beobachtung von Imitationen. So können selbst neugeborene Äffchen rasch lernen, die Zunge herauszustrecken. Bei Menschen konnten Spiegelneuronen in mehreren Hirnregionen, u.a. im Broca-Zentrum nachgewiesen werden. Derzeit geht man von einem ganzen System von Spiegelneuronen aus. Von Vertretern der Gestalttheorie wurden derartige Neuronen schon vor über 70 Jahren postuliert.

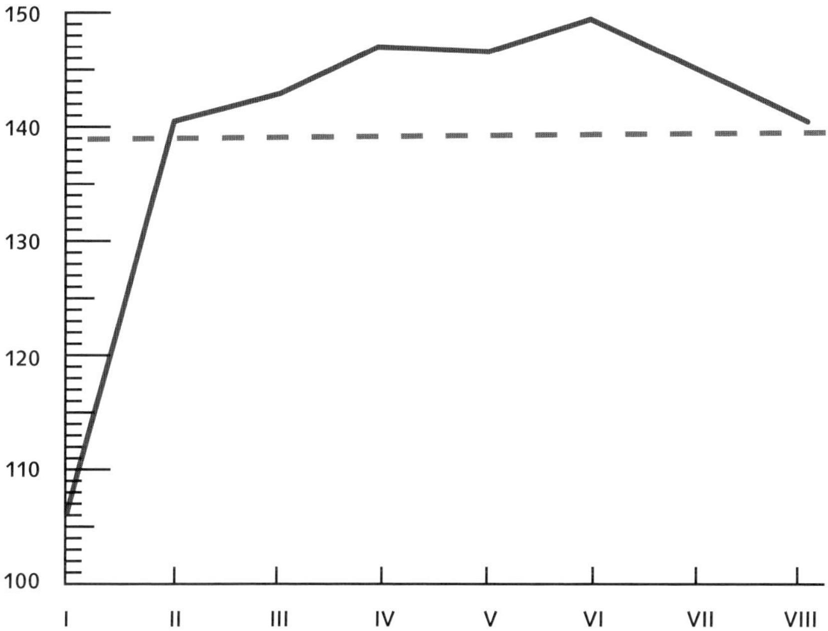

Abbildung 2-7: Lernkurve von Ebbinghaus

Man geht heute davon aus, dass neutrale explizite Lerninhalte Wochen bis Monate oder ein paar tausend Mal wiederholt werden müssen, bis sie im Langzeitgedächtnis angekommen sind. Bei höherer Motivation, sehr intensivem Lernen, hohem IQ oder schmerzhaften, unangenehmen Ereignissen geht es auch schneller.

Bahnbrechende Forschungen zu dieser Lernform stammen von Hermann Ebbinghaus, einem deutschen Psychologen des 19. Jahrhunderts. Ebbinghaus war Begründer der experimentellen Erforschung des Gedächtnisses. Er entdeckte als Erster die Lern- bzw. die Vergessenskurve (s. Abb. 2-7). Wenn Sie auswendig lernen, werden Sie eine aufsteigende Lernkurve haben. Wenn Sie nicht wiederholen, wird das neu Gelernte bald wieder verlorengehen (Vergessenskurve). Wenn Sie etwas oft genug wiederholt haben, wird es ausgesprochen resistent gegen Löschung bleiben, auch wenn Sie das Gelernte nicht mehr gebrauchen. Es gibt Untersuchungen über Englischvokabeln, die unbenutzt nach 50 Jahren noch gekonnt wurden!

Für das Auswendiglernen ist der innere (mediale) Schläfenlappen (mit Hippocampus, Gyrus parahippocampalis, entorhinalem Kortex und Amygdala) bzw. das limbische System[27] das wichtigste Nadelöhr bzw. der Flaschenhals. Diese Hirnteile

27 Der Name kommt vom lateinischen Limbus = Saum. Das limbische System umgibt wie ein Saum den in der Mitte des Gehirns liegenden Balken zwischen den Hirnhälften.

werden gebraucht, um Dinge aus dem Kurzzeitgedächtnis wie in einem Staffellauf in das unendliche Netzwerk des Langzeitgedächtnisses zu überführen[28].

Der Hippocampus ist dabei besonders interessant. Er gehört zu den ältesten Strukturen des Gehirns. Ursprünglich gehörte er zum Riechhirn. Tiere sind ja sehr auf ihren Geruchssinn angewiesen. Der Geruchssinn erlaubt es Tieren, Nahrung oder Gefahr auch aus der Distanz wahrzunehmen. Man «wittert» ja Gefahr. Natürlich ist es biologisch sinnvoll, sich bei der Gelegenheit auch gleich zu merken, wo Nahrung oder Gefahr stecken, damit man sich erinnert, wo es besonders gutes Essen gibt oder um welche Ecken man besser einen Bogen macht. Daher ist es nicht verwunderlich, dass man im Hippocampus auch Ortszellen gefunden hat. Mit Ortszellen bezeichnet man Hirnzellen, die nur dann aktiv sind, wenn sich das Lebewesen an einem bestimmten Ort befindet (s. a. Beispiel der Londoner Taxifahrer).

Der Hippocampus hat eine geschwungene Figur, die etwas dem gesamten Gehirn bzw. den Hirnwasserräumen ähnelt. Die Struktur kommt daher, weil sich der Hippocampus in der Hirnentwicklung von der Außen- und Vorderseite des Gehirns eingerollt hat bzw. von der wachsenden Endhirnrinde «überwuchert» wurde. Das ist so, als würde in Ihrem Mercedes innen noch eine alte Kutsche stecken. Die Evolution arbeitet so, dass neuere Entwicklungen auf den alten aufbauen, und nicht wie ein Ingenieur, der etwas völlig neu entwerfen kann.

Stellen Sie sich den Hippocampus wie eine halb aufgeschlagene, gebogene dicke Schriftrolle vor. Im Querschnitt sieht er etwa wie eine Biskuitrolle aus.

Die Struktur und Lage des Hippocampus ist sehr geschickt, da sowohl der Weg zum Thalamus (Tor zum Hirn, hier laufen fast alle Sinneseindrücke zusammen) und zu allen wichtigen Rindengebieten des Großhirns kurz ist[29].
Das Kurzzeitgedächtnis funktioniert so, dass Signale bzw. Aktivierungen von Nervenzellen in den Regelkreisen des Hippocampus wie in einer Schallplatte immer wieder abgespielt werden. Damit verfestigt (konsolidiert) sich der Gedächt-

28 Wie oben erwähnt, ist bei typischen Aufgaben des Kurzzeitgedächtnisses vor allem der präfrontale Kortex aktiv. Es gib aber auch Hinweise für eine temporale (Was-System) und parietale Aktivierung (Wie-System). Das Langzeitgedächtnis sitzt in den Kortexarealen, die für die beteiligten Sinnesmodalitäten verantwortlich sind: Visuelle Erinnerungen werden im visuellen Kortex; Erinnerung an Berührung im somatosensorischen Kortex, motorische Fertigkeiten im Kleinhirn und den Basalganglien gespeichert.

29 Der Hippocampus ist übrigens nicht, wie so oft zitiert, nach dem Seepferdchen (lateinisch Hippocampus = Seepferdchen) benannt. Der Name leitet sich von einem griechischen mythischen Meeresungeheuer ab (von griechisch hippos =Pferd, von griechisch kampos =Seeungeheuer, Wurm), dessen vordere Hälfte, wie der Name schon sagt, ein Pferd, der hintere Teil ein Fisch ist. Das innen, zum Lobus piriformis, gelegene Ende des Hippocampus ähnelt beim Menschen den Flossen dieses Ungeheuers. Alternativ findet man im deutschen Sprachgebrauch für den Hippocampus die Bezeichnung Ammonshorn nach dem griechischen Gott Ammon, der ein entsprechend geformtes Gehörn hat.

nisinhalt. Der Hippocampus ist aber nicht selbst das Langzeitgedächtnis, sondern nur der Fährmann bzw. der Plattenspieler ohne Schallplatte. Der Hippocampus überführt Gedächtnisinhalte, die er für wichtig hält, ins Langzeitgedächtnis in der Hirnrinde. Die wichtigsten Schaltkreise des Hippocampus (s. Abb. 2-8) sind der Papez'sche Schaltkreis und der basolaterale limbische Kreis.[30]

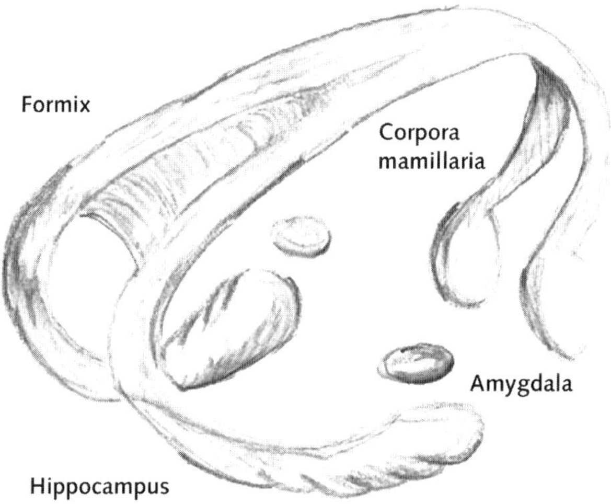

Abbildung 2-8: Der Hippocampus (nach Frank H. Netter: The Ciba Collection of Medical Illustrations)

30 Noch vor 50 bis 100 Jahren dachten die meisten Wissenschaftler, dass der Hippocampus nur für den Riechsinn zuständig sei. Nach und nach wurde klar, dass bei höher entwickelten Säugetieren der Hippocampus bzw. das limbische System längst andere Funktionen übernommen hat. Papez war hauptsächlich auf der Suche nach Hirnstrukturen, die Emotionen hervorrufen. Der Papez'sche Schaltkreis verbindet den Hippocampus über den Fornix mit den Corpora mamillaria. Von hier aus geht es zum vorderen Anteil des Thalamus. Von dort aus führen Fasern direkt oder indirekt (über den Gyrus cinguli) zum Hippocampus zurück. Man geht heute davon aus, dass der Papez'sche Kreis für die primär kognitiven Anteile von frisch eingegangenen Informationen inklusive Emotionen wichtig ist (Zum Beispiel «Ich muss die Medikamente noch mal auswendig lernen, damit ich die Klausur bestehe»). Der basolaterale limbische Kreis verbindet die Amygdala über die ventrale amygalofugale Bahn mit dem mediodorsalen Thalamus und von dort aus weiter ins basale Vorderhirn. Der basolaterale Kreis (im basolateralen Vorderhirn) scheint mehr für die emotionale Bewertung eines Ereignisses wichtig zu sein (Zum Beispiel «Dieses Praktikum hat mir großen Spaß gemacht, das werde ich nie vergessen»). Papez schuf mit seinen Arbeiten eine Erklärung der Zusammenhänge zwischen Emotion und Lernen/Gedächtnis. Dieser Zusammenhang ist extrem wichtig, da emotional getönte Inhalte besser behalten werden als reizneutrale.

Erinnerung

Erinnern ist ein bewusster und aktiver Prozess im Gehirn, der bis heute nicht genau verstanden wird. Konkret ist damit der Vorgang des Abrufens aus dem Gedächtnis gemeint. Sie können sich nun bewusst überlegen, wann Sie Radfahren gelernt haben, wo Sie letztes Jahr im Urlaub waren usw. Dazu benötigen Sie zunächst einmal Ihr Stirnhirn, das die Initiative ergreift. Das Stirnhirn aktiviert dann über Faserverbindungen (Assoziativfasern) andere Hirnteile (z. B. Temporal-(Schläfen)-Lappen: «Was habe ich gemacht?») oder den Parietallappen (Scheitellappen). So scheint das Langzeitgedächtnis zu funktionieren. Wie Sie genau radfahren, können Sie jedoch nicht genau erklären.

Sind Gedächtnisspuren noch recht frisch, so sind sie noch nicht konsolidiert. In dem Fall sind Sie, um sich zu erinnern, wieder auf Ihren Hippocampus angewiesen.

So kann man verstehen, warum Alzheimer-Patienten vor allem kürzlich passierte Ereignisse vergessen («Last in first out»; Ribotsches Gesetz[31]).

Der gestörte Hippocampus bei der Alzheimer-Demenz erlaubt es nicht, frische Gedächtnisinhalte auszulesen. Gleichzeitig können Sie auch nichts mehr ins Langzeitgedächtnis überführen, weil die Schleifen, die für die Konsolidierung nötig sind, nicht mehr gut genug arbeiten. Das Langzeitgedächtnis hingegen ist unabhängig vom Hippocampus und funktioniert auch bei der Alzheimer-Demenz oft noch lange recht gut.

Ihr Gehirn als Geldautomat: Der Einfachheit halber stellen Sie sich nun bitte vor, Sie wären ein Geldautomat. Ihr Gehirn ist das Innere des Automaten. Die Aufgabe des Automaten besteht darin, dem nächsten Kunden (und nur ihm!) jederzeit Geld auszuzahlen. Bedingung ist, eine Karte einzuführen und die richtige Tastenfolge zu drücken. Weder darf dem Kunden sein Geld verweigert (Fehler zweiter Art) noch einem falschen Kunden Geld herausgegeben werden (Fehler erster Art). Der Geldautomat hat einen kleinen Schlitz, in den der Kunde seine Karte steckt und eine Tastatur, in der der Kunde seine Geheimzahl eingibt. Der Automat liest die Zahlen, die auf der Karte stehen (Sensorik), und die der Kunde eingibt. Er merkt sich die Zahlen für eine Weile (Kurzzeit- oder Arbeitsgedächtnis, hauptsächlich im Hippocampus und frontalen Kortex). Dann vergleicht der Automat die

---

31 Das Ribotsche Gesetz oder auch Regressionsgesetz ist nach dem französischen Nervenarzt T. Ribot benannt. Er hat es schon 1880 als Vergessenskurve bei Lebenserinnerungen beschrieben.

Daten mit einer gespeicherten Liste (Langzeitgedächtnis). Auf der Liste steht, dass die erkannte Nummer zu einem Kunden der Bank gehört, dessen Konto im Plus nicht gesperrt ist (s. Abb. 2-9).

Die Liste entspräche im echten Gehirn dem Langzeitgedächtnis im temporalen und parietalem Kortex; der Arbeitsspeicher dem frontalen Kortex und dem limbischem System[32]. Wenn alles in Ordnung ist, gibt der Automat ein Kommando an eine Klappe, die sich mit dem Geld drin öffnet (Frontalhirn und Motorik).[33]

Wie oben erwähnt, ist der Hippocampus ursprünglich aus dem Riechhirn hervorgegangen. Bei höheren Lebewesen hat der Hippocampus auch «Kontakt» mit allen anderen Sinnen. Er hat die Fähigkeit, die Sinneseindrücke ihrer Wichtigkeit nach zu bewerten und drückt ihnen noch einen Stempel auf, auf dem auch vermerkt ist, wo dieser wichtige Sinneseindruck war.

Lernen und das Ortsgedächtnis sind also stark miteinander verbunden. Eichhörnchen wissen, wo die Nahrung versteckt ist; Tiere wissen, wo Bedrohungen lauern und Sie können sich wahrscheinlich auch noch erinnern, wo Sie das erste Mal jemanden geküsst haben oder wo ihr Verkehrsunfall war. Ärzte wissen oft noch nach Jahrzehnten, in welchem Zimmer ein besonders wichtiger oder lehrreicher Patient lag.

---

32 Die Signale kommen über die entorhinale Region ins limbische System. Bei Säugetieren ist die entorhinale Region für den Geruchssinn zuständig. Beim Menschen ist die entorhinale Region ein hoch differenziertes «Nadelöhr» für alle Sinne. Die entorhinale Region ist früh betroffen in der Neuropathologie, was sich auch in einem raschen Verlust des Geruchssinns zeigt.

33 In Wirklichkeit ist das Gehirn natürlich unendlich komplizierter. Zwischen der Sensorik und frontalen motorischen Assoziationsfeldern ist eine limbische Schleife eingebaut. Danach kommt zuerst die striatale Schleife, zwischen den frontalen Assoziationsfeldern (höchste Instanz) und den sekundär motorischen Feldern. Letztendlich gelangen die Signale nach einer Kleinhirnschleife ins primär motorische Feld. Die Signalverarbeitung im Gehirn geht also zwischen relativ simplen primären sensorischen Kortexarealen (z. B. Sehrinde) zu sensorischer Integration höherer Ordnung (sekundär und tertiärer visueller Kortex, dann entorhinaler Kortex), dann zum Hippocampus (Mittler zwischen Sensorik und Langzeitgedächtnis), danach zur höchsten Instanz im Frontalhirn, um dann sukzessiv wieder zu einfacher werdenden frontalen planenden motorischen Arealen «herunterzusteigen».

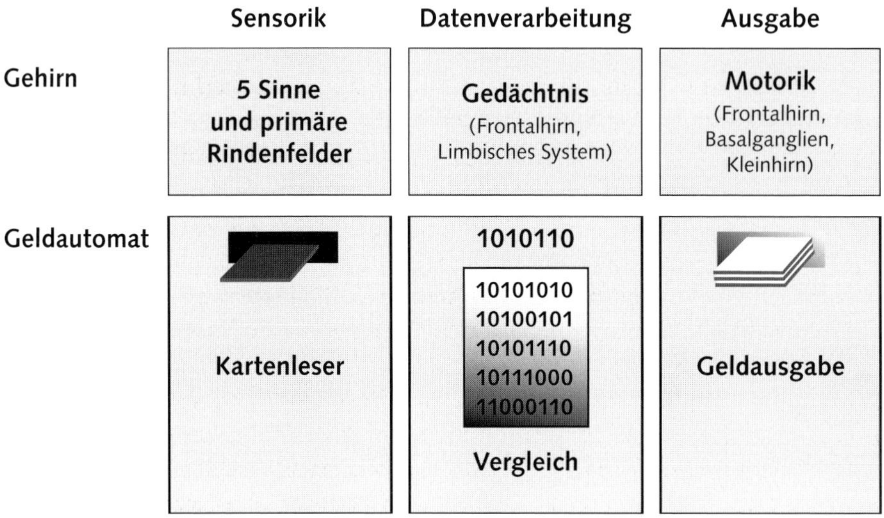

Abbildung 2-9: Das Geldausgabemodell des Gehirns

Erste Hinweise auf die Rolle des Hippocampus beim Gedächtnis (bzw. der inneren Anteile des Scheitellappens) gab es schon im Jahr 1900.[34] Genauere Untersuchungen zur Rolle des Hippocampus im menschlichen Gedächtnis kamen von einem Patienten namens H. M. (siehe Exkurs).

Die wichtige Rolle von Ortsgedächtnis und Hippocampus bei gesunden Menschen wurde vor einigen Jahren mit Hilfe einer interessanten und witzigen Studie mit Londoner Taxifahrern bestätigt: London ist ziemlich groß und folglich ist die Taxiprüfung sehr schwer. Man hat nun festgestellt, dass bei 50 Londoner Taxifahrern der hintere Hippocampus um sieben Prozent größer war im Vergleich zu 50 normalen Menschen.

34 Prof. W. M. von Bechterew (1857 – 1927), berichtete 1900 einen Fall, bei dem es bei einem 60-jährigen Patienten zu einer Zerstörung beider Schläfenlappen gekommen war. Der Patient litt unter Gedächtnisstörungen, «Erinnerungsfälschungen» und Apathie. Eine genauere Beschreibung ist aber leider nicht überliefert. (1900). Zeitschrift für Neurologie, 19, 991.

Exkurs: Patient H. M. und der Hippocampus

H. M. wurde als Kind von einem Auto angefahren und erlitt eine schwere Schädelverletzung. Später entwickelte er eine Epilepsie, die sich verstärkte. Mit 27 Jahren war er schwer behindert. Im Jahr 1953 wurde von Scoville wegen schwerer epileptischer Anfälle in einem epilepsiechirurgischen Eingriff der Hippocampus beidseits entfernt. Zu dieser Zeit waren noch keine Medikamente gegen Epilepsie verfügbar und man ging davon aus, dass das Gedächtnis nicht in bestimmten Hirnregionen lokalisiert war.

Danach waren die Anfälle in der Tat seltener. Seine Persönlichkeit hatte sich durch die Operation nicht geändert. Sein IQ war überdurchschnittlich. Sein Kurzzeitgedächtnis und auch sein Altgedächtnis waren vollkommen intakt. So konnte er sich mühelos eine mehrstellige Zahl über mehrere Minuten merken und über Erlebnisse aus seiner Kindheit berichten. Auch konnte er Geschichten aus der Vergangenheit und erlernte Verhaltensweisen ohne Probleme wiedergeben. Bald fiel aber auf, dass H. M. sich nichts Neues und nichts mehr dauerhaft merken konnte. Er konnte zwar Neues bis zu 15 Minuten behalten, vergaß es aber sofort, wenn er abgelenkt wurde. Er konnte sich bewusst (explizit) weder an fremde Menschen noch an eine neue Umgebung erinnern. Eine Stunde nach dem Essen konnte er sich nicht daran erinnern, gegessen zu haben. Brenda Milner, eine kanadische Psychologin, hat den Patienten über einen Zeitraum von 30 Jahren regelmäßig untersucht. Jedes Mal, wenn sie das Zimmer betrat und ihn begrüßte, erkannte er sie nicht wieder. Auch sich selbst erkannte er im Spiegel nicht, sondern nur auf Fotos aus der Zeit vor der Operation. Seit der Operation bis zu seinem Tode im Dezember 2008 konnte H. M. nahezu nichts Neues mehr behalten.

2.2 Die Amyloid-Hypothese

Nun zurück vom normalen Gedächtnis zur Demenz. Das wichtigste Modell zur Entstehung der Alzheimer-Demenz ist die Amyloidhypothese. Zunächst einmal: Amyloid kommt vom Griechischen «Amylo» und heißt Stärke. Mit Amyloid werden in der Medizin stärkeähnliche Substanzen bezeichnet.[35] Der Name ist aber verwirrend, weil das Amyloid nicht aus Stärke, sondern aus Eiweiß besteht. Der medizinische Begriff für Eiweiß ist Protein. Proteine sind die Grundbausteine aller Zellen. Das Wort Protein kommt aus dem Griechischen «proteuo»

35 Später hat man festgestellt, dass Amyloid-Ablagerungen aus veränderten Eiweißen (Proteinen) bestehen, die sich außerhalb der Zellen ablagern.

(«ich nehme den ersten Platz ein»). Proteine sind Ketten von Aminosäuren, die in bestimmte Strukturen «gefaltet» werden. Proteine funktionieren nur einwandfrei, wenn sie korrekt gefaltet sind.

Die Amyloid-Hypothese besagt, dass das Beta-Amyloid-Protein die Alzheimer-Krankheit verursacht.

Schon zu Alzheimers Zeiten wurde deutlich, dass die Alzheimer-Krankheit eine Proteinkrankheit ist. Das Amyloid-Protein spielt dabei eine zentrale Rolle. Es entsteht aus einem Vorläuferprotein (APP), welches in jedem Gehirn vorkommt, auch bei Tieren[36]. Eiweiße bestehen immer aus Ketten von Aminosäuren. Die Abfolge ist in der DNS als «Bauplan» festgelegt.

Exkurs: DNS oder Eiweiß, was ist wichtiger?

Vor etwas mehr als zehn Jahren wurde nach einem wissenschaftlichen Wettlauf das menschliche Genom entschlüsselt, die Erbsubstanz (vom Human Genome Project und Craig Venter). Damals waren die Hoffnungen groß, viele Krankheiten heilen zu können, wenn man erst den Bauplan kennt. Heute ist in vielen Bereichen Ernüchterung eingetreten. Stellen Sie sich vor, eine fliegende Untertasse wirft ihren Bauplan ab, und es gelingt Ihnen, den Plan zu entschlüsseln. Das bedeutet noch längst nicht, dass man die fliegende Untertasse nachbauen kann. Man erkannte, dass Lebewesen, Organe und selbst die Proteine, aus denen alles besteht, wesentlich komplizierter sind. Zwar gibt es eindeutig Krankheiten, die durch einen fehlerhaften Bauplan verursacht sind, das sind die Erbkrankheiten. Viele Erkrankungen scheinen aber durch fehlerhafte Proteine bedingt zu sein. Proteine werden gemäß ihres Bauplans als Aminosäureketten hergestellt. Anschließend erfolgt eine komplizierte 3-D-Faltung, die erst die Funktion ermöglicht. Stellen Sie sich ein Protein einmal wie ein DIN-A4-Blatt vor. Im Bauplan steht zunächst nur: «Stelle ein DIN-A4-Blatt her.» Anschließend kommt ein Künstler und faltet aus dem Blatt eine wundervolle Figur, z.B einen Kranich. Der Faltvorgang ist sehr kompliziert. Macht man nur einen Fehler, dann kommt kein Kranich heraus. Ähnliches scheint in den Zellen zu passieren. Auch in der Zelle kann es bei der Proteinfaltung zu vielerlei Fehlern kommen, die sich aber durch eine strikte Qualitätskontrolle in den Zellen (z.B. Chaperone, «molekulare Anstandsdamen» und Hitzeschockproteine) nicht auswirken. Es scheint nun so zu sein,

36 APP gehört zu den Typ I Membranmolekülen mit einer größeren extrazellulären Domäne und einem kürzeren intrazellulären Bereich.

dass im Alter und bei bestimmten Erkrankungen (u.a. Diabetes und Krebs) diese Qualitätskontrolle der Eiweißfabriken nicht mehr funktioniert.

Stellen Sie sich eine Autofirma vor, die einen sehr guten Bauplan für ein Auto hat (sagen wir, VW und der Käfer). Wenn die Qualitätskontrolle versagt, lässt erst die Qualität des Autos nach; später werden dann vielleicht Käfer gebaut, die doppelt so lang sind oder fünf Räder haben oder die dreieckig sind. Irgendwann funktioniert das Auto einfach nicht mehr. Da die Alzheimer-Demenz offensichtlich auch eine Erkrankung ist, bei der fehlgefaltete Proteine eine Rolle spielen, wird derzeit viel Hoffnung in die Erforschung der Protein-Protein-Interaktionen bzw. der Gesamtheit der Eiweiße gesetzt, dem Proteom. Andere Forscher sprechen analog vom Lipidom oder dem Kommunikasom und meinen den Zusammenspiel der Fette oder verschiedener Organe.

Das Amyloid-Protein ist *fehlgefaltet*. Das fehlgefaltete Protein funktioniert nicht mehr normal und stört die Hirnfunktion. Stellen Sie sich Amyloid wie eine Art klebriger Eiweißmüll vor.[37] Das Amyloid sammelt sich an, das Gehirn wird es nicht mehr los. Während Eiweiße (Proteine) üblicherweise in Zellen sind (zusammen mit u.a. Wasser, Fett, Zucker und der Erbsubstanz DNS), lagert sich bei der Alzheimer-Demenz das Amyloid *außerhalb* der Zelle ab. Das wurde schon von Alois Alzheimer beschrieben. Woher das Amyloid kommt, war lange Zeit unklar. Bereits in den 30er-Jahren des vergangenen Jahrhunderts wurde vermutet, dass das Amyloid ein Ablagerungsprodukt einer unbekannten Substanz ist, die zwischen den Nervenzellen herumschwimmt. Die Amyloid-Plaques schienen bevorzugt in der Nähe von Fortsätzen (Neuriten) der Nervenzellen zu wachsen und wurden deshalb auch neuritische Plaques genannt.

Die Amyloid-Hypothese ist heute *das* Modell für die Entstehung der Alzheimer-Demenz.

Die wichtigsten Argumente *für* die Amyloid-Hypothese sind:

- Alle bekannten erblichen Alzheimer-Erkrankungen mit bekannten Mutationen erhöhen letztendlich das A-Beta42, führen zu Amyloidplaques und führen zu einer typischen Alzheimer-Demenz.
- Wenn der Stoffwechsel des Amyloid-Vorläufer-Proteins verändert ist, kommt es auch zu Veränderungen in der Amyloid-Ablagerung.

37 Proteinbiochemiker sprechen von Adhäsion an andere Substanzen und Aggregation von Proteinen untereinander. In der Tat ist das Beta-Amyloid von seiner Struktur her «klebrig», hat also eine hohe Aggregationsneigung.

- Menschen, die zu viel APP haben (z. B. bei Trisomie 21), bekommen früher eine Alzheimer-Demenz (Gen-Dosis-Effekt).

Viele Forscher haben unabhängig voneinander Indizien für die Amyloid-Hypothese sammeln können. Es gibt einige Hinweise darauf, dass die Amyloid-Ablagerung vor dem Beginn von Gedächtnisstörungen auftritt, also ursächlich beteiligt ist. Leider haben sich daraus noch keine konkreten Behandlungen entwickelt.

Bekannt ist, dass Amyloid aus dem viel größeren Amyloid-Vorläufer-Protein (APP) gebildet wird. Das APP ist bei jedem Menschen vorhanden. Es wird in den Eiweißfabriken (Ribosomen) der Nervenzelle gebildet und dann in weiterer energieaufwändiger Handarbeit der Zelle an anderer Stelle[38] noch «verschönert». APP ist normalerweise in der Nervenzellmembran beheimatet und in allen Nervenzellen nachweisbar. Das APP wird nach Herstellung im Nervenzellkörper über den Nervenzellfortsatz (Axon) Richtung Synapse transportiert. Dort wird es normalerweise bei Aktivität der Nervenzelle freigesetzt. Wie dies genau vor sich geht, ist immer noch umstritten. Klar ist, dass das APP nicht, wie sonstige Neurotransmitter, aus Bläschen (synaptische Vesikel) freigesetzt wird. Forscher haben auch beobachtet, dass das APP wieder zurück Richtung Zellkörper und Dendritenfortsätze wandern kann. Die Ursache dieser Wanderung ist unklar.

Darüber hinaus wird das APP wohl beim Aussprossen und Wachsen von Nervenzellen benötigt. Das APP hat auch schützende Eigenschaften für Nervenzellen. Der Stoffwechsel des APP wird in der Nervenzellmembran durch das Cholesterin beeinflusst, welches ebenso dort vorkommt. Insgesamt ist das APP also ein Eiweiß mit recht unterschiedlichen Funktionen.

Wie wird Amyloid gebildet?

Amyloid ist ein Eiweiß (Protein). Seit etwa dreißig Jahren ist bekannt, dass Amyloid eine Beta-Faltblatt-Form hat. Diese Gestalt haben nur relativ wenige Proteine.[39]

---

38 Im endoplasmatischen Retikulum (ER) und dem Golgi-Apparat. Das Präsenilin ist ein Protein aus dem ER, kommt aber auch in der äußeren Zellmembran vor. Bei den Präsenilinmutationen scheint es zu einer Störung der APP-Prozessierung im endoplasmatischen Retikulum zu kommen.

39 Proteine bestehen immer aus Ketten von Aminosäuren. **Alpha**-Faltblatt-Proteine haben eine feste, spiralig gewundene Struktur. Diese Strukturen sind wichtig, wie etwa Baustahl, um der Zelle Struktur zu geben. **Beta**-Faltblatt-Proteine bilden dagegen dreidimensionale Strukturen, die gerne miteinander in Wechselwirkung treten. Oft haben solche Proteine eine Struktur wie eine Ziehharmonika. **Beta**-Faltblatt-Proteine haben oft ganz besondere Eigenschaften. So sind zum Beispiel das Seidenprotein und Immunglobuline **Beta**-Faltblatt-Proteine.

Das Amyloid bei Alzheimer-Demenz heißt deshalb auch Beta-Amyloid. Es hängt wie ein Wollfaden in Miniaturform aus der Zellmembran heraus[40].

APP wird durch mehrere Eiweiß-Scheren (Sekretasen[41]) zerschnitten. Es ist gut bekannt, an welchen Stellen die Eiweißscheren am APP ansetzen. Wie die Sekretase-Scheren schneiden ist nicht bekannt. Auf jeden Fall handelt es sich um einen sehr komplizierten Vorgang. Wenn Scheren für Kinder gefährlich sind, sind sie es für

---

40 Die genaue Bezeichnung ist Fibrillen. Fibrillen sind kleine, langgestreckte, fädige Strukturen, die meist aus Eiweiß bestehen.

41 Eine **Alpha**-Sekretase («gute Sekretase») spaltet vom APP an der Plasmamembran einen großen, löslichen Anteil (**Alpha**-SAPP) nach extrazellulär ab. Dieses Fragment scheint eher schützend für Neuronen (neuroprotektiv) zu sein, da die Ab**eta**-Region dabei zerstört wird. Der **Alpha**-Sekretaseweg wird auch als nicht-Amyloidogene Prozessierung bezeichnet. In eine Stimulation oder Hochregulation von **Alpha**-Sekretasen wird viel Hoffnung gesetzt, da sich hier eine Therapiemöglichkeit böte, indem die Entwicklung des amyloidogenen, neurotoxischen A**beta** zu Gunsten des neuroprotektiven **Alpha**-SAPP oder sAPP– **Alpha** und C83 verändert wird. Die **Beta**- und **Gamma**-Sekretasen sind interessante Enzyme, da sie Membranproteine mitten in der fettigen Zellmembran schneiden, ein Kunststück, das in der Natur selten ist. Der entscheidende (rate-limiting) Abbauweg des APP erfolgt nun ausgerechnet durch eine Beta-Sekretase («böse Sekretase»). Diese Sekretase besteht im Wesentlichen aus einen Beta-Amyloid-Cleaving-Enzyme 1 (= BACE-1, eine Aspartylprotease). Die Beta-Sekretase ist in den Endosomen unter niedrigem pH aktiv. Die Beta-Sekretase klinkt sich dabei in spezielle Membranregionen, den cholesterinreichen Lipid-Flößen (Rafts), ein. Diese Proteinschnittstelle ist, wie gesagt, sehr ungewöhnlich und möglicherweise der Schlüssel dafür, dass sich die Alzheimer-Pathologie sowohl extrazellulär als auch intrazellulär abspielt. Eine Therapiemöglichkeit böte sich vor allem durch eine Hemmung der sehr aktiven Beta-Sekretase, was jedoch durch den schwer zugänglichen Angriffspunkt der Sekretase in der Membran und im Endosom schwierig ist. In einer aktuellen Arbeit von Lawrence Rajendran und Kai Simons et al. aus Dresden gelang es erstmals, einen Beta-Sekretasehemmer so zu gestalten, dass er nur an der richtigen Stelle im Endosom wirken konnte. Die Arbeitsgruppe konnte den Sekretasehemmer so gestalten, dass er sich mittels eines «Ankers» in den Lipid-Flößen (Rafts) einhaken konnte und dann wie ein «Anhalter» Richtung Sekretase reiste. Das pharmakologische Design einer Beta-Sekretase ist also schwer, da das Medikament groß und polar sein muss, um im aktiven Zentrum der Sekretase zu wirken, anderseits klein und apolar, um die Bluthirnschranke zu überwinden und sich im fettigen Milieu der Membranen wohlzufühlen. Die letzte Amyloid-Spaltung erfolgt durch die **Gamma**-Sekretase. Das frei werdende **Beta**-Amyloid ist neurotoxisch. **Beta**-Amyloid 1-40 ist weniger neurotoxisch. Die **Gamma**-Sekretasen sind unter anderem auch in der Embryonalentwicklung aktiv und regulieren wichtige Proteine wie Notch. Die **Gamma**-Sekretase besteht aus Präsenilin, Nicastrin, Aph-1 und PEN-2. Kürzlich konnte gezeigt werden, dass eine Hemmung des Protein Aph1B ausreicht, um eine **Gamma**-Sekretasehemmung zu erzielen, die nicht auf Notch wirkt, und damit theoretisch weniger toxisch ist. Zu **Gamma**-Sekretasehemmern gibt es mehrere klinische Studien (GSK 188909 von GSK in Vorbereitung und LY 450139 mit 1500 Patienten in Phase-II/III), von denen aber noch keine positiv abgeschlossen werden konnte. Zuletzt enttäuschte hier die Substanz Semagacestat.

winzig kleine Nervenzellen erst recht. Daher sind die Scheren von der Natur sehr kompliziert aufgebaut. Mehrere, immer spitzer werdende Scheren werden nacheinander «scharf» gemacht. Die Scheren selbst bestehen wiederum aus zahlreichen verschiedenen Eiweißen. Die wichtigsten sind die Präsenilinen (diese spielen bei den erblichen Formen eine Rolle[42]). Das Amyloid schwimmt dann in der Flüssigkeit zwischen den Hirnzellen umher. Amyloid scheint sich dabei chemisch ähnlich einem Kristall zu verhalten. Es besteht hauptsächlich aus Beta-Amyloid.

Wie kommt es zur Amyloid-Ansammlung?

Stellen Sie sich das Amyloid wie Müll vor. Die Müllansammlung kann mehrere Ursachen haben: Als erstes können die Haushalte zu viel Müll produziert haben. Zweitens könnte die Müllabfuhr schlampig arbeiten oder nicht wissen, wo der Müll hin soll.[43] Am Anfang wird hier und da ein Müllsack herumliegen.

Dann sagen sich die Leute: «Ach, hier lege ich meinen Müll noch dazu, das fällt doch nicht auf!»

Quillt der Müll in der Wohnung (Zelle) über, wird er auf die Straße geschafft und liegt «auf der Straße» zwischen den Nervenzellen herum (Extrazellulärraum). So ist es wohl bei der erblichen Form der Alzheimer-Demenz. Hier scheint es von Geburt an zu viel oder fehlgefaltetes **Beta**-Amyloid im Gehirn zu geben[44]. Nach neueren Forschungsergebnissen patrouillieren Immuneiweiße wie die Müllabfuhr im Nervenwasser bzw. interzellulär (Raum zwischen den Nervenzellen) und «saugen» lösliche Amyloid-Eiweiße auf. Bei Alzheimer-Kranken finden sich derartige Amyloid-Detektive nicht, so dass sich die kleinen (monomeren) Amyloid-Peptide zusammenlagern können. Bereits zwei Amyloid-Peptide reichen aus, um die normale Hirnfunktion zu stören.[45]

---

42 Stellen sie sich die Präseniline wie die Scherenblätter vor. Andere Proteine, z. B. das Nicastrin funktionieren wie die kleine Schraube, die die Schere zusammenhält.

43 Ein verminderter Amyloid-Abbau scheint bei den sporadischen nicht-erblichen Formen der Alzheimer-Demenz eine Rolle zu spielen, bei denen das Alter des Patienten der wichtigste Risikofaktor ist. Normalerweise kann Beta-Amyloid wie Insulin durch das Insulindegrading Enzyme (IDE) abgebaut werden (Amyloidase-Funktion des IDE). Somit werden derzeit auch in die IDE-Erhöhung therapeutische Hoffnungen gesetzt. Wenn zu viel Insulin vorliegt, könnte dies zu einem verminderten Abbau des **Beta**-Amyloids führen. Neuere Untersuchungen sprechen auch für eine Rolle des Immunsystems beim «Klären» des Extrazellulärraumes von Amyloid.

44 Entweder durch verminderte Aktivität der «guten» **Alpha**-Sekretase oder vermehrte Aktivität der «bösen» **Beta**-Sekretase.

45 In sehr interessanten Untersuchungen haben Shankar et al. in «Nature Medicine» zeigen können, dass Amyloid-**Beta**-Dimere, die direkt aus menschlichen Alzheimer-Gehirnen stammen, die synaptische Plastizität und Gedächtnisbildung in Ratten hemmen können.

Hat sich nun eine Art «Kristallisationskern»[46] gebildet, zieht das Amyloid weitere kleine herumschwimmende Amyloid-Brocken (Amyloidmonomere oder Oligomere) an. Wie Ratten werden auch Entzündungszellen (Mikroglia und Makrophagen) angelockt, die am Eiweißmüll herumknabbern, ihn aber als ungenießbar betrachten und liegenlassen.

Mit der Zeit bildet sich eine Art mehr oder weniger unregelmäßiger «Eiweißklumpen»[47]. Das scheint am Anfang relativ langsam zu gehen («Schlummerphase»), und dann, wenn ein stabiler Kristallisationskern vorliegt, schneller[48]. Die Müllabfuhr kommt umso weniger hinterher, je mehr davon vorliegt.

Momentan ist unklar, ob die Amyloid-Ablagerungen selbst für die Krankheit verantwortlich sind oder nur eine Folge der vermehrten Beta-Amyloid-Bildung. So sind beispielsweise Amyloid-Ablagerungen bzw. Plaques viel häufiger im Gehirn nachweisbar als Menschen mit einer Demenz. Auch bei Jüngeren können schon Amyloid-Plaques nachgewiesen werden (Mahley & Huang, 2009).

Wie kommt es zu Amyloid-Ablagerung? Sie kann man im Gehirn unter dem Mikroskop in Form von Plaques sehen. Amyloid besteht, wie schon erwähnt, hauptsächlich aus Eiweiß. Die meisten Eiweißklumpen im Gehirn und auch sonst können vom Körper aufgelöst und weggeschafft werden. Das Amyloid kann aus noch nicht ganz klaren Gründen nicht aufgelöst und abtransportiert werden.

Sie können sich einen Amyloid-Plaque auch wie einen riesigen Berg aus Kleiderbügeln vorstellen. Er sieht aus der Ferne sehr unregelmäßig aus, besteht aber – aus der Nähe betrachtet – aus einheitlichen Formen.

46 Kondensationshypothese bzw. «Seeding»-Hypothese; erstmals von Braunmühl 1931 aufgestellt.

47 Fachleute sprechen von Dimeren bei einer Gruppe von zwei Eiweißen, Trimere bei drei und Oligomeren oder Polymeren bei vielen Eiweißen.

48 Exponentielles Wachstum. Dieses Amyloid-Wachstum kann im Labor simuliert werden.

Ausbreitung der Amyloid-Ablagerungen im Gehirn

Der Frankfurter Neuropathologe Braak[49] konnte zeigen, dass sich die Amyloid-Plaques und Neurofibrillen über Jahrzehnte im Gehirn ausbreiten.[50] Dazu hat er 3261 Gehirne autopsiert, eine unglaubliche Zahl. Seine Arbeiten waren bahnbrechend und bewiesen, dass die Alzheimer-Demenz als Krankheit eine ungewöhnlich lange Vorläuferphase hat.

Er fand bei seinen Studien heraus, dass die Ausbreitung im Gehirn immer nach dem gleichen Muster erfolgt: Erst im Hippocampus (entorhinaler Kortex), dann im Schläfenlappen (temporal), dann im Scheitellappen (parietal). Das Stirnhirn (Frontalhirn) und Hinterhauptshirn folgen später. Sehzentrum und Motorik (Gyrus präzentralis) sind weitgehend verschont.

Stellen Sie sich die Veränderungen wie einen Flächenbrand vor, der sich langsam über das Gehirn ausbreitet. Sehr langsam.

Die Wissenschaft geht auf der Basis der Arbeit von Braak heute davon aus, dass sich die Veränderungen über einen Zeitraum von mehreren Jahrzehnten abspielen.

Ihr Gehirn als Hochhaus: Verglichen mit einem Hochhaus müssen Sie sich das so vorstellen, als würde das ursprünglich intakte Hochhaus über Jahrzehnte langsam unmerklich verfallen. Zuerst zahlen die Mieter ihre Stromrechnung nicht mehr. Es kommt zu einer Funktionsstörung durch Energiemangel (der Strom wird abgeschaltet), die Zellen (inklusive Stromkabel) sind aber noch in Ordnung. Dann wird das Wasser im Keller abgedreht (Degeneration im Vorderhirn mit konsekutivem Acetylcholinmangel und Durchblutungsminderung temporal und parietal). Folglich kommt in den Wohnungen (Nervenzellen) kein Wasser mehr an (Durchblutungsstörung). Dann regnet es durch das Dach herein und die ersten Wohnungen werden feucht und schimmlig (kortikale Funktionsstörung). Am Ende verfällt das ganze Haus von innen (Zelluntergang), obwohl die Fassade noch ganz gut aussieht. Alzheimer sieht man den Patienten nicht an. Bis zum Ende verschont bleiben Decken, dicke Mauern und der Kamin des Hauses (der Hörsinn und Bewegungsapparat).

---

49 Prof. Heiko Braak (*16. Juni 1937 in Kiel) ist emeritierter Neuroanatom und Neuropathologie am Institut für Klinische Neuroanatomie der Johann Wolfgang Goethe-Universität, Frankfurt am Main. Er studierte Medizin in Berlin, Hamburg und Kiel und promovierte 1964 mit einer Arbeit über das Zentralnervensystem der Knorpelfische. 1991 teilte er die Alzheimer-Krankheit in sechs Stufen (Braak-Stadien I-VI) ein, die den systematischen Verlauf der Krankheit verdeutlichen.

50 Nach den revidierten Kriterien der Neuropathologen muss nun immer nicht nur die Ausbreitung nach Braak, sondern auch die Dichte der Veränderungen untersucht werden.

Soviel zum Hausmodell, zurück zu den Nervenzellen. Wieso kommt es nun wie von Alzheimer beschrieben zu Veränderungen außerhalb und innerhalb der Nervenzelle?

Nach neueren Befunden schnipseln die Präsenilinscheren (s. o.) auch an anderen wichtigen Proteinen herum, die innerhalb der Zelle bleiben sollen. Eines dieser Proteine (N-Cadherin) scheint daraufhin verrückt zu spielen und wiederum andere Proteine zu «markieren», die dann abgebaut werden und fehlen. Fehlen bestimmte Eiweiße in der Zelle, können bestimmte Gene nicht «angeschaltet» werden und viele andere Fehlfunktionen in der Zelle werden ausgelöst.

2.3 Die Tau-Protein-Hypothese

Möglicherweise ist aber die Amyloid-Story nur die halbe Wahrheit. Es gibt ein Befunde, die vermuten lassen, dass das Amyloid vor allem am Anfang nötig ist, aber alleine noch nicht ausreicht, um die Alzheimer-Demenz auszulösen:

Die wichtigsten Argumente *gegen* die Amyloid-Hypothese sind:

- Der Zusammenhang zwischen Amyloid-Ablagerungen und dem klinischen Bild der Demenz ist nur mäßig stark.
- Auch gesunde ältere Menschen haben Plaques im Gehirn.
- In Impfstudien gegen Beta-Amyloid fand sich eine Plaqueentfernung, aber keine Beeinflussung des Krankheitsverlaufes.
- Die Amyloid-Ablagerung im Gehirn bleibt stabil, auch wenn das Krankheitsbild fortschreitet.
- Mäuse mit erhöhtem Amyloid bilden zwar Plaques, aber noch keine Neurofibrillenbündel.
- Mäuse mit viel Amyloid zeigen wenig oder keinen Nervenzellverlust.
- Die erblichen Fälle mit APP-Mutationen sind extrem selten.

Möglicherweise spielen weitere Proteine bei der Eiweißkrankheit Alzheimer eine Rolle. Das Tau-Protein ist dabei der heißeste Kandidat. Bereits Alzheimer hatte ja schon Veränderungen *in* der Nervenzelle beschrieben, die später «Tangles» (Neurofibrillen) genannt wurden. Bereits zu Alzheimers Zeiten war offensichtlich, dass diese Veränderungen massenhaft auftreten, also kaum zu übersehen sind.

Aber wie kommt es zu diesen Veränderungen? Wie schon erwähnt, hängt das Amyloid-Vorläufer-Protein (APP) wie ein Wollfaden aus der Außenhaut der Nervenzelle heraus. Neben den Veränderungen außerhalb der Zelle gibt es aber auch Veränderungen und Schäden *im Inneren* der Zelle.

Das «Skelett» einer Zelle (bei Nervenzellen Neurofibrillen, Neurofilamente und Mikrotubuli genannt) muss man sich wie den Rohbau und Rohrleitungen eines Hauses vorstellen. Das Zellskelett besteht aus teilweise sehr langen, wie Stahltaue gewundenen, gedrehten Eiweißfäden[51]. Die wichtigsten Eiweißfäden ziehen in den Nervenfortsatz (Axon oder Neurit) und geben der Nervenzelle Struktur. Aber Struktur und Halt sind nicht alles.

Durch das Axon müssen auch Stoffwechselprodukte für Ernährung und Funktion der Nervenzelle transportiert werden. Da das Axon bis zu einem Meter lang sein kann (wie im Falle der motorischen Nervenzellen, die vom Rückenmark in Richtung des großen Zehs ziehen) tun die Stoffwechselprodukte das nicht freiwillig. Im Axon befinden sich daher weitere Eiweiße, die wie eine Art Eisenbahn für den Stofftransport zuständig sind (z. B. Motor-Eiweiße wie das Kinesin).

Diese Eiweiße heißen Mikrotubuli. Das sind komplizierte Strukturen, die von vielen weiteren Eiweißen in Schuss gehalten werden. Diese heißen Mikrotubuli-assoziierte Proteine (MAP)[52]. Die Aktivität von MAPs wird u. a. über Phosphoratome gesteuert. Eines der häufigsten und wichtigsten MAPs ist das Tau-Protein.

Aus irgendeinem Grund werden bei der Alzheimer-Demenz nun zu viele Phosphoratome an das Tau-Protein gehängt (oder zu wenige wieder weggenommen). Ein Grund hierfür könnte ein Ungleichgewicht mit anderen Stoffen sein,

---

51 Die Fachbezeichnungen für das Zytoskelett der Zelle sind Mikrofilamente, Mikrotubuli oder Actin. Wie erwähnt, handelt es sich in der Regel um **Alpha**-Faltblattproteine. Das wichtigste Protein der Mikrotubuli ist das Tubulin. Bei der Alzheimer-Demenz hat man die typischen gewundenen **Alpha**-Faltblattstrukturen in den neurofibrillären «Tangles» gefunden und «Paired Helical Filaments» (PHF) genannt (Dicke: 10 – 20 nm; Periodizität 78 nm). Später zeigte sich, dass die PHFs normalerweise in den Mikrotubuli vorkommen und hauptsächlich aus Tau-Protein bestehen. Bei der Alzheimer-Demenz (aber auch bei anderen neurodegenerativen Erkrankungen wie der Trisomie 21 oder der amyotrophen Lateralsklerose) finden sich Veränderungen der Neurofibrillen sich, das hyperphosphorylierte Tau, dann nicht mehr im Neurit, sondern im dendritosomatischen Kompartiment.

52 Mikrotubuli-assoziierte Proteine (MAP) sind für eine Nervenzelle enorm wichtig. Sie sorgen für die Stabilität der Mikrotubuli, den richtigen Abstand zwischen den Mikrotubuli und sind «Andockstellen» für weitere Eiweiße. Stellen Sie sich die MAPs der Einfachheit halber wie die Schwellen einer Bahnstrecke, die Mikrotubuli wie die Schienen und die Stoffwechselprodukte wie die Fahrgäste vor. Das Tau-Protein ist ein MAP (manche nennen das Tau-Protein daher auch MAPT = Microtubulus Associated Protein Tau). Normalerweise hängen immer etwa 2 – 5 Phosphoratome am Tau-Protein. Die Phosporylierung bzw. Hyperphosphorylierung erfolgt durch Proteinkinasen an Threonin- und Serin-Aminosäureresten des Tau-Proteins. Phosphatasen machen das Gegenteil, sie entfernen Phosphor. Normalerweise sind Proteinkinasen und Phosphatasen im Gleichgewicht.

die sich auch gerne ans Tau hängen (wie O-linked-Beta-N-Acetylglucosamin: O-GlcNAc).

Wie auch immer, bei der Alzheimer-Demenz hängen am Ende durchschnittlich drei- bis viermal mehr Phosphoratome am Tau-Protein als normal. Wie zu schwere Weintrauben, die einen Weinstock verbiegen, kann nun das Tau-Protein seiner Aufgabe nicht mehr richtig nachkommen. Das beladene Molekül bewegt sich von den Mikrotubuli weg, bleibt sozusagen unentschuldigt seinem Arbeitsplatz fern.

Und wenn man nun das Eisenbahnbeispiel wieder bemüht, haben die Schienen (Mikrotubuli) nun keinen Halt auf den Schwellen (Tau-Protein) mehr, der Zug läuft ins Leere und entgleist[53]. Als Ergebnis stoppt der axonale Transport; die Nervenzellen funktionieren nicht mehr richtig und gehen auf Dauer unter.

Während das Tau-Protein normalerweise im Axon oder Neurit zu finden ist, treibt sich das kranke hyperphosphorylierte Tau bei der Alzheimer-Demenz in der Nähe des Zellkerns herum und klumpt sich zusammen. Unter dem Mikroskop bei bestimmten Färbungen kommt es zu einer Verdickung und drahtartigem Umbau der «Fibrillen» der Nervenzellen. Manchmal kommt es auch zu Verklumpungen in der Nähe des Zellkernes, die dann wie ein Komma aussehen. Alzheimer hat diese Veränderungen selbst schon fotografiert oder abgezeichnet (vgl. Abb. 1-4, S. 23).

Der wichtigste Befund *für* die Tau-Hypothese ist jedoch, dass die Verteilung der Neurofibrillenbündel besser mit den klinischen Symptomen korreliert als die Verteilung der Amyloid-Plaques.

Im Verlauf der Erkrankung breiten sich diese Tau-Veränderungen von der Innenseite des Schläfenlappens (Hippocampus und entorhinaler Kortex) erst langsam und dann immer schneller auf das ganze Hirn aus. Wie das passieren kann, ist unklar. Vor kurzem hat eine schweizerisch-deutsche Arbeitsgruppe dazu eine etwas beunruhigende Erklärung vorgeschlagen: Eine Nervenzelle geht kaputt, setzt ihr krankes Tau-Protein frei und steckt damit die nächste Zelle an (Clavaguera et al., 2009) . Das Tau-Protein kann sich sogar von außerhalb wieder in eine Zelle hineinbewegen usw. Das heißt aber noch lange nicht, dass die Alzheimer-Krankheit ansteckend ist. Damit kann aber Folgendes erklärt werden: Die Krankheit nimmt ihren Ausgang von einigen wenigen veränderten Tau-Proteinen. Dies breitet sich aus, steckt weitere Tau-Proteine an und ballt sich dann zu den für Nervenzellen giftigen Tau-Klumpen zusammen, wie sie Alzhei-

53 Die Phase, in der das Tau-Protein schon hyperphosporyliert, aber noch nicht zu Tangles aggregiert ist, heißt Prä-Tangle-Phase.

mer gezeichnet hat. Dann geht die Zelle zugrunde und setzt das giftige Tau in die Zellzwischenräume und ins Nervenwasser frei. Anschließend gehen die nächsten zwei, dann vier, dann acht, dann 16 Nervenzellen unter usw. Damit könnte man erklären, warum die Krankheit so lange schlummert und im Endstadium immer schneller verläuft. Gehen Nervenzellen unter, schwimmt also das Tau-Protein mit seinen Phosphoratomen zwischen den Zellen umher und kann im Nervenwasser nachgewiesen werden. Das Problem ist: Das Tau-Protein ist unspezifisch. Tau im Nervenwasser findet sich auch bei anderen Erkrankungen (z.B. nach einem Schlaganfall, bei Entzündungen oder der Creutzfeldt-Jakob-Krankheit). Unklar ist immer noch, wie die Tau-Veränderungen sich räumlich im Hirn verbreiten. Leider haben sich aus der Tau-Story auch bislang noch keine medikamentösen Therapien ableiten lassen.

Besonders interessant wären Substanzen, die die Hyper-Phosporylierung bremsen. Yuzwa et al. haben kürzlich einen derartigen Stoff entwickelt (Thiamet-G, wirkt über eine Hemmung der O-GlcNAcase, Yuzwa et al., 2008).

Auch der Farbstoff Methylenblau (Rember™) ist eine interessante Substanz, in die derzeit große Hoffnung gesetzt wird.[54] Die Patienten wissen allerdings schnell, ob sie Methylenblau erhalten oder Placebo, da der Stoff den Urin blau verfärbt. Rember™ der Firma TauRX wurde vorab an über 300 Patienten in Phase I und II getestet. Die Ergebnisse wurde bisher nur auf Fachkongressen vorgestellt. Es wird intensiv nach Stoffen gesucht, die die Alzheimer-Demenz über das Tau-Protein behandeln sollen. Eva und Eckhard Mandelkow vom Max-Planck-Institut in Hamburg haben etwa 200 000 chemische Substanzen auf einen Tau-Hemmer hin untersucht.

Eine gut bekannte Substanz scheint ebenfalls ein Tau-Hemmer zu sein: Das Element Lithium ist Ihnen vielleicht aus Ihrem Handy-Akku bekannt. Es befindet sich auch in geringen Dosen im Trinkwasser wie andere Stoffe auch. Lithium ist das klassische Medikament, wenn man eine manisch-depressive Erkrankung hat. Wie es hier wirkt, ist immer noch nicht abschließend geklärt. Lithium wirkt ebenfalls Suiziden entgegen, unklar ist, wie.

In jedem Fall wirkt Lithium völlig anders als alle anderen Medikamente. Es kann aber noch mehr. Lithium scheint auch die Hyperphosphorylierung von Tau zu bremsen. Wie das funktioniert, ist noch nicht abschließend geklärt. Mögli-

54 Die Idee, dass Farbstoffe als Medikamente verwendet werden könnten, wurde von Paul Ehrlich schon um 1890 entwickelt. Methylenblau färbt lebende Nervenzellen an. Methylenblau bindet aber auch an das Tau-Protein und kann möglicherweise Neurofibrillen auflösen. Eine Phase-IIb-Studie bei Alzheimer-Patienten mit 60 mg Methylenblau über 19 Monate ist abgeschlossen, eine Phase-III-Studie begann 2009. Der Name der Studie ist Tau[RX] und wird von einem Joint Venture der Universität Aberdeen und einer Firma aus Singapur durchgeführt.

cherweise reguliert Lithium die Glykogen-Synthase-KInase-3 (GSK-3). Damit kann Lithium Einfluss auf die Phosphorylierung u. a. wohl auch von Tau nehmen. Auch klinische Beobachtungen legen nahe, dass Lithium, wenn es über längere Zeit genommen wird, zumindest überhaupt nicht schädlich für das Gehirn ist.

In einer großen Kohortenstudie verglichen Forscher aus Kopenhagen über 16 000 Patienten, die dauerhaft Lithium einnahmen, mit fast 1,5 Millionen Personen aus der Allgemeinbevölkerung, die kein Lithium nahmen. Patienten, die dauerhaft Lithium nahmen, hatten ein geringeres Risiko für eine Demenz als Menschen, die Lithium nur kurz nahmen (Kessing et.al., 2008).

Der bekannte deutsche Alzheimer-Forscher Prof. Hampel stellte ein europäisches Konsortium zusammen, das den Effekt von Lithium auf 71 Patienten mit leichter Alzheimer-Demenz untersuchte. Die Ergebnisse wurden im Juni 2009 veröffentlicht. Leider zeigte sich kein Effekt. Die Behandlungsdauer war mit zehn Wochen aber sehr kurz (Hampel et al., 2009).

Derzeit wird noch von der Alzheimer's Disease Cooperative Study (ADCS) in den USA Lithium in einer Phase-III-Studie getestet (siehe auch Kapitel zu Metallen). Die ADCS ist mit öffentlichen Mitteln gut gefördert und hat immer wieder sehr wichtige Studien mit einfachen Medikamenten durchgeführt. Auf die Ergebnisse dieser Studie bin ich schon sehr gespannt.

2.4 Das Gehirn im Verlauf der Alzheimer-Erkrankung

Im jahrzehntelangen Verlauf der Alzheimer-Krankheit kommt es zu verschiedenen Veränderungen im Gehirn. Nervenzellen werden erst in ihrer Funktion, dann in der Struktur gestört. Es kommt zur Bildung von giftigen «freien» Radikalen des Sauerstoffes. Zunächst scheinen die Synapsen (Spalt zwischen zwei Nervenzellen mit chemischer Signalübertragung) in der Umgebung der Plaques wie in einem Strohfeuer noch einmal «hyperaktiv» zu werden. Später nimmt dann die Anzahl der Synapsen und der Nervenzellen in der Hirnrinde um 30 bis 50 % ab. Es kommt zu einer leichten Entzündungsreaktion; letztlich gehen die Nervenzellen unter. Wahrscheinlich ist jeder neurodegenerative Prozess mit einer Entzündung verbunden. Prof. Cornel Sieber, ein Internist und Geriater an der Universität Erlangen-Nürnberg, spricht deshalb von «Inflamm-Aging».

Die «Kaskade» der Alzheimer-Demenz ist in Abbildung 2-10 zusammengefasst. Alzheimer beschrieb ja schon eine gleichmäßige Hirnschrumpfung und den Untergang von Nervenzellen. Wie und wodurch die Nervenzellen untergehen, ist aber immer noch nicht ganz klar. Sowohl die Anhänger der Amyloid-Hypothese (Baptisten, nach dem Beta-Amyloid-Protein) als auch die Tau-Isten haben gute Argumente auf ihrer Seite. Der Streit zwischen den beiden Gruppen hat teilweise

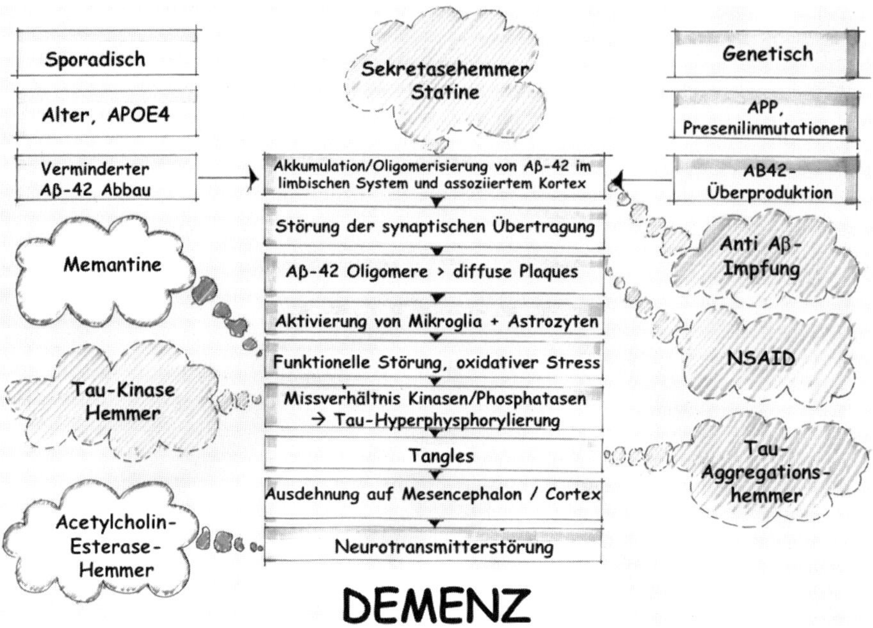

Abbildung 2-10: Die «Kaskade» der Alzheimerdemenz
(APOE: Apolipoprotein E; Aß: Beta-Amyloid; APP: Amyloid-Vorläuferprotein; Memantine: Antidementivum; NSAID: Entzündungshemmer; Mikroglia: Entzündungszellen im Gehirn; Mesencephalon: Mittelhirn)

religiöse Züge. Wer Recht behält ist offen. Vielleicht hat auch keine der beiden Gruppen Recht. Nachdem beide Glaubensrichtungen noch nicht die Alzheimer-Demenz heilen konnten, ist derzeit etwas Ernüchterung eingekehrt. Das hat auch sein Gutes, da nun wieder Platz ist für ganz neue Ideen. Plötzlich sagen Leute, das Tau extrazellulär giftig sei und Beta-Amyloid intrazellulär. Sozusagen Alzheimer auf den Kopf gestellt. Das wäre vor ein paar Jahren noch unmöglich gewesen.

Viele Forscher untersuchen, wo Amyloid und Tau zusammenkommen, was ich für besonders sinnvoll halte. Andere Forscher machen sich nun Gedanken über effektivere Translation und warum die guten Medikamente für transgene Mäuse beim Menschen durchfallen.

Es mehren sich seit einigen Jahren die Hinweise, dass der eigentlich «giftige» Stoff das frei in der Zelle oder im Nervenwasser umher schwimmende **Beta-**Amyloid oder seine Oligomere (kleine Klumpen aus wenigen Molekülen) ist. Die

Plaques mit dem aggregierten, verklebten Amyloid sind möglicherweise nur eine Art harmloser Müllhaufen. Und nicht giftig, wie man seit 30 Jahren dachte.

Der Müllhaufen wäre also die Folge der Erkrankung, aber nicht die Ursache. Man kann nur eben einen riesigen Müllhaufen eher sehen. Giftig ist aber nicht der Haufen, sondern der Müll.[55] Nun bleibt nur die Frage offen, woher der Müll kommt oder warum so viel produziert wird. Im Reagenzglas funktioniert das schon lang. Die Forscher haben herausgefunden, dass es innerhalb einer Woche zu einer Plaquebildung kommen kann, was für die Forscher (nicht für die Mäuse) sehr schön ist, weil sie nun die Alzheimer-Plaques wie im Zeitraffer sehen können. Die Plaques wurden nicht in der Nähe von Gefäßen gebildet und wuchsen relativ schnell. Die Forscher vermuteten, dass die Plaques Eiweiße absondern, die Nervenzellen schädigen. Entzündungszellen des Gehirns (Mikroglia) wandern zu den Plaques hin (nicht umgekehrt), schaffen es aber nicht, die Plaques fortzuschaffen.

Andere Forscher meinen, dass zuerst die Nervenfortsätze (Axone) «verstopfen» und sich «verbiegen»[56] und sich erst dann die Plaques bilden.

Diese Argumente sind natürlich Wasser auf den Mühlen der Tau-Anhänger. Diese Forscher behaupten, dass nur 10 % des Zelltodes durch die Amyloid-Plaques erklärbar sind, der Rest durch das Tau-Protein verursacht sei.

2.5 Welche Nervenzellen gehen unter?

Bei der Alzheimer-Demenz gehen immer die gleichen Nervenzellen unter. Die Krankheit beginnt auf der Innenseite des Schläfenlappens und breitet sich – wie ein Flächenbrand – zunächst über die Hirnbasis und den Hippocampus langsam über die ganze Hirnrinde aus.

Das ist ein wichtiger Unterschied zur Parkinson-Krankheit. Hier gehen in erster Linie Nervenzellkerne im Mittelhirn unter, die an der Steuerung der Bewegung beteiligt sind.[57] Die Nervenzellen an der Hirnrinde sind – einfach gesagt – für höhere Denkvorgänge zuständig. So kann man sich erklären, warum es bei der Alzheimer-Demenz am Gedächtnis, Lernen, Planen, Handeln, der räumlichen Orientierung und vielem anderen hapert, aber die Bewegung ganz gut funktio-

55 Dass die Plaques harmlos sind, wurde kürzlich in Frage gestellt. Forscher der Harvard-Universität haben es geschafft, die «Geburt» von Plaques an lebendigen Mäusen zu beobachten. Bei Mäusen ist die Alzheimer-Krankheit zwar nicht bekannt. In den Versuchen wurden gentechnisch veränderte transgene Mäuse verwendet, die rasch Amyloid-Plaques bilden.

56 Fachleute sprechen von dystrophen Neuriten.

57 Dopaminerge Neurone in der Substantia nigra, Pars compacta, die vor allem in das Striatum projizieren.

niert. Der Nervenzellverlust in den «grauen Zellen» der Hirnrinde geht bei der Alzheimer-Demenz weit über das «normale Altern» hinaus und beträgt bis zu 10 % pro Jahr. Nach zehn Jahren ist also im Hippocampus fast nichts mehr übrig.

Warum die Krankheit an der Innenseite des Schläfenlappens, ausgerechnet im Hippocampus beginnt, ist noch nicht ganz klar.[58] Relativ bekannt ist, dass die hippocampalen Neuronen sehr «plastisch» sind. Plastisch bedeutet, dass sie sich rasch anpassen können. Immerhin sind sie dafür verantwortlich, dass der Mensch sich überhaupt etwas Neues merken kann. Das haben die Experimente um dem berühmten Patienten H.M. (siehe Exkurs) gezeigt.

Bei Tieren können im Hippocampus sogar neue Nervenzellen gebildet werden. Die Nervenzellen im Hippocampus sind so etwas wie die Zehnkämpfer im Hirn. Leider scheinen diese athletischen Eigenschaften – wie bei Leistungssportlern auch – eine hohe Verletzbarkeit (Vulnerabilität) mit sich zu bringen.

2.6 Das Konzept des cholinergen Defizits

Bei der Parkinson-Krankheit kommt es im Mittelhirn und dann den Basalganglien in der Tiefe der Großhirnrinde zu einem Mangel an Dopamin, einem wichtigen Überträgerstoff (Neurotransmitter). Das eröffnete die einfache Behandlungsmöglichkeit, das fehlende Dopamin von außen als Medikament zuzuführen. Dieser Durchbruch im Krankheitsverständnis in den 60er Jahren des vergangenen Jahrhunderts gab den Alzheimer-Forschern einen wichtigen Impuls, nach ähnlichen Veränderungen bei der Demenz zu suchen.

An der Hirnbasis liegt ein weiterer wichtiger Nervenkern, der bei der Alzheimer-Demenz eine besondere Rolle spielt, der Nucleus basalis Meynert (NBM)[59]. Dieser Nervenkern hat eine besondere Eigenschaft. Er hat eine Art Exklusivver-

---

58 Dreses-Werringloer et al. veröffentlichten eine interessante Arbeit, in der sie nach Genen suchten, die im Hippocampus exprimiert werden und im Zusammenhang mit der Alzheimer-Demenz stehen können. Dabei stießen die Forscher auf ein Kalzium-regulierendes Gen (CALHM1). Eine Variante des Gens kommt bei Alzheimer-Patienten doppelt so häufig vor wie bei Kontrollen. Das könnte einen Teil des sporadischen Auftretens der Alzheimer-Demenz erklären.

59 Theodor Meynert war ein berühmter Psychiater und Pathologe eine Generation vor Alzheimer. Meynert habilitierte sich 1865 über «Bau und Funktion des Gehirns und Rückenmarks». Er arbeitete an der Wiener Irrenanstalt. Er war mit Wilhelm Griesinger in Berlin Begründer einer naturwissenschaftlich ausgerichteten Psychiatrie und Anhänger einer vergleichenden Anatomie des Zentralnervensystems. Meynert brachte Übersicht in das komplizierte Fasersystem des Gehirns. Er wurde Mitbegründer der Zytoarchitektonik, die von Korbinian Brodmann (Merkator des Gehirns) weiter ausgebaut wurde. Constantin Economo widmete sein Lehrbuch Meynert.

trag, den wichtigen Botenstoff (Neurotransmitter) Acetylcholin herzustellen.[60] Acetylcholin müssen Sie sich wie einen Verstärker für Lernvorgänge vorstellen.[61] Es wird von der «sprechenden Zelle» ausgeschüttet und «dockt» an die «hörende» Nervenzelle an. Danach wird Acetylcholin von einem Eiweiß in Acetat und Cholin gespalten. Dieses Eiweiß heißt Cholinesterase. Das Cholin ist für Nervenzellen sehr wichtig, da sie es nicht selbst herstellen können.

Der NBM hat nun Verbindungen mit «hörenden» Nervenzellen der ganzen Hirnrinde. Die Verbindungen folgen dem Verlauf der Ventrikel (Hirnwasserräume), sind im Stirnlappen besonders stark und nehmen nach hinten hin (Okzipital) kontinuierlich ab. Damit ist Acetylcholin fast überall in der Hirnrinde normalerweise ausreichend vorhanden.

Kommt es nun zum Untergang von Nervenzellen im NBM, versucht der verbliebene Rest des NBM besonders viel Acetylcholin auszuschütten. Es kommt im NBM vorübergehend zu einer Kompensation des Untergangs durch ein vermehrtes Wachstum, das den Neuronenuntergang auf Dauer aber nicht kompensieren kann. Das Gehirn hat also immer eine eingebaute Reserve für das Acetylcholin. Der NBM kann Nervenzellverluste von 30 % damit ausgleichen.

Um das Jahr 1977 machten mehrere Forschergruppen unabhängig voneinander eine aufregende Entdeckung. So wie bei Parkinson die DOPA-Zellen im Hirnstamm so gehen bei der Alzheimer-Demenz die Acetylcholinzellen im NBM besonders früh und stark unter, möglicherweise noch stärker als im Hippocampus. Manche Forscher fanden nur noch 10 % der Nervenzellen im NBM wieder! Das kann das Gehirn nicht mehr ausgleichen. Wahrscheinlich kommt es zu klinischen Beschwerden wie Vergesslichkeit, wenn die Reserven aufgebraucht sind und Acetylcholin in der Hirnrinde fehlt (Mediziner sprechen von cholinergem

60 Cholinerge Neurone wurden in verschiedenen Hirnregionen nachgewiesen; sind aber besonders im limbischen System. Oftmals sind es Interneurone. Die wesentlichen neokortikalen Projektionen stammen aus dem N. basalis Meynert. Die cholinergen Neurone besitzen das Enzym Cholin-Acetyl-Transferase (ChAT), mit dem aus Acetylcoenzym A und Cholin das Acetylcholin hergestellt wird. Die meisten anderen wichtigen Neurotransmitter haben ebenfalls relativ «exklusive» Kerngebiete im Hirnstamm: Raphekerne (Serotonin) und Locus Coeruleus (Noradrenalin). Der Befund im NBM ist seit 1976 bekannt. Der NBM steht in enger anatomischer Beziehung zur Substantia innominata, dem vorderen septalem Nukleus und dem diagonalem Band von Broca. Schädigungen im NBM sind nicht spezifisch für die Alzheimer-Demenz, sondern werden auch bei Parkinson, Trisomie 21, M. Pick und CJK beobachtet.

61 Acetylcholin, lateinisch «Essiggalle», ist der am längsten bekannte Neurotransmitter. Es ist eine phylogenetisch sehr alte Substanz. Selbst Einzeller haben es. Acetylcholin aus dem NBM kontrolliert, ähnlich wie die Formatio reticularis, die neuronale Erregbarkeit und Ansprechbarkeit im Neokortex und den Amygdala gegenüber sensorischen Einflüssen.

Defizit[62]). Bei der Parkinson-Demenz und der Lewy-Körperchen-Demenz ist das cholinerge Defizit noch ausgeprägter.

Leider kann man das Acetylcholin nicht wie DOPA dem Gehirn von außen zuführen. Da es aber möglich ist, den Abbau des verbliebenen Acetylcholins im Gehirn zu bremsen, tat sich hier eine erste Behandlungsmöglichkeit für die Alzheimer-Demenz auf. Heute sind drei verschiedene Cholinesterasehemmer als Antidementiva zugelassen.

Der Effekt der Medikamente ist relativ gering. Leider gibt es noch keinen Test, um Patienten mit und ohne cholinerges Defizit zu unterscheiden.

Im weiteren Verlauf gehen dann die Synapsen und die Nervenzellen aus der Hirnrinde zugrunde.[63] Die Nervenzellen in der Hirnrinde verwenden meist Glutamat als Überträgerstoff, welches sich im Übermaß in ein Zellgift verwandelt (Konzept der Exzitotoxizittät). Das vierte zugelassene Antidementivum ist ein Glutamat-Blocker und ist für die schwereren Alzheimerverläufe zugelassen (Memantine; siehe auch Kapitel über Antidementiva.

Bei der Alzheimer-Demenz gehen besonders der Nucleus basalis Meynert (NBM) an der Hirnbasis und später Nervenzellen in der Hirnrinde unter.

Nun fehlen am Ende der «hörenden» Nervenzelle in der Hirnrinde sowohl das Acetylcholin aus dem NBM (Deafferenzierung) als auch die Informationen von der benachbarten Nervenzelle (kortiko-kortikale Diskonnektion; s. Abb. 2-11).

Vereinfacht können Sie sich das so vorstellen, als würden im Telefonsystem im Hochhaus, ausgehend von einer bestimmten Abteilung (Hippocampus und Hirnrinde) zunächst die Telefonleitungen und dann die Telefone stillgelegt werden.

Da die Krankheit sehr lange dauert, versucht die «hörende» Nervenzelle in der Hirnrinde ihre Ohren ganz weit aufzusperren. Es kommt zu einem Wachstum der Dendriten («hörende Nervenfortsätze»). Die Nervenzelle versucht, sich selbst mit Wachstumsfaktoren zu «düngen» und sogar, sich zu teilen. Diese Aktivitäten können aber das fehlende Acetylcholin und die fehlenden Signale von den anderen Nervenzellen nicht ausgleichen. Obendrein laufen diese Rettungsversuche ungezielt und chaotisch ab (aberrantes Wachstum).

62 Unter einer cholinergen Deafferentierung versteht man, dass die Verbindung mit cholinergen Neuronen aus subkortikalen Kerngebieten gestört ist.

63 Folge ist eine kortiko-kortikale Dyskonnektion, d.h. eine synaptische Verbindung zwischen kortikalen Neuronen ist funktionell oder strukturell gestört.

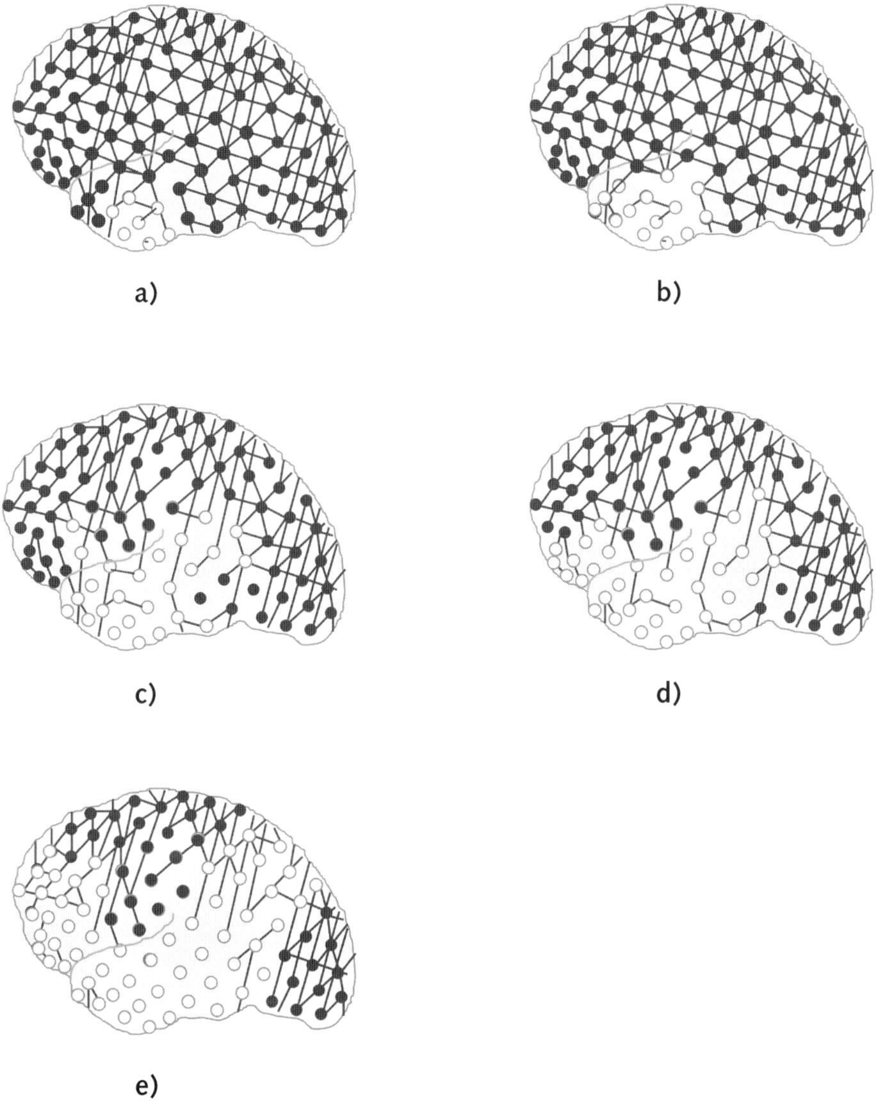

Abbildung 2-11: Die Alzheimerdemenz als Störung der Verbindung von Nervenzellen (Diskonnektionstheorie) (nach Prof. Kornhuber: Studentenskript der Psychiatrischen und Psychotherapeutischen Klinik Erlangen)

3 Formen der Demenz

Viele Menschen machen sich Sorgen um ihr Gedächtnis. Sie befürchten, dass sie an Demenz erkranken könnten. Die Wissenschaft unterscheidet über 50 verschiedene Formen der Demenz. Im folgenden Kapitel werden die wichtigsten vorgestellt.

3.1 Übersicht über die Demenzformen

Zunächst einmal werden die Demenzen nach ihren Ursachen unterschieden. Es gibt dabei primäre und sekundäre Demenzen. Von **primären Demenzen** spricht man, wenn das Problem im Hirn selbst liegt. **Sekundäre Demenzen** sind Folge einer anderen Erkrankung, z. B. Herz- oder Stoffwechsel-Erkrankungen. Primäre Demenzen sind häufiger als sekundäre. Die Alzheimer-Demenz ist eine primäre Demenz und mit Sicherheit die häufigste Form. Etwa jeder zweite Mensch mit einer Demenz hat eine Alzheimer-Demenz. Als nächstes kommen mit ca. 20 % die vaskulären Demenzen, gefolgt von Mischformen (gefäßbedingte Demenz und Alzheimer-Demenz zusammen, ca. 15 %). Sekundäre Demenzen liegen bei ca. einem von zehn Patienten vor. Pseudo-Demenzen sehen wie eine Demenz aus, sind aber durch eine schwere Depression bedingt.

Pseudo-Demenzen machen ca. 5 % der Fälle in der Praxis aus. In Gedächtnissprechstunden sind Pseudo-Demenzen jedoch häufiger.

In Kapitel 3.4 lesen Sie mehr über die Gedächtnisstörungen bei der Depression.

Ganz allgemein wird noch eine kortikale von einer subkortikalen Demenz unterschieden. Damit wird ausgedrückt, wo das Problem liegt, mehr in den «grauen

Tabelle 3-1: Unterscheidung subkortikale und kortikale Demenz

Subkortikale Demenz (Marklager, Stammganglien, Thalamus)	**Kortikale Demenz** (Neokortex, Paläokortex, Hippocampus entorhinaler Kortex)
Konzentrationsstörungen	Gedächtnisstörungen, Sprachstörung
Verlangsamung der Abläufe allgemeine, unspezifische «Vergesslichkeit», Antriebsminderung	Werkzeugstörungen: Agnosie (Patienten erkennen, Gegenstände und Personen schlechter) Apraxie (Störung des Objektgebrauches, z. B. Kaffee kochen, einen Brief in einen Umschlag stecken) Aphasie (Sprachstörung) Amnesie, Alexie, Agraphie, Akalkulie (Lese-, Schreib- und Rechenstörung)
gefäßbedingte (vaskuläre) Demenz Parkinson-assoziierte Demenzen Demenz bei Huntington-Chorea	Alzheimerdemenz

Zellen» (kortikal, in der Hirnrinde) oder subkortikal, also darunter (oft bei gefäßbedingten Demenzen der Fall). Wie kortikale und subkortikale Demenzen unterschieden werden können, ist in Tabelle 3-1 angegeben.

Bei der kortikalen Demenz stehen die «höheren geistigen Funktionen» wie Gedächtnisstörungen und die Sprache im Vordergrund. Die Alzheimer-Demenz ist eine kortikale Demenz. Daneben gibt es noch Formen, bei denen das Stirnhirn betroffen ist (siehe Kap. 3.5). Hier haben die Patienten Persönlichkeitsveränderungen und Verhaltensstörungen.[64] Früher sprach man noch von einer präsenilen oder senilen Demenz[65]. Diese Begriffe sind heute politisch und wissenschaftlich nicht mehr gebräuchlich, oder würden Sie gerne «senil dement» genannt werden? Heutzutage spricht man nur noch von Demenz vor bzw. nach dem 65. Lebensjahr, das ist korrekter.

64 Zum Beispiel Enthemmung und «Witzelsucht». Die frontotemporale Lobärdegenerationen (FTLD) sind typische frontale kortikale Demenzen.

65 Seit ca. 1968 gab es überzeugende wissenschaftliche Beweise dafür, dass sich präsenile und senile Demenzen klinisch und neuropathologisch nicht unterscheiden, dass es sich um eine Krankheit und nicht um Altersveränderungen handelt und dass die Veränderungen spezifisch sind (Demenz-Einheitskonzept von Roth, Tomlinson und Blessed).

3.2 Gibt es behandelbare Formen der Demenz?

Eindeutig: Ja. Prinzipiell sind sekundäre behandelbar. Allerdings findet man in der Klinik die sekundären Demenzen eher selten. Aber natürlich ist es erst einmal wichtig, möglicherweise behandelbare Demenz-Syndrome bei primär nicht-demenziellen Erkrankungen zu erkennen. In der Literatur wird angegeben, dass ca. 9% (5 bis 25%) der Demenzen behandelbare Ursachen haben. Nach unseren Erfahrungen sind in einer Gedächtnissprechstunde eher unter 10% sekundäre Demenzen. Die wichtigsten sind in Tabelle 3-2 zusammengestellt.

Vor allem bei jüngeren Patienten muss an diese Differentialdiagnose gedacht werden. Nach einer aktuellen Studie sind bei jüngeren Patienten sekundäre Demenzen sechsmal so häufig wie bei älteren Patienten. Die häufigsten Ursachen sind Raumforderungen und psychische Erkrankungen.

Vor allem bei jüngeren Patienten dürfen behandelbare Demenzen nicht übersehen werden!

Klinisch haben sekundäre Demenzen in der Regel einen rascheren Beginn, einen fluktuierenden Verlauf, eine psychomotorische Verlangsamung, Halluzinationen und Bewegungsstörungen (Tremor oder eine sogenannte Asterixis). Im EEG findet man häufiger deutliche Allgemeinveränderungen.

Normaldruckhydrocephalus (NPH)

Der Normaldruckhydrocephalus (Hydrocephalus steht eigentlich für «Wasserkopf») ist nach psychischen Erkrankungen und Tumoren/Blutungen die wichtigste behandelbare Demenz. Außer einer Demenz haben die Patienten meist noch Probleme beim Laufen (die Füße sehen so aus, als würden sie magnetisch am Boden haften) und Inkontinenz, also Probleme mit zu häufiger Blasenentleerung.

Die Behandlung besteht in einer kleinen Operation mit dem Ziel, das überflüssige Nervenwasser abzuleiten (liquorableitender Shunt). Allerdings sollte man sich das gut überlegen. Bei den meist älteren Patienten kommt es in 30 bis 40% zu Komplikationen, vor allem Infektionen des Shunts.

Die Häufigkeit des NPH beträgt ca. 5% in spezialisierten Einrichtungen, die allgemeine Häufigkeit liegt sicher noch weit niedriger. Manchmal tritt der NPH nach einer Erkrankung der Hirnhäute auf (subarachnoidale Hirnblutung, Meningitis/erregerbedingte Hirnhautentzündung oder Meningeosis durch Tumorzellen). In vielen Fällen wird aber keine Ursache gefunden. Die meisten Patienten

Tabelle 3-2: Potenziell reversible Ursachen der Demenz und Begleiterkrankungen

	Ursache	Häufigkeit	Therapie
Psychiatrisch	Depression	> 10 %	Antidepressiva
	Alkohol	2–8 %	Entwöhnung
	Schlafstörungen	> 1 %	Verhaltenstherapie, Schlafmittel
Neurologisch	Normaldruck-hydrocephalus	46 %	Operation
	Raumforderung	2–3 %	Operation
	Blutung, Trauma	1 %	Operation
Medikamentös	Antidepressiva, Herzmittel Blutdrucksenker	ca. 9 %	absetzen, umstellen
Stoffwechsel	B12-Mangel Folsäuremangel; Hypothyreose, Exsiccose (Austrocknung), Elektrolytstörungen, Leber-, Nierenerkrankungen	1–4 %	Ersetzen von Vitamin B12, Folsäure; Gabe von Schilddrüsenhormonen; Flüssigkeit.
Herz-Kreislauf-Erkrankungen	Vorhofflimmern	5–10 %	«Blutverdünnung» (z. B. Markumar)
	Herzinsuffizienz,		«Wassertabletten» (Diuretika)
	beidseitige Verengung der Halsschlagader (Carotisstenose)		ggf. Operation
	Störungen der Atmung (v. a. Schlafapnoe)		Atemmaske im Schlaf (CPAP)
infektiös	Borreliose Syphilis	1–8 %	Antibiotika
	M. Whipple HIV Herpesenzephalits		Virostatika
immunologisch	Hashimoto-Enzephalitis	< 1 %	Cortison
	Multiple Sklerose; Lupus erythematodes		Immuntherapeutikum
	rheumatische Gefäßentzündungen		
	Vaskulitis/Arteriitis		

sind zwischen 60 und 80 Jahre alt. Männer sind häufiger als Frauen betroffen. Nur die Hälfte der Patienten hat alle Symptome, also Demenz, Gangstörung und Blasenstörung. Die Demenz tritt bei ca. 60 % der NPH-Fälle auf und ist oft nur leicht. In der Bildgebung zeigt sich typischerweise ein kommunizierender Hydrocephalus, eine leichte Hirnschwellung (periventrikuläres Ödem durch Liquorauspressung) und enge äußere Hirnfurchen (v. a. suprasylvische Sulci im Gegensatz zur Demenz vom Alzheimer-Typ). Diagnostisch hinweisend ist eine probeweise Entnahme von 30 bis 50 ml Nervenwasser. Kommt es anschließend zur Besserung der Beschwerden, spricht das stark für einen NPH.

Medikamentöse kognitive Störung

Neben den Medikamenten gegen Depressionen oder Psychosen, die Psychiater gerne einsetzen[66], Schmerzmitteln und Beruhigungsmitteln (z. B. Antipsychotika) haben zahlreiche weitere Medikamente Nebenwirkungen auf das Gedächtnis. Wichtig in der Medikamentenanamnese ist der Zeitpunkt der Verschreibung, die Dauer, eine Änderung der Dosis oder das Absetzen der Medikamente.

Nach einer aktuellen französischen Studie nehmen ca. 9 % der älteren Patienten Medikamente mit ungünstigen Nebenwirkungen für das Gedächtnis ein (anticholinerge Nebenwirkungen (Ancelin et al., 2006)). Das kann vor allem bei der Alzheimer-Demenz fatale Folgen haben. So kommt es als Nebenwirkung zu einer vermeidbaren Gedächtnisstörung durch Medikamente. In Tabelle 3-3 ist eine Auswahl häufig verwendeter Substanzen mit anticholinerger Wirkung angegeben. Manchmal können auch Augentropfen (bei Glaukom oder Rhinitis sicca) oder pflanzliche Mittel wie Fingerhut (Digitalis) zu Nebenwirkungen führen.

3.3 Die vaskuläre Demenz

Bericht einer Angehörigen:

«Angefangen hat es 1996 mit Vergesslichkeit. Wenn ich am Wochenende zu meiner Mutter kam, fiel mir auf, dass sie manchmal ihre Blutdruck- und Zuckertabletten alle auf einmal genommen hatte. Ein andermal brachte sie Engel von Gräbern auf dem Friedhof mit. Im Verlauf hat sich die Krankheit weiter verschlechtert. Wir sind zusammengezogen und sie hat angefangen, meine Unterwäsche anzuziehen, obwohl sie ihr viel zu klein war. Dennoch beklagte sie sich darüber, dass «ihre» Unterhosen ihr nicht passten. Obwohl sie Diabetes hat, kann

66 Trizyklische Antidepressiva, Benzodiazepine, Hypnotika.

Tabelle 3-3: Häufig verwendete Medikamente mit ungünstigen Nebenwirkungen für das Gedächtnis (v. a. anticholinerge Effekte)

	Handelsname
Antidepressiva	Saroten®, Aponal® Tofranil®, Pryleugan® Stangyl®, Trimineurin®, Trimidura® Ludiomil®, Deprilept® Anafranil®, Insidon®
Antipsychotika	Atosil®, Prothazin® Neurocil®, Levium® Melleril®, Lyogen®, Dapotum® Taxilan®, Eunerpan®, Leponex® Zyprexa®, Seroquel®
Angstlöser	Tafil®, Xanax ®
Hustenmittel	Bronchicum®, Tryasol®, Codicaps®
Mittel gegen Allergien (Antihistamine)	Polaronil® Grippostad®, Tavegil®,Contec® Atarax®, Elroquil®,
Herzmittel	Digacin®, Lanicor®, Lenoxin®, Digimerck®, Digimed®, Coramedan®
Mittel gegen Übelkeit	Vomex®
«Wassertabletten» (Diuretika)	Lasix®, Diurapid®, Lasix®, Furo®, Furorese®, Durafurid®
Mittel gegen Inkontinenz	Norflex® Cystonorm®, Dridase®, Oxyb®
Asthmamittel (Bronchospasmolytika)	Aerobin®, Afonilum, ® Bronchoretard®, Bronchoparat®, Euphylong®, Solosin®, Dysurgal®, Atrovent®
Medikamente gegen Parkinson	Artane®, Parkopan®, Akineton®, Osnervan®

sie sich nicht merken, dass sie «nicht naschen» darf. Sie hat dann auch öfter die Wohnung verlassen und nicht mehr zurückgefunden. Wenn sie über die Straße geht, muss ich Angst haben, da sie vergisst, sich nach dem Verkehr umzusehen. Ihre Hygiene hat nachgelassen, so dass ich sie nun ständig kontrollieren und anhalten muss, sauber zu bleiben. Ihre Schwester hatte die gleiche Krankheit und hat sogar die Teller mit dem Essen in den Kleiderschrank gestellt. Bis man lernt, mit einem Demenzkranken umzugehen, kann man selber krank werden.»

Die vaskuläre Demenz blickt auf eine leidvolle Geschichte zurück. Im Laufe der Zeit wurden ihr zahlreiche unterschiedliche Namen gegeben.[67] Otto Binswanger, ein Schweizer Psychiater und Neurologe, beschrieb 1894 acht Fälle von Demenz mit einer starken Arteriosklerose der Hirngefäße. Alois Alzheimer beobachtete ähnliche Fälle, war aber ein bescheidener Mensch und nannte die Krankheit «Morbus Binswanger» nach seinem Kollegen.[68]

Zeitweise dachte man, dass die Binswanger-Demenz häufiger als die Alzheimer-Demenz sei. Sie können sich vielleicht erinnern, dass man demente Patienten früher als «verkalkt» bezeichnet hat. Das ist doppelt falsch: Weder sind die Gefäße bei Arteriosklerose «verkalkt» (sie sind eher verfettet und verhärtet) noch haben die meisten Demenzkranken eine «Binswanger'sche» Demenz.

Die vaskuläre Demenz ist die zweithäufigste primäre Demenz. Die Grundkrankheit ist, wie gesagt, meist eine Arteriosklerose. Die meisten Patienten haben einen langjährigen Bluthochdruck, oft Diabetes, viele sind oder waren Raucher. CADASIL (Cerebral autosomal dominant angiopathy with subcortical infarcts and leucencephalopathy) ist eine seltene, erbliche Form der vaskulären Demenz.

Viele Patienten hatten schon einen kleinen Schlaganfall oder man findet im CT bzw. MRT Hinweise darauf. Die meisten «kleinen Infarkte» sind dabei in der weißen Substanz, unterhalb der Hirnrinde (subkortikales Marklager; subkortikalen Demenz).

Wichtig ist es zu wissen, dass die vaskuläre Demenz (bzw. die Multi-Infarkt-Demenz) schrittweise verläuft. Die Alzheimer-Demenz zeigt hingegen einen eher stetigen Verlauf mit einer langsamen Verschlechterung der Gedächtnisleistungen (s. Abb. 3-1).

Die Alzheimer-Demenz zeigt unbehandelt einen eher stetigen Abbau. Im Gegensatz dazu «zackelt» die vaskuläre Demenz mehr. Die Patienten können vom einen auf den anderen Tag «geistig abbauen», sich aber auch erstaunlicherweise wieder bessern. Dieses Muster ist ganz typisch für gefäßbedingte Prozesse. Man geht heute davon aus, dass Patienten Gedächtnisprobleme entwickeln, wenn die

---

67 «Vascular dementia has a rich history, confusing present and a uncertain future» (Zitat unbekannt).

68 Otto Ludwig Binswanger (1852–1929). Sein Vater hatte das Sanatorium in Kreuzlingen gegründet. Nach dem Studium arbeitete er als Assistent in Wien bei T. Meynert, später an der Nervenklinik der Charité in Berlin unter C. Westphal. Mit nur 30 Jahren wurde er Direktor der psychiatrischen Landesheilanstalt Jena. Der Philosoph Nietzsche war einer seiner namhaften Patienten.

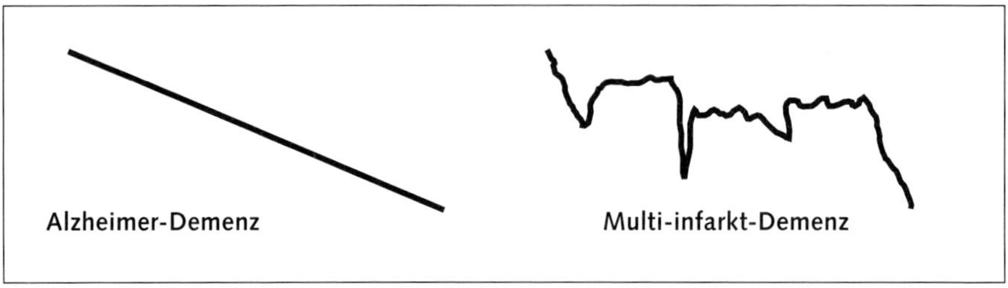

Abbildung 3-1: Zeitlicher Verlauf bei der Alzheimerdemenz und bei der vaskulären Demenz

Gewebeschädigungen durch die Durchblutungsstörung eine «kritische Masse» überschritten haben.

Die Alzheimer-Demenz hingegen verschlechtert sich meist langsam, schleichend und kontinuierlich und betrifft die graue Substanz.

Zur Unterscheidung beider Formen der Demenz wird oft die Hachinski-Skala herangezogen (s. Tab. 3-4). Ein Punktwert von mindestens sieben spricht für eine vaskuläre Demenz. Weniger Punkte erreichen typischerweise Patienten mit einer gemischten Demenz oder einer reinen Alzheimer-Demenz. Viele, vor allem ältere Patienten, haben aber meist beides: Einen degenerativen Anteil (mit Plaques) und einen Anteil mit Gefäßänderungen. Für den degenerativen Anteil spricht dann in der Regel das langsame Fortschreiten der Demenz.

Im Gegensatz zur Alzheimer-Demenz hat sich die Wissenschaft bis heute noch nicht richtig einigen können, was genau unter einer vaskulären Demenz zu verstehen ist. Ältere Studien verwenden gerne die Hachinski-Skala. Modernere Einteilungen sind die NINDS-AIREN-Kriterien oder die ADDTC- Kriterien.[69]

Im Gegensatz zur Alzheimer-Demenz gibt es für die vaskuläre Demenz wenige Studien. Meines Erachtens liegt das nicht an der Seltenheit der Erkrankung, sondern eher daran, das die Neurologie und Psychiatrie nicht gut genug zusammenarbeiten. Das Wirrwarr der Begriffe ist auch schlecht für die Behandlung der Patienten.

Einig sind sich alle darin, den Bluthochdruck und ggf. Diabetes zu behandeln. In den wenigen Studien die es gibt, waren Memantine (siehe Kap. 11.3) und Cholinesterase-Hemmer (Donepezil, Rivastigmin und Galantamin) zum Teil wirksam. Die Studien sind aber schon älter. Wegen methodischer Mängel der Studien sind Cholinesterase-Hemmer nicht offiziell zur Behandlung der vasku-

69 NINCDS-AIREN: National Institute of Neurological Disorders and Stroke, Neuroepidemiology Branch; Assoication Internationale pour la Recherche et l'enseignement en Neurosciences. ADDTC The State of California Alzheimer's Disease Diagnostic and Treatment Centers.

Tabelle 3-4: Hachinski-Skala

Plötzlicher Beginn	(2 Punkte)
Schubförmige Verschlechterung	(1 Punkt)
Fuktuierender Verlauf	(2 Punkte)
Nächtliche Verwirrtheit	(1 Punkt)
Bluthochdruck bekannt	(1 Punkt)
Schlaganfälle	(2 Punkte)
Neurologische Untersuchung	(2 Punkte)
Persönlichkeit erhalten	(1 Punkt)
Depression	(1 Punkt)
Stark schwankende Stimmung (Affektlabilität)	(1 Punkt)
Hinweise auf Arteriosklerose	(1 Punkt)

lären Demenz zugelassen. Eine neuere Studie fand auch keine Wirksamkeit von Donepezil bei CADASIL.

3.4 Depression und Demenz

Depressive Menschen klagen sehr häufig auch über sehr starke Gedächtnisstörungen. Der Fachausdruck dafür ist «depressive Pseudo-Demenz». Nach meiner Erfahrung in der Gedächtnissprechstunde ist das die häufigste «behandelbare Demenzform». Es heißt Pseudo-Demenz, weil es nur so aussieht wie eine Demenz. Bei genauerer Untersuchung und Befragung kommt man meistens schnell dahinter, dass das Problem in Wirklichkeit eine schlechte Stimmung, Antriebslosigkeit und oft Schlafstörungen sind. Die Patienten fühlen sich dement, sind es bei genauer Überprüfung aber nicht.

Bei älteren, organisch kranken Patienten kann die Depression dabei leicht übersehen werden. Die Pseudo-Demenz kann relativ akut beginnen, sehr schwer sein und verläuft fast immer parallel mit der depressiven Symptomatik. Deutliche, auch tageszeitliche Veränderungen (Fluktuationen) sind häufiger als bei der Alzheimer-Demenz. Die Patienten beklagen aktiver ihre Defizite und sind allgemein mehr durch den Antriebsmangel und die Antriebshemmung beeinträchtigt als durch die Gedächtnisstörung. Die Orientierung ist meist erhalten, Fehlleistungen wie bei den degenerativen Demenzen kommen kaum vor und in Tests der räumlichen Orientierung (z. B. Uhrenzeichnentest, siehe unten) findet sich fast immer ein normaler Befund. In der Praxis kann orientierend der Test zur Früherkennung von Demenzen mit Depressionsabgrenzung (TFDD) eingesetzt werden. Eine Hilfe für Patienten, die es ganz genau wissen wollen, ist die Nervenwasseruntersuchung, die bei der Depression normale Ergebnisse liefert. Die neurochemische Demenz-Diagnostik im Liquor kann helfen, eine Demenz zu erkennen, die im «Mäntelchen» einer Depression daherkommt. Die Hirnströme im EEG sind bei der Depression normal im Gegensatz zur Alzheimer-Demenz, bei der in der Regel schon eine (allerdings unspezifische) Verlangsamung vorliegt, wenn man genau hinschaut.

Die Pseudo-Demenz bei Depression kann erkannt und behandelt werden.

In jedem Fall ist, wenn eine Depression im Raum steht, ein Therapieversuch mit einem Antidepressivum (ohne Nebenwirkungen, die das Gedächtnis beeinträchtigen, z. B. SSRIs) gerechtfertigt. In Tabelle 3-5 sind die «Pseudo-Demenzen» echten Demenzen gegenübergestellt.

Nach neueren Befunden stellt die Depression ein Risiko für die spätere Entwicklung einer Demenz dar. Der genaue Zusammenhang ist noch nicht klar.

3.5 Die frontotemporale Demenz

Arnold Pick, ein Prager Psychiater und Neurologe war um 1890 sehr interessiert daran, was passiert, wenn bestimmte Hirnlappen erkranken.[70] Bis dahin hatte man Ausfallserscheinungen (z. B. Sprachstörungen), vor allem bei Problemen

70 A. Pick wurde 1851 in Mähren geboren. Er stammte aus einer österreichischen deutsch-jüdischen Familie. Während des Medizinstudiums in Wien war er Assistent bei Theodor Meynert, später Volontär bei Westphal an der Charité in Berlin, wo er Wernicke kennen lernte. Pick ging als Assistenzarzt nach Wehnen und wechselte 1877 an die Landesirrenanstalt «Katerike» in Prag. 1880 wurde er Direktor der böhmischen psychiatrischen Klinik in Dobran und 1886 Professor und Leiter der psychiatrischen Klinik der Prager Universität, die er bis 1921 führte. Er starb 1924. Pick publizierte auch in englischen Fachzeitschriften. Er beschrieb 1891 einen 71-jährigen Patienten, aufgenommen mit «Geistesschwäche, Tobsucht und Fremdaggression». Anamnestisch hatte der Patient in der Vergangenheit mehrere Hirninfarkte erlitten. Klinisch fanden sich ein apathisches Syndrom, eine Demenz und eine Aphasie. Neuropathologisch konnte er in einigen Fällen eine lokal betonte Atrophie des Frontal- und Temporallappens feststellen. Mit dem Frontallappen hat sich Pick aber nicht weiter im Detail beschäftigt.

Tabelle 3-5: Unterscheidung «Pseudodemenz» bei Depression und Alzheimer-Demenz

	Pseudodemenz bei Depression	**Alzheimer-Demenz**
Kognitive Defizite	mehr Klagen als echte Befunde; voll orientiert	Verleugnung der Probleme; Fehlleistungen, Probleme mit der Orientierung
Verlauf	relativ akut; oft rückläufig, oft «Morgentief»	schleichend, fortschreitend, lang dauernd; kaum Tagesschwankungen
Stimmung	anfangs ausgeglichen	gedrückt
Testleistung	besser als Alltagsverhalten und subjektives Empfinden; Patient hebt Defizite hervor; Mitarbeit im Test oft schlecht.	entspricht Alltag; Patient versucht, Defizite zu verbergen; Patient arbeitet im Test gut mit.
Motorik	verlangsamt	normal (bei M. Alzheimer)
Sprache	normal	unpräzise, umständlich, vermindert, deutliche Wortfindungsstörungen
Gefühle	ständig schlecht; oft Schuldgefühle, morgendliches Früherwachen, Grübeln, Zweifeln, Antrieb und Libido eher reduziert	eher wechselhaft; leichter aufzuheitern oder umzustimmen; im Verlauf eher ausgeglichener Affekt; Antrieb normal; manchmal Tendenz, andere zu beschuldigen; Libido normal
Wahn	wenn vorhanden, dann oft früh	eher spät im Verlauf; oft vorübergehend
Nervenwasser (Liquor)	normal	Tau-Protein und Phospho-Tau erhöht, Abeta42 erniedrigt
Antidepressiva	Besserung	keine Besserung
Vorgeschichte	oft depressive Episoden	meist unauffällig
Schlaf	Schlaf nicht erholsam; Schlafentzug erfolgreich	Schlaf erholsam; Schlafentzug nicht erfolgreich

innerhalb des Schädels, aber *außerhalb* des Gehirns (Tumoren, Entzündungen, Blutungen innerhalb des Schädelknochens) beschrieben.

Waren die Ausfallserscheinungen interessant oder spektakulär, wurden sie damals nach dem Erstbeschreiber benannt. Beispielsweise heißt eine Störung des Wortverständnisses heute noch Wernicke-Aphasie. Das Problem liegt dann eigentlich immer in der Nähe der obersten Windung des Schläfenlappens (Gyrus temporalis superior). Ist hingegen die Wortproduktion gestört, wird von einer Broca-Aphasie gesprochen. Das Brocazentrum liegt in der untersten Windung des Stirnlappens (Gyrus frontalis inferior), da der Stirnlappen ja die Exekutivfunktionen und die Motorik steuert.

Bei Hirntumoren (z. B. Meningeomen, die von den Hirnhäuten ausgehen) kommt es durch den Druck zu «Hirnerweichungen», um die Sprache der damaligen Zeit zu verwenden. Pick glaubte nun, dass es zu den gleichen Ausfallserscheinungen kommt, wenn das Gehirn *selbst* erkrankt ist. Er beschrieb 1892 einen Fall mit Sprachstörung, bei dem hauptsächlich das Stirnhirn und Schläfenhirn rechts geschrumpft waren. Auch litt der ehemals alkoholkranke Patient unter fortschreitenden Gedächtnisstörungen, ähnlich wie bei der Alzheimer-Demenz. Unter dem Mikroskop konnte Pick in seinem Fall nichts Besonderes an dem Gehirn finden. Später beschrieb Pick sechs weitere ähnliche Fälle.

Alzheimer war wohl klar, dass Pick eine andere, neue Krankheit gefunden hatte. Bei der Alzheimer-Demenz schrumpfte das ganze Hirn gleichmäßig, bei Pick schrumpfen nur bestimmte Anteile wie das Stirnhirn. Alzheimer untersuchte 1911 ähnliche Fälle und bestätigte Picks Vermutung. Feingeweblich fand auch Alzheimer ein ganz anderes Bild, als er es bei «seiner» Demenz schon kannte. Daher nannte Alzheimer diese Krankheit Morbus Pick, um seinen Kollegen zu ehren. Weitere Begriffe in diesem Zusammenhang sind Pick-Zellen (ballonierte Neuronen) und Pick-Körperchen (mit Silber schwarz gefärbte Einschlusskörperchen).

Im Jahr 1927 hat der berühmte deutsche Psychiater Carl Schneider eine genauere klinische Beschreibung weiterer Fälle abgeliefert und die Pick-Krankheit in folgende drei Stadien eingeteilt:

1. Gleichgültigkeit, Kritiklosigkeit, Aufmerksamkeitsstörung, Persönlichkeitsveränderung

2. Verlust höherer Hirnfunktionen und Abnahme der Urteilsfähigkeit Zunahme von Stereotypien («Grammophon-Symptome») und Manierismen

3. Schwere Demenz, die klinisch der Alzheimer-Demenz ähnelt.

Bis in die 90er-Jahre des letzten Jahrhunderts hinein herrschte nur wenig Interesse an dem Morbus Pick. Die Krankheit wurde dann von zwei Arbeitsgruppen aus Lund, Schweden, und Manchester, England, genauer untersucht. Seither sprechen wir genauer von der frontotemporalen Demenz (FTD) oder den frontotemporalen Lobärdegenerationen (FTLD). Die meisten Patienten mit FTLD in Deutschland wurden von der Arbeitsgruppe von Prof. Hans Förstl und Frau PD Dr. Schmidt-Diehl untersucht. Die FTLD machen 3 bis 10 % aller Demenzen aus und sind damit seltener als die Alzheimer-Demenz. Bei Demenzen zwischen 45 und 65 Jahren ist die FTLD nach der Alzheimer-Demenz die zweithäufigste Form.

Etwa 4 bis 15 von 100 000 Menschen sind von der Krankheit betroffen, Männer und Frauen werden gleichermaßen. Das durchschnittliche Erkrankungsalter liegt bei 57 Jahren. Da die ersten Symptome sehr unspezifisch sind, vergehen im Schnitt vier Jahre, bis die Diagnose gestellt wird. Sind die Sprachstörungen im Vordergrund, dauert es immer noch drei Jahre, bis die Ursache klarer wird. Die Krankheit verläuft wie die Alzheimer-Demenz schleichend. Am Anfang muss – neben der Alzheimer-Demenz – auch an eine Depression; Schizophrenie oder Suchterkrankung gedacht werden.

Die mittlere Krankheitsdauer bis zum Tod ist – länger als bei der Alzheimer-Demenz – 6 bis 14 Jahre. Auffälligerweise findet sich in ca. 40 % der Fälle eine familiäre Häufung[71]; wesentlich häufiger als bei der Alzheimer-Demenz.

Ähnlich wie bei der Alzheimer-Demenz spielt das Tau-Protein eine Rolle auch bei der FTLD. Wahrscheinlich sind die FTLD ein Sammeltopf unterschiedlicher degenerativer Hirnerkrankungen (Heterogenität). Erst in den letzten Jahren konnten die FTLD klinisch und molekulargenetisch genauer unterschieden werden.

Klinische Unterformen der FTLD sind:

- frontotemporale Demenz im engeren Sinn (FTD; Prototyp mit Verhaltens- und Persönlichkeitsstörungen)
- semantische Demenz (SD)
- primär progrediente Aphasie (PA).

71 Bis heute sind in Familien mit FTLD mindestens 66 Mutationen im Protein Tau bzw. MAPT beschrieben worden (www.molgen.ua.ac.be/ADMutations). Bei der erblichen FTD haben 8 bis 50 % der Patienten MAPT-Mutationen. Bei 40 bis 50 % der autopsierten Patienten mit FTLD findet man immunhistologisch das Tau-Protein in den «Pick»-Neuronen oder den astrogliären Einschlusskörperchen. Diese Gruppe wird auch Tauopathien genannt. Die Gruppe mit Tau-negativen Einschlusskörperchen wird inzwischen als TDP-43-Proteinopathien bezeichnet, da sich das TAR-DNS bindende Protein 43 als Hauptkomponente herausgestellt hat. Damit ist eine weitere Unterteilung der FTLD möglich. Zur normalen Funktion des TDP-43 ist noch wenig bekannt. In Kopplungsanalysen wurden Genorte auf den Chromosomen 9, 3, 17 gefunden und vier Gene genauer identifiziert. Außer MAPT-Mutationen gibt es noch 124 meist nicht pathogene Mutationen im Progranulin-Gen (GRN; Häufigkeit 5 – 26 %). Weitere Faktoren sind das neu entdeckte FUS-Protein (Fused in sarcoma) und das CHMP2B Gen, dessen Protein noch gar nicht bekannt ist. Weitere Informationen gibt es auf www.ftd-picks.org.

Bei der Unterform *semantische Demenz* (SD) geht die Bedeutung von Wörtern für die Menschen verloren. Patienten mit semantischer Demenz können einem nicht mehr erklären, was für einen Beruf sie haben und was sie konkret tun. Die Sprache bleibt flüssig, wird aber inhaltsleer. Fehlende Worte werden umschrieben. Zeigt man ihnen Bilder, können die Patienten nicht benennen, was darauf abgebildet ist. Auch das semantische Altgedächtnis ist betroffen. So würden Patienten z. B. auf die Frage «Wie heißen die Jungen vom Rind?» antworten: «Kühe». Das Vorlesen klappt dagegen recht gut.

Mein Kollege Prof. F. Erbguth vom Klinikum Nürnberg berichtete mir von einem Pfarrer mit semantischer Demenz. Der ältere Herr konnte noch fließend die Bibel vom Griechischen ins Lateinische übersetzen. Auf die Frage, wer Jesus sei, fand er aber keine Antwort mehr. Im MRT findet man bei der semantischen Demenz typischerweise eine Schrumpfung des Schläfenlappens rechts.

Bei anderen Patienten wiederum kommt es nur zu einer langsamen Abnahme der Sprache (Progressive oder primär progrediente Aphasie). Die Sprache ist nicht mehr flüssig, sondern wirkt angestrengt. Die Patienten meinen oft, dass ihnen das Wort «auf der Zunge liege». Manche Patienten antworten im Telegrammstil. Im MRT findet man dann in der Regel eine Schrumpfung vor allem in der Nähe der Sprachzentren im linken Stirn- und Schläfenlappen.[72] Genauere Liquormarker für die FTLD stehen (noch) nicht zur Verfügung. ApoE scheint im Gegensatz zur Alzheimer-Demenz, bei der FTLD keine Rolle zu spielen. Das EEG ist auffallend normal («hypernormal»).

Bei den meisten Patienten ist die Hirnschrumpfung mehr oder weniger symmetrisch im Stirn- als auch im Schläfenlappen (Prototyp der frontotemporalen Demenz). Die ersten Symptome treten schleichend auf, mit Veränderungen der Persönlichkeit, des Verhaltens und des Affekts.

Die wichtigsten Unterschiede zur Alzheimer-Demenz sind in **Tabelle 3-6** aufgeführt. Merkwürdiges Verhalten und eine «Denkfaulheit» sind charakteristisch für die frühen Stadien der FTLD. Oft verlieren die Patienten schon früh jegliche Krankheitseinsicht und wirken daher stur und wenig bemüht. Sie imitieren Gesten, ohne dass man sie dazu auffordert. Manche Patienten ergreifen eine Brille und setzen sie sich auf die Nase, auch wenn sie selbst keine Brille haben (Utilisation).

Gelegentlich kommt es zu Veränderungen der Essgewohnheiten. Die Patienten stecken sich dann sogar ungenießbare Gegenstände in den Mund; viele essen einfach viel zu viel (Hyperoralität). Andere entwickeln die Witzelsucht oder werden

---

72 Heute wird von Pick-Komplex oder frontotemporaler Lobärdegeneration (FTLD) als Oberbegriff gesprochen. Darunter werden folgende Syndrome subsumiert: die frontotemporale Demenz (FTD); die primär progrediente Aphasie (PPA); die semantische Demenz (SD); die frontotemporale Demenz mit Parkinsonismus bei Mutation auf dem Chromosom 17 und die kortikobasale Degeneration (CBD).

Tabelle 3-6: Typische Befunde und Unterschiede FTLD und M. Alzheimer

	FTLD	Alzheimerdemenz
Typisches Alter	35–75 Jahre	über 70 Jahre
Familiäre Belastung	20–40 %	5–10 %
APO E 4	kein Risikofaktor	Risikofaktor
Verhaltensauffälligkeiten	früh	spät
Gedächtnis	anfänglich gut	anfänglich schon reduziert
Sprache, Wortflüssigkeit	oft sehr schlecht	mäßig bis schlecht
Räumliche Orientierung	erhalten	reduziert
MRT	frontotemporale Atrophie, evtl. asymetrisch; fehlende Hippocampusatrophie	temporal oder parietal betonte, globale, symmetrische Atrophie
SPECT oder PET-Befund	fronto-temporale Minderdurchblutung	temporo-parietale Minderdurchblutung
EEG	normal	verlangsamt
Liquormarker	leichte bis mäßige Tauveränderung	deutliche Veränderungen von p-Tau und Beta-Amyloid 1-42

(sexuell) enthemmt; manche werden aggressiv und geraten mit dem Gesetz in Konflikt. Diese Fälle sind für die Angehörigen besonders dramatisch.

Ein Patient von mir begann, seinen Hausmüll vor dem Ortseingang zu entsorgen, was seiner Ehefrau sehr peinlich war.

Eine meiner Patientinnen dachte an nichts anderes mehr als an Essen, so dass das zunehmende Gewicht das Hauptproblem wurde. Beim letzten Termin bei mir fragte sie ständig ihren Ehemann, ob sie nun wieder gehen und endlich in die nächste Wirtschaft gefahren werden könne. Dies ist ein recht charakteristisches Zeichen für eine beidseitige Schädigung des Schläfenlappens.[73] Andere Patienten werden zwanghaft oder berühren ständig Gegenstände in ihrer Umgebung.

73 Die Symptomatik erinnert an das Klüver-Bucy-Syndrom, das bei beidseitiger temporaler Schädigung auftritt. Das Syndrom wurde ca. 1930 von den beiden amerikanischen Wissenschaftlern beschrieben und zuerst bei Affen entdeckt. Kennzeichnend ist ein Nichterkennen von Gegenständen (visuelle Agnosie), eine Hyperoralität, Hypersexualität und ein unkontrolliertes, übermäßiges Beachten aller möglichen Umweltreize. Ich habe ein derartiges Bild einmal bei einem Patienten mit einer viralen Herpesenzephalitis gesehen. Andere Fälle sind nach Schädelverletzung beschrieben.

Zur Beurteilung kann man das FBI (Frontal Behavioural Interview) befragen. Damit ist nicht die amerikanische Behörde gemeint, sondern eine Fremdbeurteilungsskala zur Einschätzung der klinischen Symptome. Das FBI beinhaltet 24 Fragen, die jeweils mit 0 bis 3 (nein, nicht zutreffend bis meist zutreffend, schwer) beantwortet werden. Ein Wert über 30 gilt als Zeichen für eine Frontalhirnschädigung.

Die Therapie und die Studienlage bei der FTLD sind unbefriedigend, wie nun auch wieder in den aktuellen Leitlinien festgehalten wurde. Der Arzt muss sich nach den Symptomen richten. Bei Depression, Apathie und Freudlosigkeit wird meist ein Antidepressivum verordnet (z. B. ein SSRI wie Citalopram oder Paroxetin). Bei bizarren oder sehr störenden Verhaltensweisen wie Enthemmung oder Aggressivität kann man es im Einzelfall mit einem atypischen Antipsychotikum versuchen (sofern nicht gleichzeitig ein Parkinson vorliegt). Bei Blaseninkontinenz hat sich Duloxetin bewährt.

Cholinesterase-Hemmer zeigen bei der FTLD keinen Erfolg oder sind sogar unverträglich. Die Medikamente können aber versucht werden, wenn man sich nicht sicher ist, ob nicht doch eine Alzheimer-Demenz vorliegt. Die Erfolge der medikamentösen Therapie sind mäßig. Zu Memantine bei der FTLD gibt es zwei kleine Studien, die widersprüchliche Ergebnisse zeigten.

Exkurs: Phineas Gage und das Stirnhirn

Phineas Gage war ein beliebter und fleißiger Vorarbeiter bei einer amerikanischen Eisenbahngesellschaft, die Schienen durch das ganze Land legte. Zu seinen Aufgaben gehörte das Befestigen von Sprengladungen, da viele Berge und Anstiege überwunden werden mussten. Am 13. September 1848 stieß er versehentlich mit einer 1 bis 2 m langen und 6 kg schweren Eisenstange direkt auf ein Bohrloch, das nur mit Sprengstoff gefüllt war. Normalerweise war das Bohrloch mit Sand aufgefüllt, der verdichtet wurde, um die Sprengkraft zu erhöhen. Phineas Gage löste an dem Tag versehentlich eine Sprengung aus. Die Eisenstange flog wie ein Geschoss durch seinen Kopf. Die Wundversorgung erfolgte durch einen Landarzt. Gage, damals 25 Jahre alt, überlebte diese damals eigentlich tödliche Verletzung. Die Stange trat unterhalb der linken Wange in den Kopf ein und oben in der Mitte der Stirn wieder aus. Während des Unfalls blieb Gage bei Bewusstsein und konnte auch später den gesamten Hergang berichten. Es zeigten sich im Verlauf keine Schädigungen in den Bereichen Wahrnehmung, Gedächtnisleistung, Intelligenz, Sprachfähigkeit oder Motorik. Auffällig waren im Verlauf Persönlichkeitsveränderungen. Der zuvor besonnene, freundliche und ausgeglichene Mensch wurde nach dem

Unfall ungeduldig, launisch und wechselhaft. Er war später als Stallknecht und Kutscher tätig. Gage starb zwölf Jahre später vermutlich nach einer Serie von epileptischen Anfällen und wurde mit seiner Stange beerdigt. 1867 wurde er exhumiert und im Museum in Harvard ausgestellt. 1994 wurde der Schädel von Prof. Damasio erneut wissenschaftlich untersucht. Der Fall Phineas Gage hat viel zur Erklärung der Funktion des Frontalhirns beigetragen.

Das Frontalhirn oder Stirnhirn ist beim Menschen sehr groß und erstreckt sich vom vorderen Hirnpol bis zum Sulcus centralis, einer großen Furche, die von der Seite des Gehirns bis oben in der Mitte reicht. Ein Teil des Stirnhirnes ist mit Ausführung und Planung von Bewegungen beschäftigt (Motorcortex), den Rest bezeichnet man der Einfachheit halber als «präfrontale» Hirnrinde. Je nachdem, wo das Problem liegt, kommt es bei Stirnhirnschädigung, vereinfacht gesagt, zu einem der drei folgenden Probleme:

- Desorganisation (gestörte Urteilsfähigkeit, verminderte Flexibilität, eingeschränkte Selbstfürsorge und Antriebsstörungen; Konvexitätssyndrom)
- Apathie (Antriebsarmut, Bewegungsarmut, Spracharmut; nicht zu verwechseln mit der Depression; mediales Syndrom) oder
- Enthemmung (Scherzhaftigkeit; Aggressivität, Distanzlosigkeit; Unfähigkeit, sich zu kontrollieren; orbitofrontales Syndrom).

3.6 Parkinson-Krankheit und Demenz mit Lewy-Körperchen

Die Parkinson-Krankheit wird auch «Schüttellähmung» genannt. Die Patienten zittern und zeigen typischerweise eine Verlangsamung aller Bewegungen.

Abhängig vom Alter bekommen ca. 20 bis 60 % der Parkinson-Patienten im Verlauf zusätzlich eine Demenz. Statistisch erhöht eine Parkinson-Erkrankung das Risiko, eine Demenz zu bekommen um das Sechsfache. Parkinson-Patienten sind oft im Denken verlangsamt, haben Konzentrationsstörungen und sprudeln nicht gerade vor Ideen. Davon später mehr.

Zunächst einmal ist die Demenz mit Lewy-Körperchen wichtig.

Demenz mit Lewy-Körperchen

Die Lewy-Körperchen sind nach dem Deutschen Nervenarzt Lewy[74] benannt. Normalerweise gehören die Lewy-Körperchen zur Parkinson-Krankheit, kommen aber auch bei vielen anderen Erkrankungen und bei normalen Alterungsprozessen vor. Die Lewy-Körperchen sind mit speziellen Färbetechniken anfärbbar.[75] Die Lewy-Körperchen-Demenz ist eine relativ neue Diagnose, obwohl die Zellveränderungen schon lange bekannt waren.

Die Forscher haben die Krankheitssymptome erst 1984 als zusammenhängend erkannt, beschrieben und sind sich gar erst 1995 einig geworden. Im Gegensatz zu den Amyloid-Ablagerungen, die bei der Alzheimer-Demenz im Hippocampus des Schläfenlappens ihren Ausgang nehmen, nisten sich die Lewy-Körperchen zunächst tief im Hirnstamm ein. Die Lewy-Körperchen verbreiten sich dann über die Basalganglien, Brücke, Mittelhirn und Zwischenhirn und verlängertem Rückenmark. Wenn Lewy-Körperchen in der Hirnrinde sind, kommt es zum typisch fortschreitenden Bild der Demenz. Viele Patienten mit Lewy-Körperchen haben aber auch gleichzeitig Veränderungen im Gehirn, wie man sie bei der Alzheimer-Demenz findet. Wenn man sich aber nur das Gehirn anschaut, kann man also eine Lewy-Körperchen-Demenz nicht von einer Alzheimer-Demenz unterscheiden.

---

74 Friedrich Heinrich Lewy beschäftigte sich vor allem mit den Basalganglien. 1912 entdeckte er im N. basalis Meynert Einschlusskörperchen, die 1919 nach ihm benannt wurden. Originalzitat von 1913: «Parallel zur Alzheimer'schen Fibrillenveränderung zeigten die Zellen in der Mann'schen Färbung eine Plasmaverdichtung in kugeliger oder länglicher Form. Das Plasma wird vakuolär, der Kern schnürt sich ab und schließlich bleiben nur die kugeligen Gebilde liegen.» 1919 war er Assistent an der Charité. 1926 wurde er Chef der Neurologie der Charité. 1934 wurde ihm, da er jüdischer Abstammung war, durch die NS-Rassengesetze die Lehrbefugnis entzogen. Er wanderte in die USA aus und starb 1950.

75 Der korrekte Ausdruck ist: eosinophile intrazytoplasmatische Einschlusskörper. Heute wissen wir, dass die Lewy-Körperchen hauptsächlich aus den Proteinen Alpha-Synuklein und Ubiquitin bestehen. Ubiquitin markiert Proteine für den Abbau durch Proteasen. Fehlgefaltetes Alpha-Synuklein entgeht möglicherweise der Markierung und akkumuliert zu Lewy-Körperchen. Möglicherweise kommt es auch zu einer erhöhten Produktion von Synuklein. Die Lewy-Körperchen-Krankheit und die Parkinson-Demenz sind sich klinisch und neuropathologisch sehr ähnlich und unterscheiden sich nur durch den Zeitverlauf. Daher werden die beiden Krankheiten auch oft als Synukleinopathien bezeichnet. Weitere Synukleinopathien mit Parkinson und Demenz sind die Trisomie 21, die CBD, die MSA, ALS; NBIA und die Neuroakanthozytose.

Neben der fortschreitenden Demenz sind die Kernsymptome der Demenz mit Lewy-Körperchen[76]:

- Schwankungen der Wachheit und Aufmerksamkeit (Fluktuationen[77])
- lebhafte, detaillierte optischen Halluzinationen, oft abends oder morgens
- Parkinson-Syndrom (z. B. Zittern, Gangverlagsamung und Steifheit der Arme/Beine).

Oft haben die Patienten noch weitere Probleme: Stürze, Ohnmachtsanfälle (Synkopen und vorübergehende Bewusstseinsstörungen), Wahn und Halluzinationen (z. B. Stimmenhören oder komische Körperwahrnehmungen)[78].

Bei älteren Patienten ist sie wahrscheinlich so häufig wie die vaskuläre Demenz, Männer sind doppelt so häufig betroffen wie Frauen. Diesen Befund kann man sich noch nicht erklären. Der cholinerge Nucleus basalis Meynert (NBM) ist besonders stark betroffen[79]. Das scheint der Grund zu sein, weshalb die Patienten mit Lewy-Körperchen-Demenz besonders stark auf Medikamente reagieren.

Bestimmte Medikamente gegen Wahn, Halluzinationen und Unruhe (vor allem Neuroleptika bzw. Antipsychotika mit anticholinergen Nebenwirkungen wie Haloperidol oder Thioridazin, gerne bei Unruhe gegeben) können zu einer massiven Verschlechterung des Zustandes führen (Neuroleptikasensitivität)[80] und dürfen nicht verabreicht werden!

Keine Antipsychotika bei Verdacht auf Lewy-Körperchen-Demenz!

---

76 Aktuell gelten in der Wissenschaft die revidierten Konsensuskriterien von McKeith. Liegen außer der Demenz zwei Kernsymptome vor, spricht man von einer wahrscheinlichen LBD und bei einem Kernsymptom von einer möglichen LBD.

77 Fluktuationen sind schwer einzuschätzen. Walker et al. schlugen 2000 im «British Journal of Psychiatry» folgende Fragen vor:

1. Hatte der Patient jemals von alleine eine gestörte Aufmerksamkeit und Konzentration, z. B. wirkte er schläfrig, obwohl er wach war; wirkte wie betäubt oder schien nicht mitzubekommen, was um ihn herum vorging? Dann müssen konkrete Beispiele gegeben werden. Dann wird gefragt, ob diese Ereignisse im letzten Monat auftraten.
2. Variierte die Verwirrtheit des Patienten von Tag zu Tag oder von Woche zu Woche?

Wenn die beiden Fragen mit «Ja» beantwortet werden, wird noch Häufigkeit und Dauer auf einer Skala von 1 – 4 eingeschätzt. Die Zahlen werden multipliziert. Werte über fünf gelten als tatsächlich relevante Fluktuationen.

78 Sogenannte Stützkriterien.

79 Manche Autoren behaupten, dass Lewy-Patienten in einem permanenten anticholinergen Delir sind.

80 Was soll man nun machen, wenn ein dementer Lewy-Patient unruhig ist? Risperidon darf nicht gegeben werden, Olanzapin ist nicht wirksam. Quetiapin scheint am ehesten geeignet zu sein. Zur Not: niedrigdosiertes Clozapin, aus meiner Erfahrung.

Immer wieder kommt es zu Fällen, in denen Patienten, wenn nicht daran gedacht wird bei einer Lewy-Körperchen-Demenz Antipsychotika (z. B. Haldoperidol, Neurocil oder Atosil) erhalten und die Unruhe oder Desorientiertheit sich danach verschlechtert. Im Extremfall kann dann fälschlicherweise sogar eine Creutzfeldt-Jakob-Krankheit vermutet werden.

Besser ist es, Antidementiva vom Acetylcholinesterase-Hemmertyp zu geben. Die Medikamente sind bei der Lewy-Körperchen-Demenz sogar besonders wirksam und gelten als Therapiestandard. Besonders gut untersucht ist das Rivastigmin. Für Rivastigmin gibt es eine gute randomisierte Studie (Off-Label-Verordnung möglich). Sehr aufpassen muss man bei bestimmten Herzrhythmusstörungen (Sick-Sinus-Syndrom). Auch für Donepezil und Galantamin gibt es offene Studien mit positivem Ergebnis. Seit 2009 gibt es auch Hinweise für einen positiven Effekt von Memantine auf den klinischen Globaleindruck bei der Parkinson-Demenz und Lewy-Körperchen-Demenz (Aarsland et al., 2009). Das war sehr erstaunlich, da Memantine in dem Verdacht stand, Psychosen und Unruhezustände bei der Lewy-Körperchen-Erkrankung sogar zu verschlimmern. Mutig wurde die Studie durchgeführt und es zeigte sich ein positiver Effekt.

Leider ist kein Medikament offiziell für die Behandlung der Lewy-Körperchen-Erkrankung zugelassen.[81] Das Parkinson-Syndrom kann man vorsichtig mit Levo-DOPA behandeln. Aber Vorsicht: Es besteht immer die Gefahr, eine DOPA-induzierte Psychose auszulösen.

Sind nur die Basalganglien von Lewy-Körperchen betroffen, haben die Patienten die klassische Schüttellähmung der Parkinson-Krankheit. Ist die Hirnrinde betroffen, kommt es zu Gedächtnisstörungen und Sprachstörungen. Typisch sind auch optische Halluzinationen und eine ausgeprägte Beteiligung des vegetativen Nervensystems mit Ohnmachtsanfällen (Synkopen); Urininkontinenz und Schlafstörungen.

Die Ursache dieser Symptome ist nicht abschließend geklärt. Wahrscheinlich ist jedoch eine Neurodegeneration/Denervierung des autonomen Nervensystems.

Ein Patient von mir hielt seine Frau für seine Sekretärin und war den einen Tag völlig orientiert und den nächsten überhaupt nicht. Er hatte immer wieder schwere Bewusstlosigkeiten (Synkopen) und starb dann plötzlich wahrscheinlich an einem Herzkammerflimmern im Rahmen der Beteiligung des vegetativen Nervensystems. Diese Patienten haben sehr häufig eine Depression. Im SPECT oder PET sieht man oft eine Minderdurchblutung des Sehzentrums im Okzipitalhirn oder eine Verminderung der (präsynaptischen) Dopamintransporter. Im CT/MRT sieht

81 Eine Verschreibung außerhalb der Zulassung «Off-Label» ist nach Aufklärung aber möglich und mit gewissen Einschränkungen auch durch den Hausarzt oder eine spezialisierte Einrichtung (z. B. Gedächtnisambulanz oder Psychiatrische Institutsambulanz) möglich.

man herzlich wenig. Aber gerade eine fehlende Schrumpfung des Schläfenlappens (Temporallappen) bei klarer Demenz spricht für eine Lewy-Körperchen-Demenz.

Bei der Lewy-Körperchen-Demenz kommt es zu einer Mitbeteiligung des autonomen Nervensystems, welches innere Organe wie Herz, Lunge und Darm beeinflusst. Die Patienten haben oft Herzrhythmusstörungen, Schwindel nach dem Aufstehen oder unklare Bewusstlosigkeiten.

Einer interessanten japanischen Studie zufolge kann man durch eine Herzuntersuchung (Herzszintigrafie) die Lewy-Körperchen-Demenz zu 100 % von anderen Demenzen unterscheiden. Im EEG zeigen sich deutlichere Veränderungen als bei der Alzheimer-Demenz. Die Überlebenszeit bei der Lewy-Körperchen-Demenz ist um ein bis zwei Jahre kürzer als bei der Alzheimer-Demenz (ca. 6 bis 7 Jahre), der kognitive Abbau etwa vergleichbar.

Demenz bei Parkinson-Krankheit

Es ist schon länger bekannt, dass etwa 20 bis 60 % der Patienten mit einer Parkinson-Krankheit im Verlauf eine Demenz entwickeln. Vor allem Patienten mit einer schweren und langjährigen Parkinson-Krankheit bekommen leider öfter auch noch eine Demenz dazu. Dies ist gerade erst wieder in einer großen deutschen Studie gezeigt worden.

Die Wissenschaftler streiten sich noch, ob es sich hier nicht einfach auch um die Lewy-Körperchen-Demenz handelt, nur dass eben die Parkinson-Krankheit zuerst da war. Deswegen sollte bei Parkinson-Patienten auch nach einer Demenz geschaut und nach optischen Halluzinationen gefragt werden.

Wichtig ist dabei zu wissen, dass das Antidementivum Rivastigmin für die Parkinson-Krankheit mit Demenz zugelassen ist. Darüber hinaus existieren auch mehrere positive Studien zu Donepezil, mindestens eine Studie zu Galantamin und seit 2009 eine positive Studie zu Memantine (Aarsland et al., 2009). Des Weiteren kommt es auch bei der progressiven supranukleären Parese (PSP; Kapitel 3.9) zu Parkinson und Demenz.

Die seltene kortikobasale Degeneration (CBD) wurde erstmals 1967 beschrieben und wird auch zu den Tau-Erkrankungen (Tauopathien) gezählt. Etwa 40 % der Patienten empfinden Körperteile – meist einen Arm – als fremdartig (alien limb) oder fallen durch eine neu aufgetretene Ungeschicklichkeit auf. Später tritt bei ca. 90 % typischerweise eine Steifigkeit, Verlangsamung und eine Verstellung des Armes oder Beines auf (Dystonie). Die typische asymetrische Verteilung des alien limb bleibt bei der Krankheit lang erhalten. Darüber hinaus haben alle Patienten ein Parkinson-Syndrom. Der Tremor (Zittern) tritt aber mehr bei gezielten Bewegungen auf und ist gelegentlich durch Muskelzuckungen (Myoklonien) unterbrochen. Die Myoklonien nehmen zu, wenn man den Patienten berührt. Im Gegensatz dazu haben die Patienten mit der «normalen», idiopathischen Parkinson-Krankheit eher in Ruhe den typischen «Pillendreher-» oder «Geldzählertremor» und keine Myoklonien.

Die CBD ist sehr selten, die Patienten sind meist über 60 Jahre alt. Männer und Frauen sind gleichermaßen betroffen. Die Krankheit ist nicht erblich und dauert im Durchschnitt etwa acht Jahre, ähnlich wie die Alzheimer-Demenz. Es gibt noch keine anerkannten Kriterien für die Krankheit. Im MRT findet man manchmal eine frontale und parietale Atrophie. Die Parkinson-Symptome sprechen nur selten auf Behandlung mit Dopamin an. Auch hier gibt es keine richtige Behandlung. Gelegentlich kann eine leichte Verbesserung durch Betablocker, Clonazepam oder Botulinum-Toxin beobachtet werden.

Die Multisystematrophie (MSA) wurde 1969 von Graham und Oppenheimer beschrieben. Die Patienten haben hauptsächlich ein Parkinson-Syndrom, Blasenstörungen und einen starken Blutdruckabfall nach dem Aufstehen. Die Demenz steht aber eher im Hintergrund.

3.7 Die Huntington-Chorea

Die Huntington-Chorea ist eine Demenz mit Bewegungsstörung. Die Krankheit ist in über 90 % der Fälle erblich. Sie wurde 1872 von dem amerikanischen Hausarzt George Huntington beschrieben. Der deutsche Name war früher «erblicher Veitstanz». Die Patienten erkranken meistens zwischen dem 30. und 60. Lebensjahr (Durchschnitt 35 Jahre) an der Bewegungsstörung. Ein kranker Mensch vererbt die Krankheit an jeden zweiten Nachkommen. Wenn man die Krankheit geerbt hat, nimmt sie immer einen schweren Verlauf. Je früher ein Mensch erkrankt, desto schwerer ist der Krankheitsverlauf. Von Generation zu Generation erkranken die Familienmitglieder früher (genetische Antizipation).

Im Durchschnitt sterben die Patienten 15 Jahre nach den ersten Krankheitszeichen. Die Patienten leben also länger mit der Krankheit als bei der Alzheimer-Demenz, sind aber jünger. Die Huntington-Chorea ist relativ häufig (ca. 5 von 100 000 Menschen erkranken daran). Seit 1993 kann die Diagnose mit annähernd 100 %-iger Sicherheit durch einen Gentest aus dem Blut festgestellt werden[82].

---

82 Das krankheitsverursachende Protein heißt Huntingtin. Das codierende Gen liegt auf dem kurzen Arm von Chromosom 4 (Locus 4p16.3). Bei gesunden Menschen liegt dort das Basentriplett CAG bis 35 Mal vor. Nur bei Kranken kommt es zu einer Triplettexpansion auf von 36 bis 250 Mal Tripletts (=Trinukleotid). Die Huntington-Chorea wird daher zu den Trinukleotidkrankheiten gerechnet. Je höher die Expansion in darauf folgenden Generationen ist, desto früher tritt die Erkrankung auf (Antizipationseffekt). Bei paternaler Vererbung kommt es zu größeren Expansionen (Genomic Imprinting). Meist findet sich bei einem Elternteil eines Betroffenen mit Neumutation schon eine Prämutation mit einer relativ hohen Anzahl von 30 bis 35 Wiederholungen.

Die genetischen Veränderungen sind sehr interessant. Es kommt zu einer Mutation in einem Protein namens Huntingtin. Die normale Funktion von Huntingtin ist trotz intensiver Forschung noch nicht geklärt. Die Form und Größe des Huntingtin-Eiweißes ist sehr ungewöhnlich. Es gibt nur wenige andere Proteine, die dem Huntingtin ähneln. Eines ist das Ataxin-2, welches für eine ebenfalls erbliche Kleinhirnerkrankung (SCA-2 [83]) verantwortlich ist. Das mutierte Huntingtin hat 36 oder mehr aneinander gereihte Glutamin-Reste. Bei Gesunden hat Huntingtin nur 18 bis 20 Glutamine. Wahrscheinlich wird das Huntingtin durch die Mutation «giftig» für die Nervenzellen (*Toxic Gain of Function*).

Eine heilende Therapie ist nicht bekannt. Ist der Patient durch die Bewegungsstörungen schon sehr eingeschränkt, werden Dopamin-Antagonisten eingesetzt, meist Tiaprid oder auch Sulpirid. Wenn das nicht hilft, kann Tetrabenazin (Nitoman®) dazugegeben werden, welches seit kurzem in Deutschland zugelassen ist.

In der Regel kommen die Bewegungsstörungen zuerst und die Demenz folgt. Huntington-Patienten werden aber alle im Verlauf der Erkrankung dement. Die meisten Huntington-Patienten haben des Weiteren psychische Probleme. Viele Menschen werden depressiv, wenn die Diagnose gestellt worden ist; viele apathisch oder auch reizbar, bis hin zur Aggressivität.

3.8 Die Creutzfeldt-Jakob-Krankheit (CJK)

Die beiden deutschen Neuropsychiater Alfons Maria Jakob und Hans-Gerhard Creutzfeldt wurden durch Alois Alzheimer inspiriert, bislang unbekannte Demenzen zu untersuchen.[84] Im Jahr 1920 beschrieb Creutzfeldt eine schwere Form der Demenz, die unter dem Mikroskop noch viel deutlichere Veränderungen zeigte als die Alzheimer-Demenz.

Creutzfeldt fand sehr starke schwammförmige (spongiöse) Veränderungen. Jakob beschrieb ein Jahr darauf einen ähnlichen Fall, daher wurde die Krankheit nach beiden benannt.

In den 50er-Jahren des vergangenen Jahrhunderts beobachtete man bei Kannibalen auf Neu-Guinea die Krankheit Kuru. Es konnte durch den Hirnforscher Daniel Carleton in Affenversuchen nachgewiesen worden, dass es sich um eine übertragbare Krankheit handelt, die der CJK sehr ähnelte. Gajdusek, Gibbs und

83 Es gibt eine ganze Reihe erblicher Kleinhirnerkrankungen (Heredoataxien), deren Gendefekt inzwischen gut bekannt ist. Mindestens sechs spinozerebelläre Ataxien haben eine Trinukleotidexpansion. Nur wenige Unterformen gehen mit einer Demenz (SCA-2; SCA-17) oder einem Frontalhirnsyndrom einher (SCA-1 und SCA-14).

84 Creutzfeldt war unter anderem auch bei Bonhoeffer an der Berliner Charité. Jacob kam aus dem Münchner Labor, in dem auch Alzheimer und Nissl arbeiteten.

Baruch injizierten 1968 Schimpansen Gehirngewebe von CJK-Patienten. Später zeigten die Tiere CJK-ähnliche Symptome. In ihren Gehirnen konnten CJK-ähnliche Veränderungen nachgewiesen werden. Damit war auch die Übertragbarkeit der CJK bewiesen, was damals eine Sensation war. Seither grassiert in der Medizin eine große Angst vor dieser Krankheit. Für Ihre Arbeiten erhielten die beiden Forscher 1976 den Nobelpreis in Medizin und Physiologie. Die Krankheit wird durch sogenannte Prionen verursacht. Die Prionen sind merkwürdige Eiweiße, die extrem resistent gegen Hitze, Kälte und chemische Lösungsmittel sind. Klinisch verläuft die Creutzfeldt-Jakob-Krankheit ähnlich wie die Alzheimer-Demenz, nur viel schneller. Meistens sind die Patienten zwischen 60 und 70 Jahre alt, Frauen erkranken häufiger als Männer.

Die meisten Patienten sterben leider innerhalb eines Jahres, einige leben bis zu zwei Jahre nach Ausbruch der Krankheit. Eine Behandlung gibt es nicht. Die Krankheit tritt weltweit auf. Meistens ist sie nicht erblich (sporadisch).

Ein Mann einer Patientin meinte einmal zu mir: «Meine Frau hat Turbo-Alzheimer». Zusätzlich kommt es zu stärkeren «neurologischen» Problemen als bei der Alzheimer-Demenz. Vor allem Gangunsicherheit, Sehstörungen, typische EEG-Veränderungen und Veränderung von bestimmten Eiweißen im Nervenwasser kennzeichnen die CJK (14-3-3; S-100 sind spezifische CJK-Proteine; daneben sind auch das NSE und Tau-Protein erhöht).

Es gibt es vier wichtige Kriterien für die Creutzfeldt-Jakob-Krankheit (nach Kretzschmar und Feiden, 2002):

- Muskel-Nervenzuckungen (Myoklonien)
- Sehstörungen und Kleinhirnstörungen
- Probleme mit der Motorik (pyramidal oder extrapyramidal)
- Patient bewegt sich nicht im Bett und spricht auch nicht (akinetischer Mutismus) sowie EEG-Veränderungen[85] und/oder Veränderungen im Nervenwasser (Protein 14-3-3).

Eine CJK gilt als *wahrscheinlich*, wenn ein dementer Patient mindestens zwei Kriterien erfüllt. Möglich ist eine CJK, wenn ein Patient zwei Kriterien erfüllt, aber keine typischen EEG-Veränderungen hat.

85 Periodische scharfe Wellen oder triphasische Wellen.

Das Besondere an der Creutzfeldt-Jacob-Krankheit ist, dass sie durch ein Eiweiß verursacht wird und von Mensch zu Mensch übertragen werden kann.

Eine ähnliche Erkrankung mit diesen Veränderungen im Gehirn gibt es auch bei Schafen (Scrapie) und Rindern (Rinderwahnsinn). Vor 10 bis 15 Jahren wurde daher befürchtet, dass der Rinderwahnsinn auch Menschen anstecken könnte, die infiziertes Fleisch bzw. Hirngewebe gegessen haben. Diese Befürchtungen haben sich bisher zum Glück nicht bestätigt, möglicherweise auch durch strenge Auflagen bei Aufzucht der Tiere, die nun längst nicht mehr mit Tiermehl gefüttert werden dürfen.

3.9 Das Steele-Richardson-Olszewski-Syndrom

Diese Form der Demenz wird auch Progressive Supranukleäre Parese (PSP) genannt und wurde 1963 beschrieben.[86] Die Krankheit ist relativ selten: Bislang wurden erst ein paar hundert Fälle beschrieben; etwa 5 bis 6 von 100 000 Menschen sind davon betroffen. Meist sind die Patienten zwischen 60 und 65 Jahren alt. Sie stürzen oft zu Beginn der Krankheit aus unerklärlichen Gründen (in der Regel nach hinten). Im Verlauf der Krankheit haben sie dann Lähmungen der Augenbewegung (Blicklähmung nach unten). Es gibt Patienten, die ihre Augen überhaupt nicht mehr bewegen können. Wenn sie etwas ansehen wollen, was links oder rechts ist, müssen sie dazu ihren Kopf drehen. Die Mimik des Gesichtes geht verloren. Der Gesichtsausdruck wirkt auf andere Menschen erstaunt oder besorgt. Die Patienten nehmen eine gerade, aufrechte Rumpfhaltung ein. Das Oberlid ist zurückgezogen (Cowperzeichen) und sie blinzeln auffällig wenig. Typisch ist ein schweres parkinsonartiges Bild mit deutlichen Schluckstörungen.[87] Die Parkinson-Probleme sind am Rumpf oder Nacken stärker als an den Händen, den Armen oder Beinen.

Es wird geschätzt, dass etwa jeder 20. Parkinson-Kranke eine PSP hat. Vor allem wenn Parkinson-Medikamente nicht anschlagen (oder das Parkinson-Syn-

86 Die PSP zeigt neuropathologisch wie die Alzheimer-Demenz neurofibrilläre Tangles, und wird heute zu den Tauopathien gezählt. Charakteristisch ist eine subkortikale und kortikale Verteilung der Veränderungen und eine abnorm hyperphosporylierte Tau Isoform mit 4-facher Wiederholung (4-repeat Tau). Physiologisch ist das 3-repeat Tau. Neuropathologisch kommt es zur Atrophie im Mittelhirn, Basalganglien und Frontalhirn.

87 Derzeit sind für die PSP die Diagnosekriterien nach Litvan von 1995 gültig.

drom nicht typisch verläuft), sollte an diese Krankheit gedacht werden. Die ersten Zeichen der Krankheit (Schwindel, Sehstörungen, allgemeine Unsicherheit, Stürze) sind oft irreführend. Viele Patienten haben daher schon viele Arztbesuche hinter sich, bevor die Diagnose gestellt wird. Eine Demenz im eigentlichen Sinn entwickelt nur jeder zweite Patient mit einer PSP.[88] Im MRT gibt es ein ganz charakteristisches Zeichen. Das Mittelhirn, das im Querschnitt normalerweise wie ein Schmetterling aussieht, wird deutlich schmäler. Radiologen sprechen vom «Micky-Maus-Zeichen», weil die Hirnschenkel im Hirnstamm wie die Ohren von Micky Maus hervortreten.

Die Krankheit dauert im Durchschnitt sechs Jahre (mit Schwankungen zwischen 3 und 13 Jahren) und wird oft erst spät erkannt. Im Spätstadium sind die Patienten auf den Rollstuhl angewiesen, bettlägerig und können sich nicht mehr allein versorgen. Eine Behandlung gibt es nicht. Man kann versuchen, Dopamin zu geben (wie beim Parkinson-Syndrom), woraufhin sich ungefähr jeder zweite Patient vorübergehend bessert. Alternativ kann der Arzt einen Behandlungsversuch mit Amantadin, Memantin, Amitriptylin, Zolpidem, Koenzym Q10 oder Botulinumtoxin machen.

3.10 Weitere Formen der Demenz

Eine Demenz ist eigentlich ein ganz unspezifisches Krankheitsbild. Im Prinzip kann jede Erkrankung, die auf die Hirnrinde oder die weiße Substanz darunter einwirkt, auf Dauer eine Demenz erzeugen.

Neben den häufigen Formen wie Alzheimer-Demenz, der vaskulären Demenz usw. gibt es noch viele weitere, seltenere Erkrankungen, die zu einer Demenz führen. Einige dieser Krankheitsbilder sind in Tabelle 3-7 angeführt.

Einige dieser Formen haben im MRT (weniger auch im CT) charakteristische Zeichen. Ausgewählte seltene Formen der Demenz und ihre Bilder im MRT sind in Abbildung 3-2 dargestellt.

88 Klinisch können zwei Typen unterschieden werden: Die klassische PSP hat Stürze, Blickparese und eine Demenz. Der Parkinsontyp hat mehr oder weniger ein klassisches Parkinson-Syndrom.

Tabelle 3-7: Seltenere Formen der Demenz oder Krankheiten, die eine Demenz imitieren können

	Weitere Kennzeichen (außer Demenz)	Untersuchung
SCA-2	erbliche Gangstörung (Ataxie)	Blut (DNS)
Mitochondriopathien	Epilepsie; Schlaganfall	DNS
Neurodegeneration mit Eisenablagerung	Parkinsonismus; Reflexsteigerung	MRT (Tigerauge)
Amyotrophe Lateralsklerose	Spastik; Muskelzucken (Faszikulation)	EMG
Amyloidangiopathie	Hirnblutungen an ungewöhnlichen Stellen	MRT
Adulte Gangliosidosen	Epilepsie, Sehstörung	Hexosaminidase im Serum
SSPE	Epilepsie, Muskelzucken	EEG, Liquor
CADASIL	Schlaganfall; Migräne	DNS; MRT
Intrazerebrale Blutungen oder Raumforderung	verschieden, je nach Lokalisation mit Kopfschmerz, Sprachstörung, Antriebsminderung	MRT, CCT
Gerstmann-Sträussler-Syndrom/familiäre Insomnie	Ataxie, Schlafstörung	DNS
Leukodystrophie	Spastik; Ataxie	Arylsulfatase im Blut
Morbus Fabry	Schlaganfälle, Schmerzen	Alpha-GAL im Serum; DNS
Morbus Niemann Pick C	Bewegungsstörung; vertikale Blickparese; Halluzinationen	biochemisch

CADASIL: Cerebral autosomal dominant angiopathy with subcortical infarcts and leucencephalopathy

SSPE: Subakut sklerosierende Panecephalitis

DNS: Erbsubstanz

EMG: Elektromyographie

SCA: Spinozerebelläre Ataxie

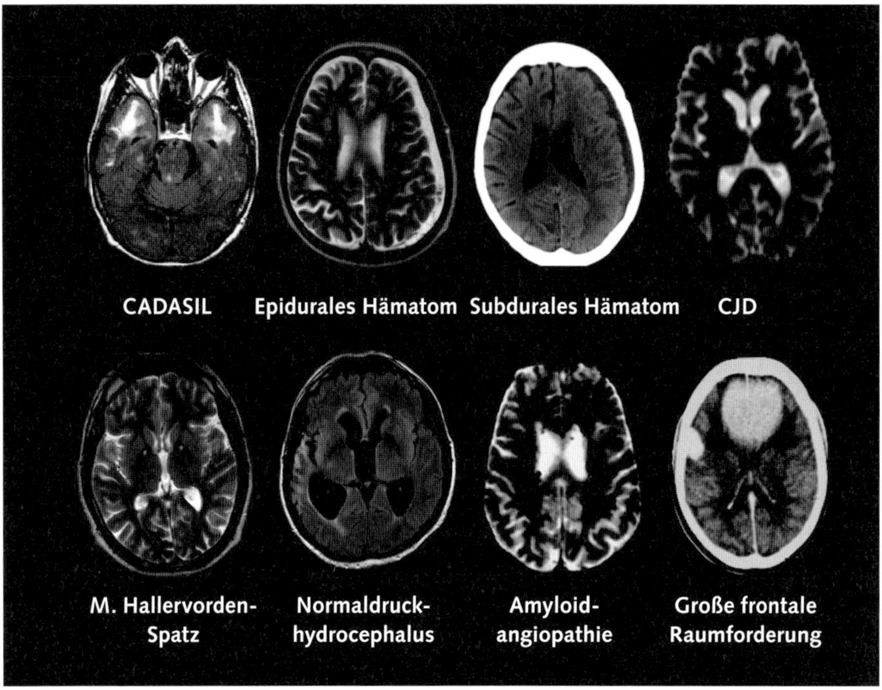

CADASIL: temporopolar betonte Signalhyperintensitäten im T2-Bild.

Epidurales Hämatom: 81-jährige Patientin mit progredienter Aphasie; orale Antikoagulation bei Vorhofflimmern, dilatative Kardiomyopathie.

CJD: Diffusionseinschränkung der Basalganglien im DWI

Amyloidanggiopathie: Kortiko-subkortikale Signalauslöschungen (Mikroblutungen) im T2*.

M. Hallervorden-Spatz: 35-jähriger Mann mit Parkinsonismus, Paraspastik und beginnender Demenz; typisches «Eye of the Tiger-Phänomen» im Globus pallidus.

Normaldruckhydrocephalus: 56-jähriger Patient mit progredienter Demenz, Gangstörung und imperativer Harndrang.

Bilder mit freundlicher Genehmigung von Dr. Mohr, Dr. Kalleberg, Neuroradiologie Göttingen; Dr. Dölken, Prof. Dörfler, Neuroradiologie Erlangen, PD Dr. Dichgans, München (CADASIL)

Abbildung 3-2: Seltenere Formen der Demenz im MRT (modifiziert nach Svitek et al., 2007)

4 Risikofaktoren: Alter und familiäre Belastung

Der wichtigste Risikofaktor für eine Demenz ist und bleibt das Alter. Viele Menschen sorgen sich jedoch, selbst zu erkranken, wenn ein jüngeres Familienmitglied eine Demenz hat. In der Tat scheint die Demenz einen gewissen erblichen Anteil zu haben. Eine eindeutige Vererbung ist aber in den wenigsten Fällen vorhanden. Meistens trägt man nur ein bestimmtes erbliches Risiko. Dies heißt aber nicht, dass man dement werden muss. In den folgenden Kapiteln sollen die wichtigsten Erbfaktoren erwähnt werden.

4.1 Gentest für Demenzen

Für bestimmte, aber eher seltene Demenzen gibt es einen Gentest, der eine echte Voraussagekraft für einen einzelnen Menschen hat (direkter prädiktiver Test). Die Huntington-Chorea kann beispielsweise durch einen quasi 100 %-ig sicheren Gentest bestimmt werden. Das ist nur möglich, weil die Krankheit durch eine einzige, krankmachende Mutation verursacht ist (monogene Erkrankung). Der Huntington-Test kann unter strengen Bedingungen auch bei noch Gesunden, also ebenso bei Embryonen im Mutterleib durchgeführt werden, weil die Genveränderung die Krankheit bedingt. Allerdings ist Pränataldiagnostik für Erkrankungen des Erwachsenen umstritten. In jedem Fall darf der Test nur durch einen Arzt für Humangenetik nach entsprechender Beratung erfolgen! Seit 2010 sind in Deutschland Gentest strengeren Regeln unterworfen (Gendiagnostikgesetz). Wichtig ist mir, dass jeder Mensch auch das Recht auf Nicht-Wissen hat. Niemand sollte also zu einem Gentest gedrängt werden.

Rein erbliche Alzheimer-Demenzen treten wahrscheinlich in höchstens 5 % der Fälle auf und betreffen meist die Presenilingene. Selten gibt es auch Mutationen im Amyloid-Vorläufer-Protein[89]. Wenn ein Mensch aber eine dieser erblichen Formen hat, ist es leider auch ziemlich wahrscheinlich, dass er noch relativ jung krank wird.[90] Für alle erblichen Formen der Demenz gilt, dass sich der Patient in jedem Fall bei einem Arzt für Humangenetik beraten lassen sollte.[91]

Die meisten Fälle von Alzheimer-Demenz sind aber nicht erblich bzw. nicht durch einzelne Genmutationen verursacht (multigene Erkrankung).

In der Forschung geht man heute davon aus, dass Kombinationen von häufigen Varianten des Erbguts (Allele, Polymorphismen oder Haplotypen) Erkrankungen wie Bluthochdruck oder Demenz verursachen. Die häufigste Variante bei der Alzheimer-Demenz ist ApoE4, der noch ausführlich behandelt wird. Der Test zeigt aber nur ein erhöhtes Risiko an. Stellen Sie sich das so vor, dass Sie wissen wollen, ob Sie Lungenkrebs bekommen. Nun fragen Sie einen Experten, der Sie fragt, ob Sie rauchen. Wenn sie «Ja» sagen, wird der Experte ihnen antworten, dass ihr Risiko erhöht ist. *Ob* Sie tatsächlich Krebs bekommen werden, können ihnen weder Experte und auch der Test nicht sagen, da beide keine Propheten sind.

---

89 APP ist auf Chromosom 21. Die erste APP-Mutation wurde 1991 beschrieben. Inzwischen sind 36 weitere Mutationen dazugekommen (http://www.molgen.ua.ac.be/ADMutations). APP-Mutationen finden sich meist in der Nähe von Sekretase-Schnittstellen. Die meisten Mutationen sind pathogen. Die Krankheit wird dadurch autosomal-dominant vererbt und an 50 % der Nachfahren weitergegeben. Kürzlich wurde eine rezessive Mutation im APP-Gen beschrieben (A673V von Di Fede, Tagliavini (13.3.2009). Science, 323, 1473), die nur im homozygoten Status amyloidogen war. Im heterozygoten Status zeigte sich interessanterweise ein anti-amyloidogener Effekt.

90 Die reinen erblichen Alzheimer-Demenzen sind monogen. Das bedeutet, dass die Demenz hier durch eine einzige Mutation verursacht werden. Die Mutationen haben eine fast vollständige Penetranz. Das heißt: Individuen, die eine bestimmte Mutation tragen, haben eine hohe Wahrscheinlichkeit, die entsprechende Erkrankung zu bekommen. Hauptsächlich sind Präsenilin-1-Mutationen auf Chromosom 14 beschrieben. Die Mutationen im PS-1 haben einen frühen Beginn und einen schweren Verlauf. Während ich diesen Satz schreibe (April 2009), sind 182 Präsenilin-1 (PSEN) und 23 Präsenilin-2-Mutationen beschrieben worden (www.molgen.ua.ac.be/ADMutations).

91 Am 24.4.2009 beschloss der Bundestag endlich das Gendiagnostikgesetz. Unter anderem werden künftig nicht medizinisch indizierte Tests wie zur Geschlechtsbestimmung oder heimliche Vaterschaftstests verboten sein. Nicht gestattet (bis auf wenige Ausnahmen) sind auch Tests für Arbeitgeber oder Versicherungen. Nach meiner Meinung sind die Autoren weit über das Ziel hinausgeschossen und haben die Diagnostik und Versorgung durch das Gesetz deutlich erschwert.

Seit einigen Jahren ist es möglich, das gesamte Genom zu untersuchen und Assoziationen mit den verschiedensten Krankheiten herzustellen.[92] Prof. Kornhuber aus Erlangen war an einer dieser Studien beteiligt, die 2009 in «Nature Genetics» veröffentlicht wurde. Unter 3941 Alzheimer-Patienten und über 7000 Kontrollen wurde nach Genvarianten gesucht, die mit einer Demenz assoziiert waren (Harold et al., 2009). Zunächst bestätigte sich der ApoE4 Befund. Aber es wurden auch neue Gene identifiziert, die bislang nicht mir der Alzheimer-Demenz in Verbindung gebracht wurden. Das CLU-Gen codiert für Clusterin (ein weiteres Lipoprotein im Gehirn), das andere Gen codiert ein Protein namens PICALM (Phosphatidylinositol Binding Clathrin Assembly Protein) und scheint im weiteren Sinne mit der synaptischen Funktion bzw. synaptischen Vesikel zu tun zu haben.

Im Jahr 2010 konnten dann Sanders et al. ein weiteres Risikogen identifizieren, erneut im Cholesterintransport. Ein einzelner Aminosäurenaustausch im Cholesteryl Ester Transfer Protein (CETP) zu Valin führte zu einem geringeren Gedächtnisabbau im Alter (Sanders et al., 2010). Zuvor gab es schon Hinweise, dass Menschen mit dieser Genvariante eine höhere Lebenserwartung hatten.

Diese Befunde sind aktuell für die Wissenschaft sehr interessant, wahrscheinlich gibt es noch weitere Gene, für die man noch größere Studien braucht. Für den betroffenen Patienten und seine Familie haben diese recht seltenen Polymorphismen aktuell noch keine Bedeutung.

4.2 Das ApoE4-Lipoprotein

ApoE ist der Name eines Gens für ein Eiweiß namens Apolipoprotein E. Dieses fettige Eiweiß wird von der Leber produziert und stabilisiert die Lipoproteine, kleine runde Fettbomben im Blut.

Lipoproteine sind hauptsächlich für den Transport von Cholesterin und anderen Blutfetten (den Triglyceriden) verantwortlich.[93] Das Gehirn bzw. bestimmte Zellen im Gehirn (die Astrozyten) stellen ihr eigenes Cholesterin und Apolipoprotein E her. Da die Natur sparsam ist, hat das Apolipoprotein E im Gehirn wie viele andere Eiweiße viele Funktionen und ist z. B. auch für den Abtransport von

---

92 Sogenannte Genome-wide association studies (GeWAS). Diese GeWAS haben sich als komplexes Instrument entwickelt, um das Zusammenspiel von multiplen Genen zu untersuchen. Typischerweise haben die identifizierten Gene für sich betrachtet nur einen relativ geringen Effekt, z. B. maximal 1,5-fach erhöhtes Risiko. Um diese geringen Effekte festzustellen, werden leider hohe Fallzahlen von mehreren tausend Fällen benötigt.

93 Außer dem Apolipoprotein E gibt es noch weiter «Familienmitglieder»: APO A-I, A-II, A-IV, C-I, C-II und C-III. Die Gene sind alle recht ähnlich untereinander, was dafür spricht, dass es einen gemeinsamen «Vorfahren» gibt.

Amyloid, für Wachstum und die Regeneration von Nervenzellen mitverantwortlich.

Der Bauplan (Gen) für ApoE sitzt in der Erbsubstanz DNS auf dem Chromosom 19. Das Gen kommt in drei Varianten (Allelen) vor: 2, 3 oder 4[94]. Das Allel 4 scheint ein Überbleibsel aus grauer Vorzeit zu sein. Vor ca. 500 000 Jahren muss es bei unseren Vorfahren zu Mutationen gekommen sein, die zu den Genvarianten führten. Das Allel 2 und 3 scheint besser für den Fetttransport geeignet zu sein.

Die aus dem Körper kommenden Fette überwinden aber nicht die Bluthirnschranke. Aus diesem Grund spielt im Gehirn produziertes ApoE dort eine große Rolle. Stellen Sie sich die drei Genvarianten wie ein Würfelspiel mit zwei Würfeln vor. Ein Würfel kam von Ihrer Mutter, einer vom Vater. Zum Zeitpunkt Ihrer Zeugung waren die Würfel gefallen.

Es gibt also bei jedem Menschen logischerweise folgende sechs Würfelmöglichkeiten (Genvarianten):

- 2 und 2
- 2 und 3
- 2 und 4
- 3 und 2
- 3 und 4
- 4 und 4.

Erbt man nun von seiner Mutter (1. Würfel) oder seinem Vater (2. Würfel) eine 4 (ApoE4-Genotyp), hat das Gehirn, vereinfacht gesagt, «schlechtere Karten» sich zu regenerieren[95]. Einen ApoE4-Genotyp haben etwa 15 bis 20 % der Deutschen. Unter anderem hat man dann höhere Fettwerte im Blut[96]. ApoE ist mit Abstand der wichtigste genetische Risikofaktor für die Alzheimer-Demenz. Wenn man einen ApoE4-Genotyp hat, fängt der Gedächtnisverlust im Alter bereits früher an. Caselli et al. untersuchten kürzlich 815 Probanden über durchschnittlich fünf Jahre. Darunter waren besonders viele Menschen mit einem ApoE4-Genotyp. Das Gedächtnis von ApoE4-«Genträgern» wurde schon mit 50 Jahren schlechter, das von Menschen ohne ApoE4 erst mit 70 Jahren (Caselli et al., 2009).

---

94 Zwei Polymorphismen in der codierenden Region sind für die drei Isoformen verantwortlich. Die Isoformen unterscheiden sich nur durch die Position 112 und 158 einer einzelnen Aminosäure: Arginin und Cystein: ApoE2 (Cys112; Cys158);ApoE3 (Cys112; Arg158) und ApoE4 (Arg112 und Arg158).

95 Ein negativer Einfluss von ApoE4 fand sich auch auf den Schlaganfall und kognitive Störungen nach einem Schädelhirntrauma und bei Multipler Sklerose.

96 Bei ApoE4 erhöht sich der Spiegel von LDL, Lipoprotein A und Apolipoprotein B.

Da ein Gedächtnisverlust das häufigste Symptom ist, ist es nicht verwunderlich, dass man bei ApoE4 ein ca. 3- bis 15-fach erhöhtes Risiko für eine Demenz hat.[97] Menschen mit einem ApoE4-Genotyp bekommen die Demenz bis zu 20 Jahre früher.[98]

Bei einem ApoE4-Genotyp hat man ein etwa 30 %-iges Risiko, im Laufe seines Lebens eine Alzheimer-Demenz zu bekommen (sonst 15 %). Circa 40 % der Patienten mit Alzheimer-Demenz haben einen ApoE4-Genotyp. Hat man einen ApoE2- oder 3-Genotyp, ist das Risiko, an Alzheimer zu erkranken, geringer.

Als wäre das nicht genug, ist ApoE4 auch noch mit Arteriosklerose, Schlaganfall und vielen weiteren neurologischen Erkrankungen assoziiert, vermutlich über den höheren Fettspiegel im Blut.

In der Gedächtnissprechstunde in Erlangen wird üblicherweise der ApoE-Genotyp bestimmt, auch wenn das in den neuesten deutschen S3-Leitlinien nicht unbedingt empfohlen wird. Ein ApoE4 macht lediglich die Diagnose einer Alzheimer-Demenz wahrscheinlicher und ist aber auch aus Forschungsgründen interessant.[99] Ihr Hausarzt würde den Genotyp nicht bestimmen.

Eine direkte Vorhersage, *ob* Sie Demenz bekommen oder eine Therapie kann man dadurch noch nicht ableiten.

Wenn Sie ihren Genotyp dennoch unbedingt wissen wollen: Den Test wird es demnächst auf dem Markt geben. Er kann aus dem Blut oder, noch einfacher, aus dem Speichel gemacht werden. Aber denken Sie daran, dass Sie mit dem Test keine sichere Aussage darüber erhalten, *ob* Sie Alzheimer bekommen, sondern eben nur, *dass* Sie im ungünstigsten Fall ein erhöhtes Risiko haben. Der Test soll ca. 400 EUR kosten. Wenn er für Sie ungünstig ausfällt, kann das trotzdem heißen, dass Sie ihren 100. Geburtstag in bester Gesundheit feiern können.

Und selbst wenn man ein erhöhtes Risiko bei ApoE4 hat, aber gesund ist, gibt es erst mal keine Behandlung. Natürlich sollten Sie der Empfehlung folgen, gesund zu leben und sich bei einer Verschlechterung des Gedächtnisses testen zu lassen.

---

97 Bei einem heterozygoten Genotyp (ein 4-er Allel, z. B. ApoE4/3) ist das Risiko etwa 3-fach (1,6-5,1) erhöht. Bei einem homozyoten = ApoE4/4 Genotyp ist das Risiko statistisch im Durchschnitt 10-fach (4,9-34,3-fach) erhöht (Gen-Dosis-Effekt).

98 ApoE4-Träger haben auch schon in jüngeren Jahren senile Plaques im Gehirn. Ob die Demenz dann schwerer oder leichter verläuft, ist derzeit bei widersprüchlichen Studien unklar. Meiner persönlichen Beobachtung nach, die auch durch eine kleine Studie belegt ist, verläuft die Demenz dann länger und milder.

99 In einer großen Multicenterstudie wurde für einen ApoE4-Genotyp eine Sensitivität von 65 % und eine Spezifität von 68 % für die Diagnose Alzheimer-Demenz gefunden. Diese Werte rechtfertigen keine routinemäßige ApoE-Genotypisierung.

Jeder hat prinzipiell das Recht, diese Information zu erhalten und weiterzugeben.[100] Allerdings reagieren viele Menschen sehr depressiv auf das Ergebnis derartiger Tests. Eventuell ist hier eine psychiatrische Unterstützung vonnöten. Dennoch ist ApoE4 in der Alzheimer-Forschung eine interessante Tatsache. Vielleicht lässt sich eines Tages aus den Besonderheiten des Fettstoffwechsels im Gehirn sogar eine Therapie ableiten.

4.3 Erblichkeit der Demenz

Es gibt wie bei den meisten Krankheiten bei der Alzheimer-Demenz einen erblichen Anteil. Hat man einen dementen Zwilling, steigt das eigene Risiko deutlich an, an Demenz zu erkranken. Allgemein gilt: Je enger man mit einem/einer Demenz-Kranken verwandt ist, desto höher ist das eigene Risiko. Und: je jünger der betroffene Familienangehörige ist, desto höher ist auch das eigene Risiko. Ist das demente Familienmitglied jünger als 65 Jahre, findet man in 60 % der Fälle weitere Familienmitglieder mit Demenz. Das eigene Risiko steigt auf das 4-fache an. Diese Formen der Demenz zeigen häufig einen sogenannten autosomal-dominanten Erbgang. Das bedeutet vereinfacht, dass man eine 50 %-ige Chance hat, die Krankheit von Vater oder Mutter zu erben (s. Tab. 4-1).

Aber Vorsicht: Die wissenschaftlichen Untersuchungen neigen zu Übertreibungen.[101] Lassen Sie sich zuerst einmal in einer Gedächtnissprechstunde untersuchen und beraten, bevor Sie sich unnötig Sorgen machen.

Wann muss man an eine erbliche Form der Demenz denken?

In der Medizin sind ca. 5000 Erbkrankheiten bekannt. Erstaunlicherweise führen nur etwa 50 zu einer Demenz. Dennoch sollte an diese seltenen Demenzen gedacht werden, da für einige Formen (z. B. die Huntington-Chorea) Gentests[102]

100 Es gibt derzeit nur zwei Menschen auf der Welt, deren Erbinformationen komplett bekannt sind: James Watson, Entdecker der DNS und Craig Venter, ein Enfant terrible der Gentechnik. Watson veröffentlichte alles und behielt ausgerechnet seinen ApoE-Genotyp für sich. Venter hat ein erhöhtes Alzheimer-Risiko nach seinem ApoE (www.nature.com/nature/journal/v449/n7158/pdf/449006a.pdf). Venter machte zuletzt Furore mit seinem künstlichen Erbgut.

101 Die meisten Studien zu diesem Thema waren retrospektive Fall-Kontrollstudien. In prospektiven Studien war das relative Risiko bei einer positiven Familienanamnese weitaus geringer (Launer, 1999).

102 Mit «einfachen Tests» sind in diesem Zusammenhang direkte DNS-Tests gemeint. Hier kann bei einer monogen vererbten Krankheit bei bekannter Mutation durch eine Blutentnahme von einem Humangenetiker die Diagnose gestellt werden.

Tabelle 4-1: Erbfaktoren und Demenzrisiko

Betroffen ist/sind …	… mein Demenzrisiko
meine Zwillingsschwester/-bruder	ca. 3–5-fach erhöht
ein Familienangehöriger 1. Grades (Vater, Mutter oder Kind)	3,5-fach erhöht
irgendein Familienangehöriger	2,6-fach erhöht
zwei oder mehr Familienangehörige	7,5-fach erhöht
ein Familienmitglied unter 60 Jahren	4-fach erhöht

verfügbar sind. Und diese Demenzen können für die Familien eine schwere Belastung darstellen. Aus unserer Erfahrung wollen die Familien wissen, was auf sie zukommt. Das bedeutet, dass unter sehr strengen Voraussetzungen auch gesunde Familienmitglieder getestet werden können. Die erblichen Formen sind für uns Forscher ebenfalls sehr wichtig, da man hier lernen kann, wie Demenzen überhaupt entstehen.

Bei folgenden Problemen muss an eine erbliche Demenz gedacht werden:

- mehrere Familienmitglieder betroffen
- ein junges Familienmitglied betroffen
- zusätzliche neurologische oder psychische Probleme (z. B. Bewegungsstörung).

Das wichtigste Merkmal der erblichen Demenzen bleibt, das sie recht bald beginnen.[103] In **Tabelle 4-2** sind erbliche Demenzen dargestellt.

Trisomie 21 und Demenz

Trisomie 21 ist zwar nicht direkt erblich, hängt aber mit den Erbanlagen zusammen. Es wurde schon lange beobachtet, dass Menschen mit einer Trisomie 21 ein erhöhtes Risiko haben, an Demenz zu erkranken. Vor ca. 15 Jahren fand man heraus, dass das APP (Amyloid-Prekursor-Protein) auf dem Chromosom 21 liegt. Menschen mit einer Trisomie 21 haben drei statt zwei dieser Gene und etwa vier bis fünfmal mehr APP im Gehirn als Menschen ohne Trisomie 21. Seither beob-

103 Das Präsenilin-Gen wurde so benannt, weil die Menschen mit der Mutation eine präsenile, also früh beginnende Demenz bekommen.

Tabelle 4-2: Erbliche Formen der Demenz

	Möglich ist	Konsequenz
Bewegungsstörung	Huntington-Chorea	Bluttest möglich nach humangenetischer Beratung
Migräne und Schlaganfälle	CADASIL	Humangenetische Beratung
sehr junger Patient; Demenz in der Familie bekannt	Präsenilinmutation	Humangenetische Beratung

achtet man die zunehmend älter werdenden Menschen mit Trisomie 21 genauer und stellt auch fest, dass diese mit zunehmendem Alter auch wieder eine Demenz entwickeln.

4.4 Demenz und Alter

Jedes Jahr gratuliert der Bundespräsident allen Hundertjährigen Deutschen zum Geburtstag. 1965, in meinem Geburtsjahr, konnte er das noch persönlich machen, da es nur ca. 250 Personen waren. Heute wäre das nicht mehr möglich, da es schon mehrere Tausend sind. In Deutschland wurden um die Jahrtausendwende etwa 5000 Bundesbürger 100 Jahre alt. Und nicht nur bei uns, weltweit steigt die Lebenserwartung. Die Demenzen werden deutlich zunehmen, da das Alter der entscheidende Risikofaktor für die Demenz ist. So stellt sich die Frage, wer eigentlich die Demenzkranken pflegen soll, da ja Deutschland im Gegensatz zu den USA kein Einwanderungsland ist, der Nachwuchs also fehlt.

Der Bevölkerungswandel wird die Gesellschaft und die Medizin deutlich verändern. Die Bevölkerungspyramide steht kopf. Infektionserkrankungen und Kinderkrankheiten werden seltener, chronische Erkrankungen, Herz-Kreislauf-Erkrankungen und Erkrankungen des Zentralnervensystems nehmen zu. Es ist anzunehmen, dass in den Krankenhäusern vermehrt Betten und ganze Abteilungen sich darauf einstellen müssen. Untereernährung, Gangstörung, Gebrechlichkeit (Frailty) und fehlende Versorgung durch Angehörige sind jetzt schon ein häufiges Problem im Alter.

Es ist jedoch falsch zu denken, dass man im Alter zwangsläufig leicht dement wird. Bei Laien herrscht oft noch die Meinung vor, jeder Mensch müsse irgendwann dement werden, wenn er nur alt genug ist. In diesem Kapitel werden die Zusammenhänge zwischen Alter, Gedächtnis und Demenz etwas genauer erörtert. Vielleicht finden Sie Interessantes und Neues.

Es sind weltweit schon über 25 Millionen Menschen dement. Eine Million Deutsche haben heute schon eine Demenz. Etwas über 700 000 beziehen heute schon Leistungen aus der Pflegeversicherung. Diese Zahlen werden sich nun alle 20 bis 40 Jahre verdoppeln. Bei Menschen über 80 Jahren ist etwa jeder Dritte dement. In Deutschland leben derzeit etwa schon vier Millionen Menschen, die über 80 Jahre alt sind. Im Jahr 2050 werden zehn Millionen Deutsche über 80 Jahre alt sein.

Bis zu 80 % der Demenzkranken werden im Verlauf der Erkrankung in ein Pflegeheim aufgenommen. In Pflegeheimen ist Demenz die häufigste Krankheit: Etwa 30 bis 70 % der Einwohner eines Pflegeheimes in Deutschland sind dement.

Die meisten Menschen mit Demenzen leben in Industrienationen. Durch die zunehmende Lebenserwartung verstärkt sich dieser Trend. Besonders stark werden die Demenzen wahrscheinlich in China, Indien und Nachbarregionen zunehmen. In China wird dies durch die Ein-Kind-Politik und fehlende Rentenversicherung ein Riesenproblem werden. Die Demenzen gehören damit zu den Volkskrankheiten wie Diabetes. Das Alter ist der wichtigste Risikofaktor für eine Demenz. Die alten Römer haben schon gesagt: «Das Alter selbst ist die Krankheit». Allerdings macht das Alter nicht zwangsläufig dement. Die Krankheit braucht nur sehr lange. Alte Menschen «erleben» ihren Alzheimer damit einfach öfter als Leute, die jung sterben.

Bis zum Rentenalter hat man ein recht geringes Risiko, eine Demenz zu bekommen oder zu haben (etwa 10 %). Das Risiko steigt dann in den folgenden Lebensjahrzehnten sehr rasch an. Ab dem 65. Lebensjahr verdoppelt sich Ihr Risiko alle fünf Jahre. Bei über 90-jährigen Personen liegt das Demenzrisiko etwa bei 30 %. In einer weltweiten Studie (Ferri et al., 2005) wurde geschätzt, dass im Jahr 2040 über 80 Millionen Menschen weltweit unter einer Demenz leiden werden, die meisten davon in Entwicklungsländern (s. Abb. 4-1).

Es stellt sich also die Frage, ob man nur alt genug werden muss, um irgendwann unweigerlich dement zu werden. Nach aktuellen Studien scheint die Demenzkurve bei den ältesten Menschen wieder flacher zu werden. An dem Satz «Nun sind Sie so alt, dass Sie nicht mehr dement werden können», könnte also etwas dran sein.

Wichtiger als die Frage, ob die Demenz jeden betrifft, ist diejenige, was einen 100-Jährigen «geistig fit» hält und was eine 40-jährige Auguste D. (und ihre Nachfolger) dement macht. Forscher reden hier von Risikofaktoren und protektiven (schützenden) Faktoren.

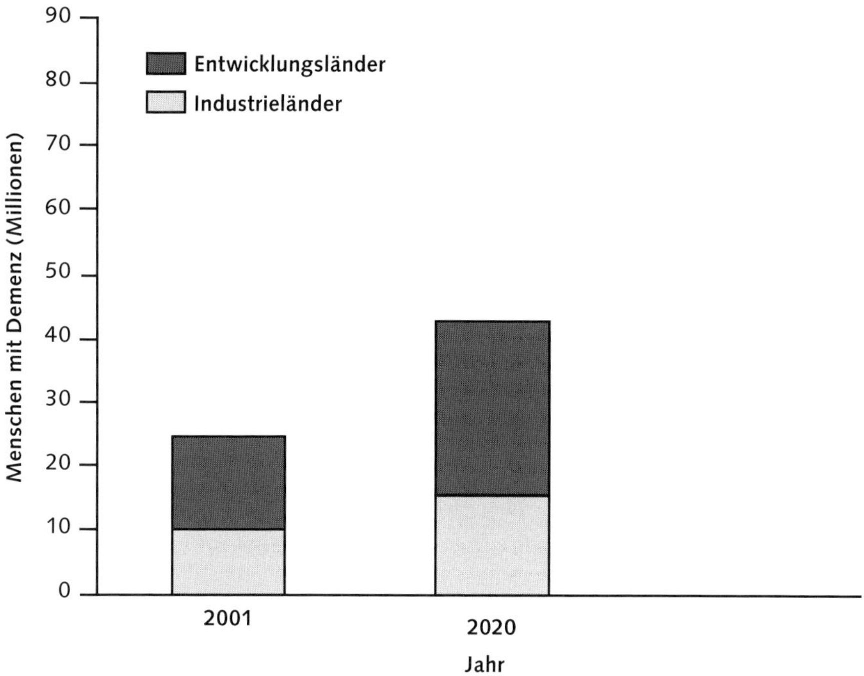

Abbildung 4-1: Prävalenz von Demenzerkrankungen. Prävalenz bezeichnet die Häufigkeit einer Krankheit (aus Ferri et al., 2005 mit freundlicher Genehmigung der National Library of Medicine)

Gesundes Altern im Gehirn

Offensichtlich gibt es gesundes Altern im Gehirn. Nicht wenige Hochbetagte sind geistig topfit. Johannes Heesters ist schon weit über 100 und immer noch aktiv.

Zunächst einmal: Das Leistungsoptimum, was Intelligenz, Kraft, Schnelligkeit, Konzentration und Ausdauer betrifft, hat jeder Mensch als junger Erwachsener. Olympiasieger sind selten über 40. Würden Sie einem 80-jährigen Flugzeugpiloten trauen? Im Alter nimmt Kraft und Reaktionsvermögen ab, dagegen Erfahrung, Weisheit und Lebenspraxis zu. Was das Gedächtnis betrifft, so wird es bei vielen älteren Menschen im Alter nicht schlechter. Ein wichtiger Faktor ist das geistige Niveau, das Sie durch Schule, Ausbildung und Beruf bis ins mittlere Lebensalter erworben haben. Von einer geistig anspruchsvollen, guten Schulbildung und Berufsausbildung können Sie im Alter noch profitieren (Theorie der Reservekapazität).

Das Gehirn ändert sich bei jedem Menschen mit dem Alter. Sehen Sie sich einmal selbst an: Ihr Aussehen, Ihre Haut, Augen und Muskulatur ändern sich.

Oder glauben Sie etwa, dass das Alter ausgerechnet für das Gehirn, unser kompliziertestes Organ eine Ausnahme macht?

Bekanntlich können Nervenzellen ja kaum nachwachsen. Die maximale Anzahl davon hatten Sie nach ihrer Geburt. Dass mit zunehmendem Altern pro Sekunde 100 000 Nervenzellen unwiderruflich absterben, ist aber inzwischen weitgehend widerlegt. Wahrscheinlicher ist, dass die Nervenzellen viel weniger abnehmen oder einfach (wie viele Menschen im Alter) kleiner werden durch Eiweiß- und Wasserverlust. Allerdings werden die Verbindungen zwischen den Nervenzellen (Synapsen) im Alter weniger. Aber auch das muss nicht automatisch mit Gedächtnisstörung gleichgesetzt werden.

Normalerweise kommt es mit zunehmendem Alter zu einem mäßigen, langsamen Abbau der grauen, weniger auch der weißen Substanz des Gehirnes. Nach neueren Untersuchungen verliert das Gehirn im Alter etwa 7 bis 10 % seines Volumens, Gewichtes und Zellzahl. Der durchschnittliche Verlust von Hirnvolumen wird auf 0,25 % pro Jahr geschätzt. Etwas mehr Nervenzellen gehen auf der Innenseite des Schläfenlappens zugrunde, wo sich auch die Veränderungen bei der Alzheimer-Demenz abspielen. Wie gesagt, das ist normal. Bei der Alzheimer-Demenz gehen viel viel mehr Nervenzellen kaputt, bis 10 % pro Jahr. Das verdeutlicht, dass es sich bei der Alzheimer-Demenz um eine **Krankheit** und nicht um eine normale Alterserscheinung handelt: In bestimmten Gehirnregionen kann bei der Demenz ein Abbau von Nervenzellen bis zu 10 % pro Jahr beobachtet werden.

Aber der Untergang der Nervenzellen ist nicht alles. Dafür ist das Gehirn zu kompliziert. Es gibt ebenso Menschen, die deutliche, für Alzheimer typische Veränderungen im Gehirn, aber ein sehr gutes Gedächtnis haben.

In der weißen Substanz des Gehirns kommt es im Alter zunehmend zu kleinen Gefäßschäden. Auch nimmt der Morbus Parkinson zu, der die Bewegungen langsamer macht, ebenso wie kleinere Schlaganfälle.

Ungesundes Altern im Gehirn

Ab wann Gedächtnisstörungen nicht mehr normal sind, hängt wieder davon ab, welche Ausgangsfähigkeiten der Patient hat. Bei Patienten, die immer ein sehr gutes Gedächtnis hatten oder höchste Leistungen erzielt haben, ist ein deutlicher oder rascher Abbau nicht mehr normal. Menschen mit niedrigem Ausgangsniveau können alleine durch das Altern schon in eine Demenz geraten. Gedächtnisstörungen unter beruflichem Stress und Störungen des Kurzzeitgedächtnisses sind in der Regel rückläufig. Dauerhafte und schleichend zunehmende Gedächtnisstörungen sollten ärztlich und psychologisch untersucht werden. Welche Früh- und Warnzeichen es bei der Demenz gibt, ist in Kapitel 7.1 genauer ausgeführt.

5 Was fördert Demenz?

Heute ist zunehmend besser bekannt, was eine Demenz fördert. Wichtige Ergebnisse kamen dabei vor allem aus aufwändigen Kohortenstudien, die viele Menschen über viele Jahre beobachteten.[104] Im Verlauf der Studie wird registriert, welches Merkmal eines Menschen z. B. mit der späteren Entwicklung einer Demenz zusammen auftritt. Merkmale, die in den Studien mit Demenz zusammen auftreten, heißen Risikofaktoren.

Viele Risikofaktoren für Demenzen kennen Sie gut von den Herz-Kreislauf-Krankheiten: Rauchen, Übergewicht, körperliche Faulheit und ungesunde Ernährung. Merkmale, die in Studien vor Demenzen schützen, heißen protektive Faktoren. Allerdings gibt es in Kohortenstudien einige Fehlerquellen, daher muss man vorsichtig in der Interpretation sein. Der eigentliche Prüfstein sind natürlich Behandlungsstudien.[105] Eine sehr interessante Behandlungsstudie zu Risikofaktoren für Demenz und Herz-Kreislauf-Erkrankungen und Demenz wird übrigens seit 2001 in Dachau und Ebersberg in der Nähe von München durchgeführt und von der AOK gefördert [106].

Bei den Risikofaktoren muss unterschieden werden zwischen beeinflussbaren Faktoren und nicht-beeinflussbaren Faktoren (s. Tab. 5-1). Im Folgenden werden die wichtigsten Risikofaktoren einer Demenz erläutert.

5.1 Schlechte Schulbildung

Einiges spricht dafür, dass eine schlechte Schulbildung das Risiko für eine spätere Demenz erhöht. Mehrere Forscher haben an mehreren Orten und in mehreren

104 Epidemiologische Beobachtungsstudien, meist Kohortenstudien.
105 Interventionsstudien z. B. randomisierte kontrollierte Studien.
106 Landkreis Dachau und Ebersberg: INVADE: Interventionsprojekt zerebrovaskuläre Erkrankungen und Demenz im Landkreis Ebersberg. http://www.invade.de/.

Tabelle 5-1: Risikofaktoren einer Demenz

Nichtbeeinflussbare Risikofaktoren	Beeinflussbare Risikofaktoren
Alter	Schlechte Schulbildung
Geschlecht	Einsamkeit
Gene	Rauchen
Intelligenz	Schädelhirntrauma
	Übergewicht
	Ungesunde Ernährungsweise
	Körperliche Faulheit / Trägheit

Kulturen ein ähnliches Ergebnis erzielt. Wer eine schlechte, weil meist zu kurze Schulbildung erhielt, bekommt später öfter eine Demenz. Die meisten der Patienten, die in der Gedächtnissprechstunde gesehen werden, haben «höchstens» einen Hauptschulabschluss. Der Grund dafür ist unklar. Möglicherweise erwirbt man sich durch langes und intensives Lernen in der Schule eine gewisse «Reserve»[107], von der man dann eine Weile «zehren» kann («Have it or not»-Hypothese). Andere Forscher meinen, dass man durch gute Schulbildung geistig «trainiert» wird. Dieses geistige Handwerkszeug kann man dann sein ganzes Leben anwenden, was dem Gehirn zugute kommt («Use it or loose ist»-Hypothese). Ein wichtiger Faktor ist sicher auch der Intelligenzquotient.

Kommen ältere Menschen mit einer hohen Schulbildung oder einem ehemals sehr geistig anstrengendem Beruf wegen Gedächtnisstörungen ins Krankenhaus, liegt sehr oft schon eine fortgeschrittene Hirnschrumpfung (Atrophie) vor.

5.2 Einsamkeit

Es gibt mittlerweile zahlreiche Beobachtungsstudien, die einen Zusammenhang zwischen sozialer Isolation mit Einsamkeit und erhöhten Demenzrisiko nahelegen. Bei diesen Untersuchungen wurden meist die Größe des sozialen Netzes gemessen, die Häufigkeit sozialer Kontakte oder eben, wie stark die «gefühlte Einsamkeit» ist. Prinzipiell droht bei solchen Untersuchungen das Henne- und Eiproblem, da ein sozialer Rückzug eben schon die Folge einer beginnenden Demenz und nicht die Ursache sein kann. In einer aktuellen, aufwändigen Studie von Wilson et al. (Wilson et al., 2002) wurden 857 Menschen über vier Jahre untersucht. 76 entwickelten nach klinischen Kriterien eine Demenz. Das Besondere an dieser Studie

107 Fachleute sprechen von «Kognitiver Reservekapazität».

ist, dass die Gehirne von 106 verstorbenen Patienten untersucht werden konnten. Patienten, die sich einsam fühlten, hatten ein verdoppeltes Demenzrisiko, aber nicht mehr für Alzheimer typische Veränderungen im Gehirn.

5.3 Rauchen

Bis vor einigen Jahren wurde aufgrund älterer Studien vermutet, dass Rauchen vor Alzheimer-Demenz schützen könnte. Neuere, größere und bessere Studien[108] konnten dieses Märchen widerlegen und klar zeigen, dass Raucher häufiger dement werden. Raucher und Nichtraucher aus der Rotterdam-Studie wurden vor kurzem noch einmal untersucht. Dabei bestätigte sich, dass Raucher ein etwa um 50 % erhöhtes Demenzrisiko haben. Und: Je mehr geraucht wird, desto höher ist das Risiko. Interessanterweise spielt hier das ApoE-Gen eine paradoxe Rolle: Ausgerechnet ein ApoE4-Genotyp (siehe Kap. 4.2) scheint Raucher vor Demenz zu schützen.

5.4 Diabetes

Die Zuckerkrankheit (Diabetes) führt leider häufig zu zahlreichen Folgekrankheiten wie Durchblutungsstörungen an den Beinen, am Herz und den Nieren. Was das Gehirn betrifft, kommt es häufig zu Netzhautproblemen am Auge und Schlaganfällen.

Daneben gibt es einige Beobachtungsstudien, die besagen, dass Diabetiker auch öfter geistig abbauen und eine Demenz bekommen. Fasst man die Ergebnisse mehrerer Studien zusammen, kommt man zu dem Schluss, dass das Risiko für die Alzheimer-Demenz für Diabetiker ca. 1,5-fach erhöht ist. Sogar schon ein leicht erhöhter Blutzucker (Prädiabetes) bei älteren Menschen erhöht das Demenzrisiko. Allerdings gibt es auch Studien, die keinen Zusammenhang mit der Alzheimer-Demenz zeigen konnten (z. B. die Framingham-Studie). Wie üblich, muss man sich in derartigen Studien dann genau das Alter, ApoE usw. ansehen. Ziemlich klar zeigen die Studien, dass Diabetiker ein höheres Risiko für die vaskuläre Demenz haben (2- bis 3-fach).

Leider gibt es keine Interventionsstudien, die uns beim bekannten Henne- und Eiproblem weiterhelfen würden. Für beginnenden Diabetes gibt es kaum körperliche Anzeichen. Daher wird für Normalgewichtige allgemein ab dem 45. Lebensjahr empfohlen, spätestens alle drei Jahre (besser zwei) beim Hausarzt oder dem Betriebsarzt den Nüchternblutzucker bestimmen zu lassen.

---

108 Vor allem die Rotterdam-Kohortenstudie war hier wichtig.

Übergewichtige Menschen oder Menschen, die sich wenig bewegen, erhöhte Blutfette oder schon ein Gefäßproblem haben, sollten sich häufiger untersuchen lassen.

5.5 Alkohol

Zunächst einmal: Alkohol ist ein Nervengift und ein gefährlicher Suchtstoff. Zuviel Alkohol schadet eindeutig. Andererseits sind alkoholische Getränke ein Genussgut und kulturell weit verbreitet. Es gibt viele Hinweise, dass mäßiger Alkoholkonsum einen schützenden Effekt gegen Herz-Kreislauf-Erkrankungen und Demenz aufweist.

Aber noch einen Schritt zurück. Historisch sind Alkohol und Demenz durch den Namen Korsakow miteinander verbunden.[109] Sergej Korsakow beobachtete

---

109 Sergej Korsakow (1854 – 1900) ist im Westen leider zu wenig bekannt, da er fast ausschließlich in Russland tätig war und jung verstarb (nicht an Alkoholschäden). Er promovierte 1887 über die geistigen und körperlichen Folgen von Alkoholismus. 1888 wurde er der erste Direktor der psychiatrischen Klinik der Universität Moskau. Er engagierte er sich zu seiner Zeit vor allem für eine menschlichere Behandlung von psychisch Kranken, ähnlich wie Alzheimer. Korsakow war fest davon überzeugt, dass die Ursache von psychischen Störungen im zentralen Nervensystem liegen muss. In seiner ersten Publikation schrieb er von «Pseudoremineszenzen», also falschen Erinnerungen. Ihm war aufgefallen, dass einige Patienten dazu neigten, ihre Gedächtnislücken mit falschen Erinnerungen aufzufüllen. Dies wird als Konfabulationen bezeichnet. Einer seiner ersten Patienten war ein 37-jähriger alkoholkranker Schriftsteller. Nach einem Alkoholentzug hatte der Patient sein Gedächtnis verloren. Alles, was länger als wenige Minuten zurücklag, vergaß er sofort wieder. An die Zeit vor seiner Krankheit konnte er sich aber gut erinnern. Auf den ersten Blick konnte der Patient den Anschein erwecken, alles sei in bester Ordnung. Er konnte logisch argumentieren und geistig anspruchsvolle Gespräche führen. Allerdings fielen schon bald endlose Wiederholungen seiner Phrasen auf. Wenn man ihn in seinem Redefluss unterbrach, verlor er den roten Faden sofort. Später wurde klar, dass der Patient endlos von Ereignissen erzählte, die niemals stattgefunden hatten. Der Patient konnte sich zwar nie an Korsakow erinnern, wusste aber immer, dass es sich um einen Arzt handeln musste. Korsakow beobachtete ähnliches bei anderen Patienten: Ein Patient konnte hervorragend Dame spielen. Wenn man ihm das Spiel wegnahm, bestritt er, dass er bis vor wenigen Minuten Dame gespielt hatte. Korsakow-Patienten können einem erzählen, wo sie gestern spazieren waren, auch wenn sie schon monatelang im Krankenhaus liegen. Die Patienten halten ihre erfundenen Geschichten für wahre Erinnerungen. Sie können dabei nicht vom Gegenteil überzeugt werden. Sie haben auch kein Krankheitsbewusstsein und finden, alles sei in bester Ordnung. Im Krankenhaus fallen die Patienten meist auf, wenn sie beschließen, die Klinik zu verlassen. Sie sind allerdings recht gleichgültig, wenn man sie nicht gehen lässt. Das Korsakow-Syndrom tritt in ganz ähnlicher Form bei den verschiedensten Erkrankungen auf. Es wurde also rasch klar, dass nicht nur der Alkohol daran schuld sein konnte. Bereits Korsakow selbst vermutete ein Gift als Ursache und nicht allein Alkohol. 1936 konnte man dann beobachten, dass sich das Korsakow-Syndrom nach Gabe von Thiamin (Vitamin aus der B-Gruppe) besserte.

bei schwer Alkoholkranken ein demenzartiges Krankheitsbild, das durch besonders schwere Störungen der zeitlichen Orientierung gekennzeichnet war. Des Weiteren beschrieb er Konfabulationen, womit «aufgefüllte» Gedächtnislücken gemeint sind. Konfabulationen sind jedoch kein Symptom, das nur bei Alkoholproblemen oder dem Korsakow-Syndrom auftritt, sondern kommt bei vielen anderen Hirnschädigungen vor (vor allem Frontal- und Parietalhirnstörungen oder nach Subarachnoidalblutungen aus der Arteria communicans anterior). Eine schöne aktuelle Übersicht für interessierte Leser stammt von Frau Heidler aus der Brandenburg-Klinik (Heidler, 2010).

Konfabulationen sind meines Erachtens eines der interessantesten neuropsychologischen Phänomene überhaupt. Man geht davon aus, dass Konfabulationen aktiv erzeugt werden, um der aktuellen Situation einen Sinn zu geben, die persönliche Identität in der Interaktion mit anderen Menschen aufrechtzuerhalten sowie um die eigenen Handlungen zu organisieren und damit zu legitimieren. Besonders die linke Hirnhälfte scheint daran interessiert zu sein, kohärente Geschichten zu erzeugen, um den Wahrnehmungen Zusammenhalt zu verleihen.

Des Weiteren sind die Konfabulationen ein sehr schönes Beispiel für falsche Erinnerungen. Es hat sich gezeigt, dass schon das Gedächtnis bei Gesunden sehr fehleranfällig ist. Auch Gesunde «konfabulieren» bis zu einem gewissen Grad, z. B. bei Déjà-vu-Erlebnissen, also dem falschen Wiedererkennen einer Situation.

Als Psychiater und Neurologe hat man zwangsläufig immer mit den negativen Folgen des Giftes Alkohol zu kämpfen.

Neben dem Korsakow-Syndrom gibt es folgende Alkoholfolgekrankeiten:

- akute Vergiftungen mit Bewusstseinsstörung
- Delirien im Alkoholentzug
- Krampfanfälle
- Gleichgewichtsprobleme und Stürze (Kleinhirnerkrankung/Ataxie)
- Hirnblutungen
- Nervenschädigung (Polyneuropathie und Rückenmarksschädigung)
- Fehlernährung
- Störung von Blutbildung und Gerinnung
- Fettleber und Leberzirrhose
- Krebserkrankungen
- weitere Süchte neben Alkohol (Marihuana und andere Drogen)

- weitere psychiatrische Erkrankungen (Depression, Persönlichkeitsstörung, Angst, Schizophrenie)
- Arbeitslosigkeit; finanzielle Probleme
- Beziehungsprobleme
- Obdachlosigkeit/Verwahrlosung
- wiederholte frustrierende Aufnahmen im Krankenhaus.

Dies trifft alles zu für Suchtkranke und Menschen, die eindeutig zu viel Alkohol trinken. Für diejenigen, die ihren Alkoholgenuss «im Griff haben», nur kontrolliert und mäßig trinken, sieht die Sache schon wieder anders aus. Hier gibt es sehr starke Hinweise dafür, dass ein mäßiger Alkoholkonsum sogar gesundheitsfördernd ist.

Aus der Sicht eines Epidemiologen gibt es die berühmte J-förmige Kurve. Das bedeutet, dass gar kein Alkohol – was für Suchtforscher den Idealzustand darstellt – möglicherweise gar nicht so gut ist. Ein geringer Alkoholkonsum schützt zum gegen Herz-Kreislauf-Erkrankungen sowie Demenz. Das ist der Bogen im J. Hohe Alkoholdosen wiederum sind eindeutig schädlich. Praktisch bedeutet dies: Wenn Sie geringe Alkoholmengen trinken (z. B. 1 Glas Wein am Abend),

- sollten Sie darauf achten, dass es mit der Zeit nicht mehr wird
- haben Sie wahrscheinlich einen leichten Schutz gegen Herz-Kreislauf-Erkrankungen und Demenz.

Wenn Sie eindeutig zu viel Alkohol trinken oder gar süchtig sind,

- sollten Sie die Hilfe eines Experten in Anspruch nehmen
- ist der Idealzustand, dass Sie «trocken» werden.

Für Abstinenzler, also Menschen, die gar keinen Alkohol trinken, ist es hingegen schwer, Empfehlungen abzugeben. Theoretisch könnte empfohlen werden, gering und kontrolliert Alkohol zu sich zu nehmen. Dies würde aber einige (z. B. diejenigen mit erblicher Belastung) in die Sucht führen.

5.6 Übergewicht

Es gibt mittlerweile eine Menge Beobachtungsstudien, die einen Zusammenhang zwischen Übergewicht und Demenz nahelegen. Der genaue kausale Zusammenhang ist noch unklar. Diskutiert werden hormonelle Einflüsse, ein negativer Effekt von Übergewicht auf geringe körperliche Aktivität und ein erhöhtes Risiko für Bluthochdruck, Fettstoffwechselstörung und Diabetes (metabolisches Syndrom). Die Ergebnisse der Studien zeigen aber eindeutig, dass Menschen mit einem erhöhten Body-Mass-Index (BMI) außer einem Bauch noch ein erhöhtes Demenzrisiko mit sich herumschleppen. Diese Tatsachen sind wichtig, zumal der Anteil der übergewichtigen Menschen zunimmt. In einer 2007 erschienenen Studie von Whitmer et al. (Whitmer et al., 2005 wurde das erneut deutlich gezeigt. Hier wurden vor über 40 Jahren mehr als 10 000 Menschen in ihrem 40. bis 45. Lebensjahr gewogen. Dann wurde gezählt, wie viele bis 2006 eine Demenz entwickelt hatten. Diejenigen, die «im besten Alter» eindeutig übergewichtig gewesen waren (BMI über 30), hatten ein 3-fach erhöhtes Risiko, an Alzheimer zu erkranken. Das Risiko für eine vaskuläre Demenz war sogar 5-fach erhöht. 2008 erschien eine Meta-Analyse zu dem Thema von Beydoun (Beydoun et al., 2008). Die Autoren werteten die Daten von 37 000 Studienteilnehmern aus. Es zeigte sich, dass adipöse Menschen (BMI über 30) ein um 42 % erhöhtes Demenzrisiko haben. Dieses Ergebnis hat sich in einer aktuellen Meta-Analyse von Profenno bestätigt (Profenno et al., 2010).

5.7 Schädelprellungen

Sie wissen ja, man hält Boxer nicht für die Schlauesten. Aber macht Boxen nun dumm, oder werden Dumme öfter Boxer? Es spricht mittlerweile einiges für die zweite Hypothese, dass wiederholte Schläge aufs Gehirn nicht die Denkfähigkeit fördern, sondern das Gegenteil bewirken. Es gibt mittlerweile einige Studien, die belegen konnten, dass leichte Schädelverletzungen das Demenzrisiko um ca. 50 % erhöhen.

Zuletzt wurde dies wieder in einer Studie gezeigt, an der 543 Personen teilnahmen und die über fünf Jahre beobachtet wurden. Einige erlitten eine leichte Schädelverletzung. Diese hatten auch ein erhöhtes Demenzrisiko. Wenn man sich aber nun auch den ApoE-Genotyp ansieht, fällt auf, dass sich das Demenzrisiko beschränkt auf Menschen mit einem ApoE4-Genotyp (Sundström et al., 2007). Wenn Sie also Boxer werden wollen, sollten Sie nach dieser Studie ihren ApoE-Genotyp kennen. Wenn Sie ein ApoE-4 haben, Finger weg von den Boxhandschuhen. Ohne ApoE4 scheint das Risiko, wenn überhaupt, nur leicht erhöht zu sein.

5.8 Umwelteinflüsse

Viele Menschen sorgen sich wegen der Belastungen, die aus der Umwelt oder der Nahrung kommen. Zunächst einmal: Metalle und andere Elemente sind an vielen wichtigen Vorgängen im Körper beteiligt. Bei der Alzheimer-Demenz sind ja «Verklumpungen» von Eiweißen entscheidend. Auch hier können – zumindest im Tierversuch – Schwermetalle theoretisch eine Rolle spielen.

Auch mit dem ApoE4 sind Zusammenhänge möglich. Das ApoE4-Eiweiß hat chemisch keine entgiftenden Schwefelgruppen. Theoretisch ist es also möglich, das erhöhte Demenzrisiko bei ApoE4 mit einer fehlenden Selbst-Entgiftung des Körpers zu erklären. Richtig stichhaltige Argumente oder Beweise gibt es aber leider – wie so oft – nicht. Daher soll an dieser Stelle hier etwas zu den Umweltgiften Aluminium, Kupfer, Quecksilber und Hochspannungsleitungen berichtet werden.

Aluminium

In den 60er Jahren des letzten Jahrhunderts steckte die Molekulargenetik noch in den Kinderschuhen. Es gab keine genetisch veränderten Mäuse, die als Tiermodell für die Alzheimer-Demenz herhalten konnten. Daher versuchten die Forscher, die Alzheimer-Demenz im Tierversuch chemisch auszulösen. Nun fand man heraus, dass für Alzheimer typische Veränderungen der Neurofibrillen in Tieren durch Aluminium (aber auch durch viele andere chemische Stoffe) ausgelöst werden können. In Gehirnen von Menschen mit Alzheimer-Demenz fand man auch Aluminium im Zentrum veränderter Neurofibrillen. Auch der Aluminiumgehalt in den Gehirnen verstorbener Alzheimer-Patienten war relativ hoch. Fraglich war also, ob Aluminium im Trinkwasser Alzheimer-Demenz verursachen könnte. Ebenso gab es früher eine Patientengruppe, die besonders viel Aluminium im Körper hatte: Dialysepatienten (künstliche Niere).

Forscher fanden bei verstorbenen Dialysepatienten erhöhte Aluminiumwerte im Gehirn, aber keine Alzheimer-Demenz. In den 90er Jahren des vergangenen Jahrhunderts wurde vermutet, dass auch aluminiumhaltige Magenmittel oder Aluminiumdämpfe aus der Schwerindustrie Demenz auslösen können, aber auch diese Befunde blieben widersprüchlich. Möglicherweise ist die Aluminiumablagerung bereits Folge der Erkrankung und nicht die Ursache. Ihre Haushaltsgeräte oder Ihr Magenmittel enthalten zudem recht wenig Aluminium, da brauchen Sie sich keine Sorgen zu machen.

Kupfer

Über die Rolle von Kupfer im Gehirn ist erstaunlich wenig bekannt. Kupfer wird normalerweise von «hörenden» Nervenzellen (postsynaptisch) freigesetzt. Einmal freigesetzt, kann Kupfer die Bildung (Oligomerisierung) von giftigem Beta-Amyloid fördern. Man findet Kupfer (und Zink) folglich auch vermehrt in Amyloid-Plaques. Wenn nun das Kupfer innerhalb der Zelle fehlt, scheint auch das wieder die Bildung von Amyloid anzuheizen. In Gehirnen von Alzheimer-Patienten ist Kupfer reduziert.

Somit wird folgender Teufelskreis geschlossen:

- zu wenig Kupfer in der Zelle: Amyloid-*Bildung* vermehrt
- zu viel Kupfer außerhalb der Zelle: Amyloid-*Verklumpung* vermehrt.

Es ist nun schon im Tierversuch (in transgenen Tieren) gelungen, das Beta-Amyloid zu verringern, in dem man Kupfer *in* die Zelle gab. Aufgrund dieser einfachen Therapiemöglichkeit begann Prof. H. Kessler an der psychiatrischen Universitätsklinik in Homburg/Saar mit folgender klinischen Studie: Könnte die einfache Gabe von Kupfer bei Alzheimer-Patienten das Fortschreiten der Erkrankung vermindern oder verzögern? In ersten Ergebnissen zeigte sich aber leider kein Effekt (Kessler et al., 2008).

Das Kupfer *außerhalb* der Zelle abzufangen, brachte bisher auch nichts. Neue Erkenntnisse erhofft man sich von Substanzen, die Metalle wie Kupfer und Zink mitsamt Eiweißen abfangen können.[110] Diese Substanzen befinden sich aber noch in der Entwicklung.

110 Metallfänger oder -Chelatoren. Englisch «metal-protein attenuating compounds»; MPACs. Clioquinol (PTB1) ist hier eine interessante Substanz. Das Medikament ist schon sehr alt und wurde von Ciba-Geigy (heute: Novartis) schon seit 1930 als Antibiotikum bei Durchfällen verkauft. Später geriet es in Verdacht, in hohen Dosen die Myelo-Optische Neuropathie (SMON) zu verursachen, mit Tausenden von schwer geschädigten Patienten, vor allem in Japan. Später stellte sich heraus, dass Clioquinol auch ionophorisch wirkt. Das ist interessant, da extrazellulär toxische Metallionen durch Membranen in Zellen gebracht werden können, wo sie verstoffwechselt werden. Tierversuche verzeichneten hier schon erste Erfolge. Clioquinol führte zu einer Wiederherstellung des Gedächtnisses bei transgenen Mäusen. Eine klinische Studie (Phase-IIa) an 32 Alzheimer-Patienten wurde schon 2003 veröffentlicht, ohne eindeutig positives Ergebnis {metal protein attenuating compounds; Sampson, Cochrane review, 2008}. Eine größere Studie war dennoch geplant, konnte bisher wegen technischer Probleme in der Reinigung der Substanz leider nicht begonnen werden. Aktuell wird intensiv an Clioquinol-ähnlichen (analogen) Substanzen geforscht. Ein MPAC der zweiten Generation ist PBT-2. Erste Ergebnisse aus Schweden waren durchaus erfolgversprechend.

Quecksilber

Quecksilber ist ein sehr giftiges Element. Zahnfüllungen aus Amalgam bestehen zu etwa 50 % aus Quecksilber. Andere Quecksilberquellen wie alte Thermometer oder in belasteten Meeresregionen gefangene Fische spielen heutzutage praktisch keine Rolle mehr. Bei Alzheimer-Patienten wurden erhöhte Quecksilberwerte im Blut und im Gehirn gefunden. Allerdings waren die Ergebnisse verschiedener Studien nicht einheitlich. In Tierexperimenten konnten Veränderungen, die der Alzheimer-Demenz ähneln, durch Quecksilber ausgelöst werden. Die Befunde sind aber auch hier umstritten. Derzeit ist also nicht sicher, ob Quecksilber eine Rolle bei der Alzheimer-Demenz spielt.

Lithium

Sie kennen das Element Lithium aus Ihrem Handy-Akku. Lithium wird in der Psychiatrie schon lange verwendet bei der Behandlung der manisch-depressiven Erkrankung. Interessanterweise steht Lithium auch im Zusammenhang mit der Tendenz, sich selbst zu töten (wie das etwa in Japan kulturell verankert ist) oder bei der Depression. Möglicherweise kann Lithium aber auch das Tau-Protein stabilisieren, so dass sich hier eine weitere einfache Behandlungsmöglichkeit ergäbe. Problematisch ist allerdings, dass Lithium eine geringe «therapeutische Breite» hat. Das bedeutet, dass Vergiftungen vor allem bei älteren Patienten rasch auftreten können und regelmäßig die Blutspiegel überprüft werden müssen. Klinische Studien zu Lithium bei Alzheimer-Demenz verliefen leider ergebnislos.

Hochspannungsleitungen als Auslöser der Demenz

Im Jahr 2008 postulierte das Institut für Sozial- und Präventivmedizin der Universität Bern in einer eine Studie, es gäbe einen Zusammenhang zwischen Hochspannungsleitungen in der Nähe der Wohnung und erhöhtem Risiko, an Alzheimer-Demenz zu erkranken. Es gab früher schon kleinere Studien über hohe Magnetfelder und erhöhtes Alzheimer-Risiko. In der Schweizer Studie wurden 9200 Alzheimer-Todesfälle von 4,7 Millionen Schweizern zwischen 2000 und 2005 untersucht (Huss et al., 2009). Für jeden Schweizer wurde bestimmt, ob und wie lange er in unmittelbarer Nähe einer Hochspannungsleitung gelebt hatte. Menschen, die weniger als 50 Meter von einer Hochspannungsleitung entfernt lebten, hatten statistisch kein erhöhtes Risiko. Allerdings stieg das Risiko mit der Dauer. Wer schon zehn Jahre oder länger in dieser Zone lebte, hatte ein 1,8-fach erhöhtes Risiko. Bei Menschen, die schon mindestens 15 Jahre dort lebten, war das Risiko verdoppelt. Für andere neurologische Erkrankungen wie die amyotrophe Lateralsklerose (ALS), Parkinson oder Multiple Sklerose zeigte sich dieser Effekt nicht.

5.9 Stress

Wenn Sie gestresst sind und vergessen haben, wo ihre Brille liegt, ist das in den meisten Fällen harmlos. Wenn Sie vergessen haben, *dass* Sie eine Brille haben, ist das ein Hinweis für eine Demenz.

Aus Experimenten ist bekannt, dass schon kleine Mengen an Stresshormonen (z. B. Cortison) Gedächtnisleistungen verschlechtern können. Dies ist aber ein vorübergehender Effekt. Viele Menschen in unserer Gesellschaft leiden unter Stress. Prof. Klaus Schmidtke aus der Gedächtnissprechstunde an der Universität Freiburg hat für Menschen mit stressbedingten Gedächtnisstörungen einen kleinen Fragebogen entwickelt, der im Anhang wiedergegeben ist. Wenn viele Punkte im Fragebogen auf Sie zutreffen, ist es wahrscheinlich, dass Sie unter diesen «gutartigen» stressbedingten Gedächtnisstörungen leiden.

6 Schutz gegen die Alzheimer-Demenz

Bei diesem Thema müssen unbeeinflussbare und beeinflussbare Faktoren unterschieden werden. Die genetische Ausstattung ist ein unbeeinflussbarer Faktor. Seit einiger Zeit ist schon bekannt, dass ein ApoE2-Genotyp zu einer höheren Lebenserwartung und geringerem Demenzrisiko führt (siehe Kap. 4.2). Im Jahr 2010 wurde ein weiteres Gen im Fetttransport identifiziert (CETP), welches möglicherweise ähnlich günstige Auswirkungen hat (Sanders et al., 2010).

Die Behandlung beeinflussbarer Risikofaktoren wird medizinisch als Prävention bezeichnet. Prävention bedeutet Vorbeugung und Schutz gegen Krankheiten.[111]

Allgemein kann gesagt werden, dass ein möglichst aktiver, gesunder und sozial eingebundener Lebensstil wahrscheinlich gegen alle Demenzen vorbeugend wirkt. Das mag Ihnen vielleicht logisch vorkommen, ist in der Medizin allerdings erst in den letzten Jahren deutlicher geworden, als große Längsschnittstudien veröffentlicht wurden.

Wie muss man sich den optimalen Lebensstil vorstellen, um keine Demenz zu entwickeln? Allgemein kann man den Lebensstil untergliedern in soziale, geistige und körperliche Aktivitäten, was im Folgenden erläutert wird.

---

111 In der Medizin werden folgende Präventionsformen unterschieden: Unter Primärprävention versteht man die Vermeidung von Krankheiten. Typisches Beispiel sind Impfungen. Für die Alzheimer-Demenz ist derzeit keine Primärprävention bekannt. Unter Sekundärprävention versteht man das Erkennen und Verhindern von Krankheiten, bevor die ersten Symptome auftreten. In der Alzheimer-Demenz wird derzeit intensiv an Biomarkern geforscht, um bei bereits im Hirn vorliegenden Änderungen rechtzeitig eine Therapie einleiten zu können. Praktisch gibt es aber derzeit auch noch keine Sekundärprävention. Die Behandlung von Risikofaktoren wie Bewegungsarmut gehört jedoch in diesen Bereich.

6.1 Pflegen Sie Ihre sozialen Kontakte

Beobachtungsstudien weisen darauf hin, dass mangelnde soziale Kontakte einen Risikofaktor für Demenzen darstellen. Natürlich kann durch die Studien niemals ausgeschlossen werden, dass zurückgezogene Menschen schon an einer beginnenden Demenz leiden. Jedoch gibt es auch Hinweise aus Tierversuchen, die eindeutig belegen, dass eine geistig stimulierende Umgebung (enriched environment) die Amyloid-Ansammlung bremsen kann. Menschen sind soziale Wesen. Soziale Kontakte regen das Sprachvermögen an, fördern die geistige Flexibilität, sind gut für die körperliche Mobilität und wirken sich in der Regel positiv auf die Stimmung aus.

Man kann jeden älteren Menschen mit Gedächtnisstörungen nur ausdrücklich ermuntern, seine sozialen Kontakte zu pflegen. Es ist bekannt, dass dies im Gehirn viel bewirken kann, gegen Depression schützt und auf jeden Fall keinerlei Nebenwirkungen hat!

6.2 Bleiben Sie geistig aktiv

Die Nonnenstudie legte nahe, dass jegliche geistig stimulierende Aktivität, sei es singen, lesen, malen oder basteln das Demenzrisiko senkt; unabhängig davon, ob im Gehirn die für Alzheimer typische Veränderungen vorliegen. Wie bei den sozialen Kontakten scheint eine geistig stimulierende Umgebung einen Schutzfaktor darzustellen. In jedem Fall kann Ihnen mit gutem Gewissen empfohlen werden, sich in der Freizeit mit geistig stimulierenden Aktivitäten zu beschäftigen. Die biologischen Grundlagen sind sicher noch nicht bis ins Detail verstanden, aber es kristallisiert sich zunehmend heraus, dass das Gehirn auch im Alter noch sehr anpassungsfähig ist. In der berühmten Jongleurstudie zeigte sich bei Studenten eine Zunahme von grauer Hirnsubstanz, nachdem sie jonglieren gelernt hatten.

Die Forscher der Nonnenstudie konnten einmal mehr eindrucksvoll unter Beweis stellen, dass schwere Hirnveränderungen wie bei Alzheimer-Kranken auch bei geistig Gesunden vorkommen. Auch das ist ein starkes Argument für einen geistig aktiven Lebensstil.

6.3 Bewegen Sie sich

Bewegung ist die beste Medizin auch für Ihr Gehirn! Zu einer gesunden Lebensweise gehört Bewegung. Was die Hausärzte lange schon rieten, gilt nicht nur für Herz-Kreislauf-Erkrankungen, sondern auch für die Demenz. Wer faul ist, wird auch dumm. Unsere Vorfahren waren viel unterwegs als Jäger und Sammler. Das

Essen gab es nicht im Supermarkt um die Ecke. Im Lauf der Evolution hat sich das Gehirn den Bewegungs- und Umgebungsreizen angepasst und reagiert darauf. Bis vor einigen Jahren wurden Sport und Bewegung in der Medizin nicht allzu viel Beachtung geschenkt. Nun häufen sich Studien, erst zu Osteoporose, dann zu Bluthochdruck und Schlaganfall und nun zu Demenz und Alzheimer. Sport und Bewegung bewirkt viel im Gehirn: Es können neue Blutgefäßchen aussprossen (Angiogenese), bestimmte Eiweiße werden produziert, die wie «Dünger» auf das Gehirn wirken (Wachstumsfaktoren wie BDNF). Bei Tieren konnten sogar nachwachsende Nervenzellen im Hippocampus beobachtet werden. Andere Studien konnten zeigen, dass Mäuse, die sich viel in einem weitläufigen, bunten Käfig bewegten, weniger für Alzheimer typische Veränderungen im Gehirn hatten (Lazarov et al., 2005; s. Abb. 6-1).

Es gibt mittlerweile einige gute Beobachtungsstudien, die aufzeigen, dass Menschen, die sich viel bewegen, ein geringeres Demenzrisiko haben. Das trifft für alle Demenzen, inklusive der Alzheimer-Demenz zu.

Im Durchschnitt hatten körperlich aktive Menschen ein um ca. 40 % reduziertes Demenzrisiko. In Abbildung 6-2 sind die wichtigsten Studien zu diesem Thema zusammengestellt.

6.4 Ernähren Sie sich gesund

Scheinbar beeinflussen nicht einzelne Vitamine oder Fette das Demenzrisiko, sondern die gesamte Ernährungsweise. Besonders interessant sind Studien zur sogenannten «mediterranen Diät» bzw. Mittelmeerdiät. Darunter versteht man eine Ernährung, die reich an Nudeln, Fisch, Obst, Gemüse, Olivenöl und Rotwein in Maßen ist. Dazu wenig Fleisch und wenig gesättigte Fettsäuren. Wer gerne Pizza aus der Tiefkühltruhe oder Gyros isst, meint vielleicht, es wäre Mittelmeerkost, ernährt sich aber trotzdem falsch. Unter Mittelmeerkost versteht man vor allem frische, nicht veränderte Lebensmittel und keine Fertigkost.

Mit Mittelmeerdiät kann man nicht nur das kardiovaskuläre Risiko, sondern auch die Gefahr einer Alzheimer-Demenz senken. In einer amerikanischen Studie an über 75 Jahre alten, gesunden New Yorkern traten Alzheimer-Demenzen mit einer solchen Diät um 40 % seltener auf (Scarmeas et al., 2006). In einer weiteren sehr interessanten Studie wurde mit 192 Demenzkranken eine mediterrane Diät für 1,5 Jahre vereinbart. Es wurde überprüft, ob diese sich auch daran hielten. Die Patienten, die sich besonders «mediterran» ernährten, hatten ein ca. um 30 % reduziertes Risiko, im Laufe der Studie zu sterben. Die gesunde Ernährung brachte in dieser Studie eine im Durchschnitt vier Jahre erhöhte Lebenserwartung (Scarmeas et al., 2007).

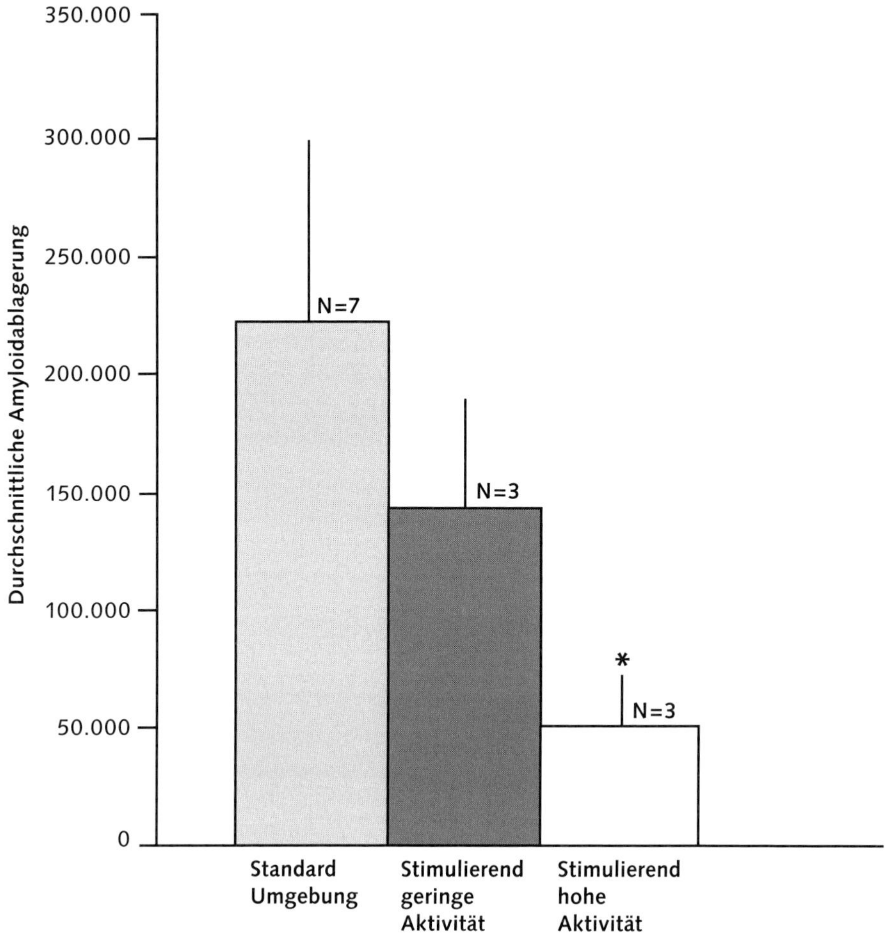

Abbildung 6-1: Verminderte Amyloidablagerung bei Alzheimer-Mäusen, die in einer «geistig» und körperlich stimulierenden Umgebung gehalten werden (aus Cell, mit freundlicher Genehmigung von Elsevier)

Abbildung 6-2: Meta-Analyse von Kohortenstudien zu körperlicher Aktivität und Alzheimer-Demenz

Study or Subgroup	Alzheimer's Disease		Control		Odds Ratio	
	Events	Total	Events	Total	Weight	M.-H. Random, 95 % CI
Abbott, 2004	11	455	30	600	5,5 %	0.47 (0.23, 0.95)
Lindsay, 2002	108	188	2728	3831	30.4 %	0.55 (0.41, 0.73)
Podewils, 2005	48	843	69	844	18.5 %	0.68 (0.46, 0.99)
Ravaglia, 2008	13	250	21	250	5.3 %	0.45 (0.22, 0.93)
Rovio, 2005	10	510	31	729	5.2 %	0.45 (0.22, 0.93)
Scarmeas, 2009	81	282	629	1598	35.2 %	0.62 (0.47, 0.82)
Total (95 % CI)		**2528**		**7852**	**100 %**	**0.59 (0.50, 0.69)**
Total events	271		3508			

Odds Ratio
M.-H. Random, 95 % CI

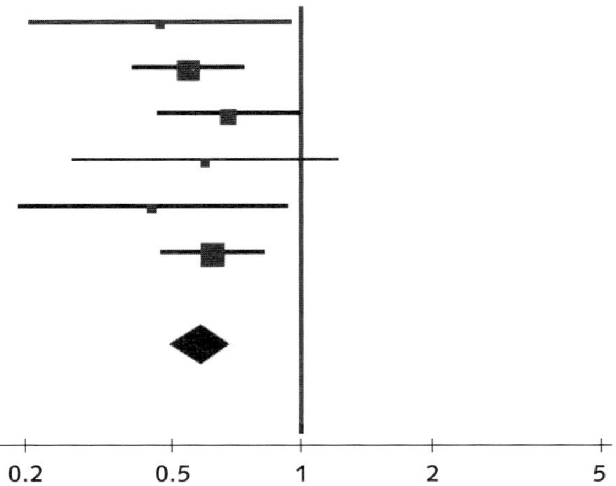

Ähnliche Ergebnisse haben auch andere Studien zur mediterranen Diät gebracht. Welche Substanzen in der mediterranen Nahrung allerdings genau das Demenzrisiko reduzieren, ist unklar. Studien zu diesem Thema sind schwierig.

6.5 Senken Sie Ihren Blutdruck

Wer im mittleren Lebensalter dauerhaft zu hohen Blutdruck (arterieller Hypertonus) hat, dessen Demenzrisiko steigt, das ergaben Daten aus Kohortenstudien. Ein Blutdruck, der häufig über 140/85 ist, sollte alleine deshalb schon behandelt werden, weil damit u.a. das Herzinfarkt- und Schlaganfallrisiko sinkt. Ebenso scheint das Risiko einer vaskulären Demenz zu sinken, wenn der Bluthochdruck behandelt wird. Ob auch die Alzheimer-Demenz durch Blutdrucksenkung verhindert wird, ist sehr schwer zu sagen. Wertet man alle verfügbaren Studien zu dem Thema aus, ist das Ergebnis leider ernüchternd: Die Studien waren qualitativ meist recht schlecht, und ein Einfluss auf die Entwicklung einer Alzheimer-Demenz war nicht eindeutig zu erkennen (Weih et al., 2007). Das kann aber auch daran liegen, dass heute ohnehin die meisten älteren Menschen mit Bluthochdruck bereits behandelt werden. Untersucht man Alzheimer-Patienten, haben diese sogar einen niedrigeren Blutdruck als Patienten ohne Gedächtnisstörungen. Aufgrund dieser unbefriedigenden Studienlage wurde lange dem Blutdruck von Alzheimer-Patienten kaum Beachtung geschenkt.

Im Jahr 2010 kam durch eine Studie einer Bostoner Arbeitsgruppe um Li (Li et al., 2010) wieder Bewegung in die Blutdruckdiskussion. Die Gruppe fand heraus, dass männliche Patienten, die Angiotensin-Rezeptorblocker (wie Valsartan oder Candesartan) nahmen, ein um 24 % reduziertes Risiko einer Alzheimer-Demenz hatten im Vergleich zu Patienten, die ACE-Hemmer nahmen (z.B. Lisinopril). Momentan ist unklar, ob dieser Effekt durch eine von der Blutdrucksenkung unabhängige Wirkung verursacht wird oder durch eine geringere Rate an Schlaganfällen unter den Rezeptorblockern.

6.6 Entzündungshemmende Mittel

Wenn Sie Rheuma oder einen anderen Grund haben, entzündungshemmende Medikamente einzunehmen, haben Sie einen gewissen Schutz gegen die Alzheimer-Demenz. Ansonsten ist trotz interessanter Forschung bis heute auch von entzündungshemmenden Medikamenten keine Heilung gegen die Alzheimer-Demenz zu erwarten. Es war schon ca. 1920 aufgefallen, dass es in Gehirnen von Patienten mit Alzheimer-Demenz eine recht starke Entzündungsreaktion gibt.

Dieser Befund war lange Zeit in Vergessenheit geraten. Erst in den 90er Jahren des vergangenen Jahrhunderts interessierte man sich wieder dafür. Zahlreiche Beobachtungsstudien zeigten: Je mehr «Rheumamittel»[112] ein Mensch im Laufe seines Lebens nahm, desto geringer war das Demenzrisiko[113]. Manche Forscher behaupten sogar, demente Rheuma-Patienten mit der Lupe suchen zu müssen. Der Effekt der Entzündungshemmer auf die Demenz war in den Beobachtungsstudien sehr stark.[114] Dieser Befund wurde kürzlich in der berühmten Framinghamstudie bestätigt (Tan et al., 2007). Forscher fanden heraus, dass Entzündungsstoffe (Zytokine) aus bestimmten weißen Blutzellen (Leukozyten) ein erhöhtes Demenzrisiko anzeigen. Wenn nun die Entzündungshemmer die Leukozyten bremsen, könnte dies auch die Demenz verlangsamen. Aber Entzündungshemmer machen noch mehr: Die Medikamente beeinflussen Eiweiße, die an oder in der Membran aktiv werden (z.B. die Zyklooxygenase). Das macht die Pillen interessant für die Alzheimer-Forscher.

Experimentell gab es große Unterschiede in der Wirksamkeit von Entzündungshemmern. So fanden Forscher in Laborversuchen heraus, dass bestimmte Entzündungshemmer die Beta-Amyloid-Spiegel senken können.[115] Das Medikament Ibuprofen oder Sulindac (Clinoril®, in Deutschland nicht zugelassen) beispielsweise wirkt im Tierversuch sehr stark gegen Amyloid, andere Medikamente weniger.

Eine Erklärung ist, dass die Sekretasen, also die Enzyme, die das APP spalten, nahe an der Zellmembran der Nervenzelle sitzen. Es liegt also nahe, dass entzündungshemmende Substanzen das APP/Sekretasesystem auch mit beeinflussen.[116]

Was verwirrend ist: Im Gegensatz zum Tierversuch ist es beim Menschen egal, welchen Entzündungshemmer sie einnehmen. Alle Entzündungshemmer, inklusive Aspirin, senken das Risiko für eine Demenz, wie kürzlich in einer Zusammenfassung von sechs Beobachtungsstudien herausgefunden wurde (Szekely et al., 2008).

Für Menschen mit Rheuma, die Entzündungshemmer nehmen, gibt es also eine gute Nachricht: Sie bekommen aus irgendeinem Grund seltener eine Demenz.

---

112 Sogenannte «nichtsteroidale Antiphlogistika» oder NSAID (non-steroidal anti-inflammatory drugs).

113 Dieser Effekt trifft wohl – soweit die Kohortenstudien – vor allem auf Träger eines ApoE4-Allels zu.

114 In den meisten Fallkontrollstudien oder Kohortenstudien war das relative Risiko bzw. die Odds-Ratio um 0,2 – 0,3, was als sehr starker Effekt zu bezeichnen ist.

115 Es wird von selektiv Abeta42 senkenden NSAIDs und unspezifischen NSAIDs gesprochen.

116 In Forscherkreisen wird von sogenannten GSM = Gamma-Sekretase-Modulatoren gesprochen.

Leider kann Ihnen, wenn Sie Angst vor Demenz haben, nicht empfohlen werden, Rheumamittel einzunehmen. Nach den ersten Studien zu dem Thema dauerte es lang, bis die ersten randomisierten Studien an Menschen mit Demenzrisiko anliefen. Ein Grund könnte sein, dass die Pharmaindustrie kein Interesse an teuren Studien mit billigen Tabletten hat. Klinische Studien sind aufwendig und teuer.

Als endlich die ersten hochwertigen Studien zu diesem Thema publik wurden, trat große Ernüchterung ein.[117] Es zeigte sich, dass die altbekannten Rheumamittel nichts brachten und obendrein viele Nebenwirkungen hatten. Der Grund für die fehlende Wirksamkeit könnte sein, dass die Entzündung erst spät im Verlauf der Erkrankung auftritt, wenn die Demenz schon ausgebrochen ist. Möglich ist auch, dass die Studien einfach zu klein oder zu kurz waren. Schließlich bekommen Rheumatiker ihre Krankheit schon in jungen Jahren und müssen ihre Tabletten über Jahrzehnte nehmen. Möglich ist auch, dass die Nebenwirkungen schlimmer sind als der Nutzen. Rheumatiker haben keine Wahl und sind vielleicht eher bereit, die Nebenwirkungen dauerhaft zu ertragen. Vielleicht behandeln die Menschen mit Rheuma – ohne es zu wissen – ihre Amyloid-Plaques in einem sehr frühen Stadium, wo man noch etwas ausrichten kann. Denken Sie daran, dass die Veränderungen im Gehirn Jahrzehnte brauchen, bis man die ersten Gedächtnisprobleme bemerkt.

Die typische Nebenwirkung von Rheuma- und Schmerzmittel sind Magenbeschwerden, weil die Medikamente die Zykloxygenase hemmen, die im Magen für den Aufbau des Schleimhautschutzes gegen die Salzsäure erforderlich ist. Viel Hoffnung wurde vor einigen Jahren daher in die Weiterentwicklung magenschonender Rheumamittel gesetzt (sogenannte COX-2-Hemmer). Rofecoxib (Vioxx®) war das bekannteste Medikament aus der Gruppe und wirkte sehr gut gegen Rheuma und Schmerzen. Die Firma verdiente viel Geld mit dem Medikament. Aufgrund der Datenlage wurden bald drei Studien bei Alzheimer-Patienten

117 Die erste, noch recht kleine Studie zu diesem Thema untersuchte das Schmerzmedikament Indometacin. Es zeigte sich kein Unterschied zwischen der Behandlungsgruppe (20 Patienten) und Placebo (n = 20), als die Studie nach 6 Monaten wegen schwerer Nebenwirkungen in der Behandlungsgruppe abgebrochen werden musste. In der 2004 erschienenen ADAPT-Studie an 2528 gesunden Menschen über 70 Jahren, bei denen in der Familie eine Demenz bekannt war, wurden zwei unterschiedliche Entzündungshemmer (440 mg Naproxen und 400 mg Celecoxib) gegen ein Scheinmedikament untersucht. Ich habe großen Respekt vor solchen Studien, da eine unglaubliche Arbeit damit verbunden ist. Nach immerhin 3,5 Jahren musste die Studie leider wegen Nebenwirkungen abgebrochen werden. Bis dahin hatten natürlich erst relativ wenige Teilnehmer eine Demenz entwickelt. Dennoch wurden die Ergebnisse ausgewertet, um wenigstens einen Trend zu erkennen. Das Ergebnis war überraschend: Die Patienten, die Naproxen bekamen, hatten sogar ein tendenziell schlechteres Behandlungsergebnis als die Patienten unter Placebo.

begonnen. Dann wurden schwere Nebenwirkungen von Vioxx® bekannt (Herzinfarkte und Schlaganfälle) und das Medikament vom Markt genommen. Infolgedessen wurden auch die Studien bei Alzheimer-Patienten abgebrochen. Im Nachhinein stellte man fest, dass die Medikamente in der Tat nicht wirksam waren und das Risiko zu sterben doppelt so hoch.[118] Aber wahrscheinlich ist es, wenn bereits eine Demenz vorliegt, einfach zu spät, erst dann mit Entzündungshemmern zu beginnen.

In den Jahren 2008–2009 wurden große Hoffnungen in neue Substanzen gesetzt. R-Flurbiprofen (Flurizan bzw. Tarenflurbil) war ursprünglich als Medikament gegen Prostatakrebs entwickelt worden. Als man herausfand, dass das Medikament auch die Gamma-Sekretase hemmt, galt Tarenflurbil als heißester Kandidat eines neuen Alzheimer-Medikamentes.[119] Voller Enthusiasmus begann der amerikanische Hersteller Myriad klinische Phase-II- und III-Studien. Die letzte Studie war gigantisch und setzte neue Maßstäbe: Insgesamt nahmen 1684 Patienten mit leichter Alzheimer-Demenz aus 131 Zentren teil. Die Behandlungsdauer war mit 1,5 Jahren lang genug. Die Studie war so groß, das man theoretisch sogar noch kleinste, klinisch nicht mehr bedeutsame Unterschiede (z.B. 1,5 von 60 Punkten im ADAS-Cog) hätte erkennen können.

Am 14. Juli 2008 meldete das «Deutsche Ärzteblatt» aber das Aus. Das Medikament wirkte überraschenderweise beim Menschen nicht. Im Dezember 2009 wurden die Ergebnisse dann in der renommierten Fachzeitschrift «JAMA» veröffentlicht (Green et al., 2009). Es zeigte sich, dass weder die Kognition noch ein anderer sekundärer Endpunkt beeinflusst wurden. Ein Grund für die fehlende Wirksamkeit könnte sein, dass nur sehr wenig des Stoffes tatsächlich ins Zentralnervensystem gelangen konnte. Aufgrund einer kleineren Vorläuferstudie fand man heraus, dass von dem Medikament nur ca. 1% aus dem Blut in den Liquor gelangte. Diese geringen Dosen sind wahrscheinlich nicht in der Lage, wie im Tierversuch die Abeta42-Spiegel zu reduzieren und die Krankheit zu beeinflussen. Ein weiterer Rückschlag für die Verfechter der Gamma-Sekretase-Hypothese kam im Sommer 2010, als Semagacestat von Eli Lilly durch die klinischen Studien fiel. Die Forschung geht aber weiter. Man darf sich nicht entmutigen lassen. Es werden immer wieder interessante Substanzen entdeckt, die im Tierversuch gut gegen die Amyloid-Ansammlung und gegen Entzündungen

118 In randomisierten Studien kein Effekt. Im Studienprotokoll 91 und 78 gab es sogar 34 Todesfälle unter Rofecoxib; unter Placebo nur 12 (Psaty & Kronmal, 2008).

119 Interessanterweise bindet Flurbiprofen nicht an die Gamma-Sekretase selbst, sondern indirekt an das APP (Gamma-Sekretase Modulator; GSM). Dies ist theoretisch von Vorteil, da Medikamente, die direkt die Sekretasen hemmen, durch weitere wichtige Funktionen der Sekretasen wahrscheinlich zu viele Nebenwirkungen hätten.

wirken.[120] Leider hat in den letzten 10 Jahren keines den Weg in die Zulassung gefunden. Diese Problem, dass Ergebnisse aus der Tierforschung nicht auf dem Menschen übertragen werden können (Translation), ist aber nicht spezifisch für die Alzheimer-Demenz, sondern gibt es auch für andere ZNS-Erkrankungen wie Parkinson oder die Multiple Sklerose.

Also sieht es im Moment danach aus, als ob Patienten mit Rheuma weiterhin klassische Mittel mit entsprechenden Nebenwirkungen einnehmen müssten, um eine Demenz zu verhindern. Sie müssten diese Tabletten viele lange Jahre vorbeugend einnehmen, auch wenn es ihnen noch gut geht. Wenn schon eine leichte Demenz entwickelt ist, scheinen diese Mittel nichts mehr zu bewirken.

6.7 Einfluss des Homozysteinspiegels

Homozystein ist eine natürliche Aminosäure, aus der aber keine Proteine gebaut werden. Viele ältere Menschen haben einen erhöhten Homozysteinspiegel. Ursache ist oft die Ernährung oder ein genetischer Defekt. In großen epidemiologischen Studien zeigte sich ein Zusammenhang zwischen hohem Homozystein und Demenz. Das Risiko, an Demenz zu erkranken, war etwa um 50 bis 70 % erhöht. Bis vor ein paar Jahren dachte man, dass hohes Homozystein auch zu Schlaganfall, Thrombosen und anderen Herz-Kreislauf-Erkrankungen führt. In guten Behandlungsstudien[121] zeigte sich bedauerlicherweise, dass man durch Gabe von Folsäure sowie Vitamin B6 und B12 das Homozystein zwar sehr schön senken, aber weder Schlaganfälle noch Herzinfarkte verhindern kann. Seit dem 15. Oktober 2008 wissen wir, dass das auch für die Demenz gilt. Die Alzheimer's Disease Cooperative Study (ADCS) zeigte ein negatives Ergebnis. Hohe Dosen von Vitamin B zeigen keinen Effekt auf die leichte bis mittelschwere Alzheimer-Demenz (Aisen et al., 2000).

Dieses Ergebnis hat den Homozysteinforschern einen ordentlichen Dämpfer versetzt. Heute betrachtet man das Homozystein eher als ein Warnsignal, das ein erhöhtes Risiko für allerlei Krankheiten anzeigt. Ursächlich scheint das Homozystein aber keine Krankheiten (Herz-Kreislauf oder Demenz) auszulösen.

---

120 Aktuell werden große Hoffnungen in das Enzym namens «induzierbare Stickstoffmonoxyd-Synthase», kurz iNOS, oder den Rezeptor for advanced Glycation End Products auf der inflammatorischen Mikroglia gesetzt. Hier führt die Firma Pfizer derzeit eine Phase-II-Studie durch (PF 04494700).

121 Randomisierte, placebokontrollierte Studien (RCTs).

6.8 Einfluss des Cholesterinspiegels

Die Verbindung von Cholesterin mit Alzheimer-Demenz wurde weiter oben beim ApoE und APP-Stoffwechsel bereits kurz angedeutet. Die genauen Zusammenhänge zwischen Cholesterin und APP wurden in Deutschland hauptsächlich von dem führenden Alzheimerforscher Konrad Beyreuther aus Heidelberg erforscht.

Ursprünglich beschäftigte sich Beyreuther mit anderen Proteinen und mit Scrapie, einer Art Creutzfeldt-Jakob-Variante aus dem Tierreich. Ein Meilenstein in der Forschung von Beyreuther war dann Erkenntnis, dass die Amyloid-Plaques hauptsächlich aus Bruchstücken des Proteins APP bestehen. Dieses Protein war vorher überhaupt nicht bekannt. Diese bahnbrechenden Forschungen fanden Anfang der 90er Jahre des vergangenen Jahrhunderts statt. Ich hatte das Glück, in dieser Zeit in Heidelberg zu studieren. Ich kann mich noch gut erinnern, wie die APP-Entdeckung in Heidelberg bekannt wurde. Später stellte Beyreuther fest, dass APP u. a. durch Cholesterin reguliert wird. Der Effekt ist allerdings nicht sehr groß.

Ist Ihr Cholesterinspiegel erhöht, steigt Ihr Demenzrisiko statistisch um ca. 40 %. In einer genaueren Meta-Analyse konnte gezeigt werden, dass vor allem erhöhtes Cholesterin im mittleren Lebensalter einen Zusammenhang mit der Alzheimer-Demenz zeigt (Anstey et al., 2008). Die genannten Studien sind aber noch längst kein Beweis. Nicht einmal ein starker Zusammenhang zwischen Cholesterin und Alzheimer-Demenz kann damit bewiesen werden. In jedem Fall gilt: Hohes Cholesterin kann man zuerst durch Bewegung und gesunde fettarme Ernährung senken. Möglicherweise kann man damit auch sein Risiko senken, an Demenz zu erkranken.

Patienten, die wegen Herz-Kreislauf-Erkrankungen (oder erblich erhöhten Fettspiegeln im Blut oder nach einem Schlaganfall) jahrelang bestimmte fett- und cholesterinsenkende Medikamente (v. a. Statine) einnehmen müssen, können vor Herzinfarkten geschützt werden. Interessanterweise haben diese «Statinschlucker» ein deutlich (30 bis 70 %) reduziertes Risiko, eine Alzheimer-Demenz zu entwickeln. Dies kann nicht alleine durch den fettsenkenden Effekt erklärt werden.

Eine einfache Erklärung dafür ist, dass Fettsenker Zellmembranen «fester» machen, indem sie das Fett und Cholesterin aus der Membran saugen. Dadurch haben es die Sekretase-Scheren schwerer, Beta-Amyloid aus der Membran abzuschneiden. Möglich ist aber auch ein unspezifisch schützender (neuroprotektiver) oder antioxidativer Effekt der Statine.

Nun ist leider Statin nicht gleich Statin. Es gibt Statine, die Fett lieben (lipophil, wie das Simvastatin). Andere Statine bevorzugen Wasser (hydrophile Statine wie Pravastatin oder Atorvastatin). In das Gehirn dringen die fettliebenden Stoffe aus verschiedenen Gründen immer leichter ein. Dies könnte ein Grund für die sehr unterschiedlichen Studienergebnisse sein.

Ob die Statine auch als Medikamente gegen Alzheimer taugen, auch wenn sie nicht wegen erhöhten Blutfetten verordnet werden, wurde schon geprüft. In der Heart-Protection-Studie (HPS) wurden Patienten mit Herz-Kreislauf-Erkrankungen eingeschlossen. Der geistige Abbau war aber leider nicht das Hauptuntersuchungsziel der Studie (primärer Endpunkt). Das Gedächtnis wurde nur über ein Telefoninterview abgefragt – mit negativem Ergebnis für die Statine (Mihaylova et al., 2006). Die PROSPER-Studie war ähnlich aufgebaut und konnte auch keine Wirkung zeigen (Blauw et al., 2001).

Die Studien waren mit drei bzw. fünf Jahren relativ lang. In einer weiteren vorläufigen Studie wurden 67 Patienten mit leichter oder mittelschwerer Alzheimer-Demenz (MMSE 12 – 28) über ein Jahr mit 80 mg Atorvastatin behandelt. Es zeigte sich ein positiver Trend (Sparks et al., 2005). Nun sind längere Studien mit mehr Patienten in Planung (z. B. CLASP). In der LEAD-Studie wird Donepezil mit Atorvastatin kombiniert. Frau Prof. I. Heuser von der Psychiatrischen Klinik der Charité in Berlin und mein Kollege Dr. O. Peters führen derzeit eine deutschen Statinstudie durch, an der unsere Arbeitsgruppe in Erlangen ebenfalls teilnimmt (SIMaMCI-Studie; Studienarzt Dr. Ümüt Degirmenci). Das Besondere an dieser Studie ist, dass sie an Patienten durchgeführt wird, die noch keine Demenz haben, aber ein hohes Risiko, diese in den nächsten Jahren zu entwickeln (amnestische MCI). Auf die Ergebnisse dieser sehr interessanten Präventionsstudie dürfen wir gespannt sein.

6.9 Einfluss von Gedächtnistraining

Sie kennen wahrscheinlich die kleinen Spielkonsolen, die Kinder so lieben. Eines der meist verkauften Programme ist Dr. Kawashimas Gehirnjogging. Nur wenige wissen aber, dass es einen deutschen Dr. Kawashima gibt, der den Begriff «Gehirnjogging» erfunden hat. Es ist Dr. Siegfried Lehrl aus Erlangen, der mittlerweile pensioniert ist.

Als Gedächtnistraining bezeichnet man alle Therapieansätze, die einzelne Gedächtnisfunktionen verbessern sollen. Um es kurz zu machen: Bei Gedächtnisstörungen ist es sinnvoll, Gedächtnistraining zu machen. Es ist ja auch sinnvoll, ins Fitnessstudio zu gehen, wenn man nicht fit ist.

Man kann als Arzt also guten Gewissens Patienten zu Gedächtnistraining ermuntern. Besonders sinnvoll sind diejenigen, welche den Patienten auch Spaß machen. Es hat keinen Zweck, wenn ein Patient mit einer leichten Demenz zwanghaft Kreuzworträtsel oder Sudokus lösen muss. Der Patient sollte nicht nur Freude daran haben, sondern darf auch nicht überfordert werden.

Zahlreiche Studien belegen den positiven Effekt von Gedächtnistraining. Ein bekanntes Programm ist SIMA, Programm zur Erhaltung und Förderung von

Selbstständigkeit im Alter, welches in Erlangen unter Prof. Oswald im Institut für Psychogerontologie entwickelt wurde.

Allerdings darf man sich von Gedächtnistraining keine Wunder erwarten. Der Krankheitsprozess bei der Alzheimer-Demenz wird dadurch nicht oder wenig beeinflusst. Auch zeigte sich, dass vom Gedächtnistraining vor allem «fitte» ältere Patienten profitieren. Schon bei einer leichten Demenz kann es ganz anders aussehen.

7 Wann sind Gedächtnisstörungen nicht mehr normal?

Demenzen haben ein sehr unterschiedliches Gesicht. Erinnern Sie sich an Auguste D., die zuerst krankhaft eifersüchtig war und erst später Gedächtnisstörungen hatte. Natürlich stehen die Gedächtnisstörungen im Vordergrund. Oftmals sind aber Orientierungsprobleme, das Gefühl der Überforderung, Entscheidungsschwäche, Sprachprobleme oder Schwierigkeiten, alltägliche Aufgaben zu lösen, für den Patienten oder die Angehörigen belastender.

Im folgenden Kapitel werden die verschiedenen Beschwerden von Demenzkranken und mögliche Frühzeichen genauer betrachtet.

7.1 Früh- oder Warnzeichen

Es gibt zahllose Witze über die Alzheimer-Demenz, sie beziehen meist auf das Kurzzeitgedächtnis. Dabei ist ein schlechtes Kurzzeitgedächtnis in den meisten Fällen etwas ganz Normales oder durch Stress verursacht.

Es ist für das Gehirn sogar wichtig, nicht alles zu behalten. Meistens vergisst man daher Dinge, die das Gehirn – bewusst oder unbewusst – für unwichtig hält. Oder können Sie sich einen anderen Grund vorstellen, warum jemand ständig zu spät kommt, wo es doch Uhren und Wecker gibt?

Spezifische Frühzeichen

Ein schlechtes Kurzzeitgedächtnis ist oft einfach ein Zeichen dafür, dass man unausgeschlafen, gestresst oder unkonzentriert ist. Aber selbst wenn man gestresst ist, findet man sich in einer fremden Umgebung zurecht und den Weg nach Hause. Demenzkranke scheitern an solchen Aufgaben.

Fast jeder hat schon einmal seinen Schlüssel vergessen. Machen Sie sich deswegen bitte keine Sorgen. Demenzkranke vergessen mehr. Sie vergessen, dass sie überhaupt einen Schlüssel haben. Oder sie können nicht mehr erklären, wofür man einen Schlüssel braucht. Wenn man Demenzkranken einen Schlüssel in die Hand gibt, können sie ihn vielleicht nicht mehr richtig benutzen.

Ähnlich ist es mit der Zeit. Den meisten Menschen fällt es schwer, sofort das exakte Datum anzugeben. Das ist normal. Wer aber auch nicht mehr die Jahreszeit oder gar das richtige Jahr angeben kann, hat ein Problem und sollte sich untersuchen lassen.

Der Musiker Haindling hat einmal gesungen: «Ich hab vergessen, dass ich so vergesslich bin.» Das ist recht typisch für die Demenz (die Haindling aber nicht hat). Spricht man Demenzkranke darauf an, versuchen sie, ihre Probleme herunterzuspielen oder zu verleugnen. Der Grund dafür ist recht einfach: Auch das Krankheitsbewusstsein ist eine Hirnfunktion. Und gerade die ist ja bei der Alzheimer-Demenz gestört. Wenn Sie so etwas bei einem Angehörigen bemerken, sollte ein Fachmann aufgesucht werden.

Viele Demenzkranke Menschen und ihre Angehörigen können aber genau schildern, wie die Krankheit ihres Erachtens begann.

Nachfolgend ein Bericht eines Angehörigen:

Die Krankheit meiner Frau begann schleichend. Ich merkte nichts und tat die leichte Vergesslichkeit als Alterserscheinung ab. Ich steckte den Kopf in den Sand und dachte «Es wird schon wieder». Die Kinder waren aus dem Haus und ich war im Außendienst tätig, also konnte oder wollte ich die kleinen Veränderungen meiner Frau nicht wahrhaben.

Dann war ich selbst schwer erkrankt. Ich wurde ich von meiner Frau liebevoll gepflegt. Ihre Angst um mich war sehr ausgeprägt und immer wieder weinte sie und sagte, dass sie doch nur mich habe. Meine Kinder sprachen mich an, ob mir die Veränderungen an Mutter nicht auffallen würden. Erst dann achtete ich vermehrt auf das Tun und Lassen meiner Frau. Mir fielen kleine Veränderungen im täglichen Leben auf. Zum Beispiel, dass sie Küchenutensilien woanders hinräumte, täglich einkaufen ging und fragte, wo dies und jenes hingehörte. Ihre Fahrweise mit dem PKW hatte sich auch verändert. Im Juli 2004 wollte sie zu unserem Sohn auf die Baustelle kommen. Nach dem sie zu der verabredeten Zeit nicht mit dem Essen erschien, suchten wir sie in der Umgebung und fanden sie im Nachbarort. Meine Frau sagte, dass sie sich verfahren hätte, weil der Weg für sie doch neu sei.

Im Laufe des Jahres konnte ich meine Frau dazu bewegen, mit mir zu einem Neurologen zu gehen. Ihr ganzes Wesen sträubte sich zu einem, wie sie sagte, «Idiotendoktor» zu gehen. Wir bekamen ein Medikament verschrieben, welches

sie vollständig einnehmen sollte. Durch ein Missverständnis gingen wir erst Monate später wieder zu diesem Arzt, der uns ziemlich herunterputzte, weil wir erst nach so langer Zeit wieder erschienen. Das war für meine Frau nervlich zu viel, und sie weigerte sich, erneut zu ihm zu gehen. Ich verstand sie.
Nachdem die Vergesslichkeit zunahm, gingen wir im März 2005 zu einem anderen Psychiater und Neurologen, der die Diagnose Alzheimer-Demenz stellte. Dieser Befund traf mich sehr hart. Ich begann, nach Informationen und Ärzten zu suchen, welche uns helfen könnten.
In dieser Phase war ich sehr gereizt und fühlte mich machtlos. Ich las nächtelang in einschlägiger Literatur. Bei meinem Arbeitgeber verkürzte ich die Altersteilzeit und war seit Mai 2005 zu Hause. Ich versuchte, mehr über diese Krankheit zu erfahren. Und immer wieder mussten wir warten und Ungewissheit ertragen, welche Medikamente verschrieben werden würden und ob sie helfen würden.
Das Medikament Aricept hat meine Frau im September 2006 abgesetzt, nachdem ein Arzt in ihrem Beisein behauptet hatte, dass Aricept nur ein Placebo sein. Danach verschlechterte sich ihr Kurzzeitgedächtnis weiter. Mittlerweile erhält sie wieder Medikamente (Memantine und Galantamin). Ich weiß jetzt, dass ich mich an meine Frau anpassen muss und nicht umgekehrt. Ich bin etwas ausgeglichener geworden.

Im oben genannten Fall war es typischerweise die Vergesslichkeit, dann aber auch Probleme mit komplexeren Aufgaben wie selbstständiges Autofahren und Navigieren. Meiner Erfahrung nach kann man spezifische von unspezifischen Frühzeichen bei der Demenz unterscheiden. Typisch ist die Weigerung, zum Nervenarzt zu gehen und die Aussage, dass Antidementiva nicht wirksam seien.

Unspezifische Frühzeichen

Eine 50-jährige Sekretärin berichtete mir, dass sie schon einige Jahre mit den Anforderungen in der Arbeit nicht mehr zurecht komme. Sie fühlte sich «gemobbt». Im Nachhinein war ihr klar, dass ihr Gedächtnis ihr schon lange einen Streich gespielt hatte. In Wirklichkeit lag schon eine Variante der Alzheimer-Demenz vor.

Andere Patienten erzählen von anderen unspezifischen Zeichen wie sozialem Rückzug, Wutausbrüchen, Sarkasmus. Es kommt aber auch vor, dass sie eine extreme Ordentlichkeit entwickeln oder die Angewohnheit bekommen, alles minutiös zu berichten.

Eine Depression kann eine «Pseudodemenz» verursachen und gilt aber auch als Risikofaktor für eine Demenz. Unklar ist derzeit, ob Depressivität ein Frühzeichen einer Demenz ist oder ob eine Depression als unabhängige Krankheit zu sehen ist, die das Risiko für eine Demenz erhöht.

Früh verlieren die Patienten ihren Geruchssinn, was aber leider bei vielen anderen Krankheiten auch vorkommt.

Diese und weitere unspezifische Frühzeichen sind in Tabelle 7-1 aufgeführt.

Ein Angehöriger berichtete mir von seiner Frau, die ihren Haushalt immer perfekt geführt hatte. Eines Tages fiel ihm auf, dass sie Probleme hatte, wenn Freunde zum Abendessen eingeladen waren. Sie konnte nicht mehr entsprechend einkaufen und den Tisch für mehrere Personen decken. Auch kaufte sie zunehmend unnötige Dinge ein, weil sie sich nicht mehr an den Kühlschrankinhalt erinnern konnte.

Etwa jeder fünfte Kranke mit einer Alzheimer-Demenz fängt an, sich etwas «einzubilden». Psychiater sprechen dann von «paranoider Entwicklung» oder Wahn. Oftmals liegen zusätzlich Sehstörungen (z. B. grauer Star) oder Schwerhörigkeit vor. Nicht selten verarbeiten die Patienten im Wahn Probleme in der Familie, die schon seit Jahrzehnten bestehen.

In der Wissenschaft gilt die milde kognitive Störung vom amnestischen Typ als das Zeichen, das am ehesten eine Alzheimer-Demenz voraussagt. Damit ist eine Gedächtnisstörung gemeint, bei der Patienten sich z. B. keine neuen Wörter mehr einprägen können. Dies ist ein spezifischeres Frühzeichen.

7.2 Ursachen der Gedächtnisstörungen bei Demenz

Das Gedächtnis ist, vereinfacht ausgedrückt, die entscheidende Schaltstelle zwischen Wahrnehmung (Sensorik) und Handeln (Motorik). Genau betrachtet ist die Sache natürlich komplizierter. Wie weiter oben beschrieben, verursacht der Untergang von Nervenzellen Gedächtnisstörungen. Besonders betroffen ist der Hippocampus im Schläfenlappen, der registriert, dass eine neue Sinnesinformation wichtig ist und man sich nicht durch neue Reize ablenken darf.

Relativ früh tritt auch ein Mangel an Acetylcholin (einem wichtigen Neurotransmitter) in der Hirnrinde durch Zelluntergang im Nucleus basalis Meynert (NBM) an der Schädelbasis auf. Wenn das Acetylcholin als «Verstärker» für Lernvorgänge in der Hirnrinde fehlt, funktioniert das Gedächtnis schlechter, das nennt man Funktionsstörung durch Deafferentierung.

Das wäre mit kurzen Stromausfällen im Geldautomaten vergleichbar. Der Geldautomat an sich funktioniert noch. Die Patienten spüren das als Nachlassen des Gedächtnisses. Oft fällt ihnen dann am nächsten Tag wieder ein, was sie vergessen haben. Das Gedächtnis ist also prinzipiell noch intakt, wenn auch verlangsamt. Im weiteren Verlauf kommt es zu einem Untergang von Nervenzellen in der Hirnrinde. Dadurch, dass die Gedächtnisinhalte in den Nervenzellen und ihren Verbindungen gespeichert sind, lässt das Gedächtnis nach.

Tabelle 7-1: Frühzeichen für Alzheimer-Demenz (modifiziert und erweitert nach den sieben Warnzeichen des National Institute on Aging; NIA)

- Gefühl der Überforderung, ständige Versagensängste
- sozialer Rückzug, Vernachlässigung sozialer Kontakte oder Hobbies
- Depressivität, Ängstlichkeit
- Gereiztheit, Wutausbrüche, Misstrauen
- übermäßige Ordentlichkeit
- Probleme mit Veränderungen jeder Art, Leben in der Vergangenheit1
- Vergessen von Geburtstagen, Jahrestagen, Terminen
- Probleme mit dem Kurzzeitgedächtnis: die Patienten merken sich beispielsweise drei Wörter, werden dann abgelenkt, nach fünf Minuten sind die Wörter alle vergessen
- alltägliches Wissen wie Kochen, Kartenspielen oder die Handhabung der TV-Fernbedienung geht verloren
- der Patient findet viele Gegenstände nicht mehr oder legt sie an ungewöhnliche Stellen (unabsichtliches Verstecken) und verdächtigt andere Personen, den Gegenstand weggenommen zu haben
- Fehlhandlungen: Gegenstände werden beispielsweise an ungewohnten Orten aufbewahrt (Schuhe im Eisschrank usw.)
- Probleme, sich in einer fremdem Umgebung zurecht zu finden
- die Fähigkeit, mit Geld umzugehen, Überweisungen, Rechnungen und ähnlichem geht verloren
- falsche Angaben von Monat, Jahr oder Jahreszeit
- einfache Dinge werden stereotyp wiederholt: die selbe Frage wird immer wieder gestellt, dieselbe kurze Geschichte wird immer wieder erzählt
- Vernachlässigung des äußeren Erscheinungsbildes, auf Nachfrage wird dies aber bestritten
- Antwort auf Fragen, indem die Frage wiederholt wird.

7.3 Das Langzeitgedächtnis

Wie weiter oben beschrieben, gehen im Verlauf der Alzheimer-Demenz Nervenzellen in vielen Bereichen des Gehirns unter. Die Hirnrinde ist zuerst im Schläfen- und Scheitellappen betroffen, später kommt das Stirnhirn dazu.

Das Langzeitgedächtnis (auch Altgedächtnis genannt) hat keinen «Stammsitz» im Gehirn, sondern ist – soweit wir wissen – über die gesamte Hirnrinde verteilt. Ereignisse aus dem Langzeitgedächtnis sind dabei durch langjähriges Üben und Wiederholen der Sinneseindrücke besonders stark «eingebrannt». Bei einem Nervenzelluntergang in der Hirnrinde gehen die am besten «geölten» Verbindungen zwischen den Nervenzellen der Hirnrinde erst relativ spät verloren.[122]

7.4 Weitere Probleme neben Gedächtnisstörungen bei Demenzen

Demente Menschen haben – per Definition – immer weitere geistige Probleme. Am häufigsten bei der Alzheimer-Demenz sind Sprachstörungen. Erst fallen den Patienten die passenden Worte nicht mehr ein (Das Phänomen, etwas auf der Zunge liegen zu haben, gibt es aber auch bei Gesunden!). Später ist die Sprache nicht mehr flüssig, dann reden sie immer weniger. Weitere Probleme sind Schreib- und Rechenstörungen, Probleme beim Zeichnen und im Umgang mit vertrauten Gegenständen oder Personen.

Typisch sind auch Schwierigkeiten, sich zu orientieren: Die Patienten finden sich zunächst in fremden, dann auch in vertrauten Umgebungen nicht mehr zurecht. So kann es sein, dass ein Demenzkranker die Kaffeetasse in den Herd stellt, sich nicht mehr anziehen kann oder eine vertraute Person nicht mehr erkennt.[123]

Weitere Probleme sind oft Antriebslosigkeit (oder das Gegenteil wie zielloses Herumlaufen), rasche Stimmungsschwankungen, Angst, Furcht, Verzweiflung, Anklammern und Nachlaufen, peinliches Verhalten in der Öffentlichkeit, Frustration, Überreagieren, wiederholtes Fragen und verändertes sexuelles Verhalten.

---

122 «First in, last out»-Hypothese. Dabei scheint weniger die Deafferentierung sondern mehr eine kortiko-kortikale Dyskonnektion durch eine Störung der synaptischen Übertragung eine Rolle zu spielen.

123 Fachleute sprechen von neuropsychologischen Symptomen wie Aphasie (Sprechstörung), Agraphie (Zeichenstörung), Akalkulie (Rechenstörung), Apraxie (Störung des Werkzeuggebrauchs), Alexie (Lesestörung), Agnosie (Wissensstörung). Diese A-Zeichen weisen in der Regel auf eine Störung im Kortex (der Hirnrinde auf). Können Gesichter nicht erkannt werden, spricht man von Prosopagnosie.

7.5 Selbstwahrnehmung und Persönlichkeitsveränderungen der Patienten

Ob der Patient seine Beschwerden selbst wahrnimmt, ist regelmäßig die erste Frage, die Studierende der Medizin zum Thema Demenz stellen. Es kann davon ausgegangen werden, dass der Demenzkranke im Frühstadium seine Beschwerden sicher wahr nimmt. Man erkennt das meiner Erfahrung nach auch daran, ob der Patient selbst in die Gedächtnissprechstunde kommt oder ob ihn Angehörige begleiten oder schicken.

Was ist nun Selbstwahrnehmung? Es ist auch nichts weiter als eine geistige Funktion, könnte man sagen. Die Selbstwahrnehmung und damit auch die Krankheitseinsicht sind am ehesten im rechten Stirnhirn beheimatet. Im weiteren Verlauf nimmt diese Fähigkeit ab, da das Stirnhirn im Verlauf der Krankheit mit betroffen ist.

Bei Varianten der Demenz wie der frontotemporalen Demenz ist die Einsicht oft schon früher gestört. Die Patienten und leider auch oft die Angehörigen nehmen die Probleme nicht mehr richtig wahr oder bagatellisieren. Die «Fassade» bleibt dabei gewahrt. Oft wird erst beim Arzt deutlich, wie weit die Krankheit fortgeschritten ist.

Die Patienten sind dabei oft erfinderisch und entwickeln deutliche Vermeidungsstrategien, mit denen sie ihre Defizite verheimlichen, z. B.

- Witzeln
- Ablenken und Wechseln des Themas
- Abstreiten irgendeines Problems.

Bei der Alzheimer-Demenz ist üblicherweise die Persönlichkeit bis in die Spätstadien unverändert. Wer also immer ein friedliebender, angenehmer, freundlicher Zeitgenosse war, wird sich aus meiner Erfahrung nicht über Nacht in ein Ekel verwandeln. Dieser Befund ist am besten durch die relativ späte Beteiligung des Stirnhirns erklärbar. Anders kann das bei der frontotemporalen Demenz (FTD) aussehen.

8 Medizinische Untersuchungen

Demenzen sind in den meisten Fällen leider nicht heilbar sondern nur ein wenig zu bremsen. Die Diagnose ist folglich für die meisten Menschen ein schwerer Schlag. Eine Demenz zu diagnostizieren ist dennoch wichtig, damit der Patient und die Angehörigen über die Ursachen, Symptome, Prognose und die Vorbeugung informiert sind. Hier unterscheidet sich die Demenzdiagnostik nicht von anderen Disziplinen der Medizin wie der Neurologie oder der Onkologie. Voraussetzung der Diagnostik ist immer, dass der Patient oder sein gesetzlicher Vertreter zustimmt. Zudem sollte sie möglichst früh und möglichst ausführlich erfolgen.

Grundlage der Demenzdiagnostik sollten eine solide körperlich-internistische und neurologische Untersuchung sowie eine psychiatrische Einschätzung (psychopathlogischer Befund) durch einen Arzt sein. Es gibt nationale und internationale Standards bei der Demenzdiagnostik, die Ihnen im Folgenden vorgestellt werden.

In der Diagnostik kann man die eigentliche Demenztestung (Gedächtnistests, neuropsychologische Tests) von der *apparativen Diagnostik* unterscheiden.

Neuropsychologische Kurztests können bis zu einem gewissen Umfang in jeder Arztpraxis durchgeführt werden. Damit sollte begonnen werden. Erfahrene Nervenärzte und Neuropsychologen fragen dabei nach der Schulbildung, Ausbildung und dem Beruf des Patienten, da das Einfluss auf die Untersuchungen und den Verlauf der Krankheit hat. Auch das Geschlecht spielt eine Rolle. Frauen schneiden in der Regel bei Sprachtests besser ab; Männer bei den visuellräumlichen Tests.

Bei der apparativen Diagnostik gibt es obligatorische Untersuchungen (wie Bluttests und CT/MRT) und aufwändigere Tests (z. B. Liquor = Nervenwasser und SPECT/PET), die eher in spezialisierten Einrichtungen gemacht werden.

8.1 Die wichtigsten Tests

Bei neuropsychologischen Gedächtnistests werden das Gedächtnis und andere «höhere Hirnfunktionen» untersucht. Unterschieden werden muss zwischen sogenannten Screeningverfahren oder Kurztests und ausführlicher Testung sowie Selbst- und Fremdbeurteilungsverfahren. Die meisten Demenztests sind Fremdbeurteilungen, da der Patient ja seine eigenen Defizite nicht wahrnimmt oder aber übertreibt.

Ein Screening müssen Sie sich wie ein sehr grobes Sieb vorstellen, mit denen man Demenzen relativ schnell «rausfischen» kann. Der Mini-Mental-Status-Test ist der bekannteste Vertreter.

Nachteil der Screeningverfahren ist, dass im groben Sieb ein kleiner Fisch leicht entwischen kann. Ausführliche Testverfahren sind aufwändiger, dafür genauer. Ein hervorragender kleiner Wegweiser für Demenztests in der Praxis wurde von Ivemeyer und Zerfaß 2002 veröffentlicht. Die wichtigsten Tests werden Ihnen im Folgenden vorgestellt.:

Der Mini-Mental-Status-Test

Der Mini-Mental-Status-Test ist ein gebräuchlicher Screening-Test bzw. Kurztest bei geistigen Störungen jeder Art. Er wurde von Folstein entwickelt und ist über die Beltz Test GmbH Göttingen oder über Pharmafirmen erhältlich. Er ist einfach durchzuführen, fast jeder Arzt oder Psychologe beherrscht ihn und er dauert nur 10 bis 15 Minuten. Im Test können maximal 30 Punkte erreicht werden.

Das allgemeine Auswertungsschema des «Mini-Mental» ist einfach:

- 30: fehlerfreie Leistung
- 28 bis 29: kann man noch als normal durchgehen lassen[124]
- 23 bis 27: leichte kognitive Störung (MCI)
- unter 23: deutlicher Verdacht auf Demenz
- 10 bis 17: mittelschwere Demenz
- unter 10: schwere Demenz.

124 Bei genauer Auswertung müssen Alter und Schulbildung berücksichtigt werden. Ab einem Alter von 80 Jahren ist bei Abitur/College auch noch 27 normal. Bei einer geringeren Schulbildung (z. B. Hauptschule) oder gar keinem Schulabschluss ist auch schon ab 40 Jahren ein Wert von 27 noch normal.

Eine langsame Verschlechterung von drei bis vier Punkten pro Jahr stärkt den Verdacht auf eine Alzheimer-Demenz.

Medizinstudenten lernen den Test meist im dritten bis vierten Jahr. Psychologen mögen ihn nicht so besonders, weil er wirklich nur sehr grobe Störungen misst. Das heißt, der Test schlägt erst an, wenn ohnehin schon offensichtlich ein Problem vorliegt.[125] Er ist also zur Frühdiagnostik nicht geeignet. Zudem müssen auch unbedingt Alter und Schulbildung berücksichtigt werden. Dennoch erkennen auch die Neuropsychologen an, dass der Test zumindest für den Verlauf einer Demenz sinnvoll und vor allem einfach ist. Für niedergelassene behandelnde Ärzte ist es eigentlich sogar vorgeschrieben, den Verlauf einer Demenz zu dokumentieren. Daher kann ich Ihnen den Test schon ruhigen Gewissens empfehlen.

Auch in wissenschaftlichen Studien hat der Mini-Mental-Status-Test weiter seinen Stellenwert als «kleinster gemeinsamer Nenner». Viele Antidementiva wurden auf der Basis des Mini-Mental zugelassen. Geprüft werden Orientierung, Merkfähigkeit, Aufmerksamkeit, Sprache, Exekutivfunktionen, sowie Lesen, Schreiben und Nachzeichnen, siehe Abbildung 8-1.

Eine Zusammenfassung der diagnostischen Wertigkeit des «Mini-Mental-Status-Test» und anderer gängiger Tests finden Sie weiter unten in diesem Kapitel.

Uhrenzeichnentest

Ein weiterer schnell und einfach durchzuführender Screening-Test ist der Uhrenzeichnentest (s. Abb. 8-2). Zu Beginn meiner Ausbildung war ich immer wieder überrascht, wie schlecht Patienten bei diesem Test schon abschneiden, obwohl sie auf den ersten Blick noch eine gute «Fassade» haben.

Der Test dauert nur 2 bis 5 Minuten und wird von den Patienten sehr gut angenommen, weil er nicht konfrontativ ist. Das bedeutet, dass es für sie nicht peinlich ist, nicht gut abzuschneiden. Der Untersuchende zeigt oder zeichnet einen Kreis und sagt dem Patienten, wo oben und unten ist.

Dann soll der Patient in den Kreis die Ziffern der Uhr eintragen. Wenn das geklappt hat, soll der Patient die Uhrzeit «10 nach 11» eintragen. Die Auswertung erfolgt nach den in Tabelle 8-1 erläuterten Vorgaben, die etwa deutschen Schulnoten entsprechen.[126] Hat der Patient die Note 3 oder schlechter, ist das ein deutlicher Hinweis für eine Demenz. Der Test schlägt aber auch bei anderen Krankheiten an. Man testet mit dem Uhrenzeichnentest die räumliche Vorstellungskraft

125 Die Sensitivität des «Mini-Mental» für eine Demenz bei einem Cutoff von 23 oder weniger beträgt 69 % bei einer Spezifität von 99 %.

126 Eine «Note» schlechter als zwei gilt als Hinweis auf eine dementielle Entwicklung. Die Sensitivität und Spezifität des Uhrentests ist mit ca. 85 % als gut bis sehr gut zu bewerten.

Mini-Mental-Status-Test

Name: ______________________

Datum: __________ **SCORE:** ________

A. ORIENTIERUNG	
• **ZEIT:** z. B. Welchen Tag haben wir heute? ----------------------------------- • **RAUM:** z. B. Wo sind wir? (1 Punkt für jede korrekte Antwort?)	**1.** Jahr **2.** Jahreszeit **3.** Datum **4.** Wochentag **5.** Monat **6.** Land/Staat **7.** Bundesland **8.** Stadt/Ortschaft **9.** Klinik/Praxis/Altersheim **10.** Stockwerk **Summe** (max. 10): ________

B. MERKFÄHIGKEIT	
• Der Untersucher nennt folgende drei Gegenstände und fordert den Patienten auf, die Begriffe zu wiederholen (1Punkt für jede richtige Antwort). ----------------------------------- • Der Untersucher wiederholt die Wörter so lange, bis der Patient alle 3 gelernt hat (max. 6 Durchgänge).	1. >> **Auto** << 2. >> **Blume** << 3. >> **Kerze** << **Summe** (max. 3): ________

C. AUFMERKSAMKEIT UND RICHTIGKEIT	
• Von 100 an sind jeweils 7 abzuziehen. Falls ein Rechenfehler gemacht wird und die darauf folgenden Ergebnisse "verschoben" sind, so wird nur ein Fehler gegeben **ODER** • Falls der Patien die Aufgabe nicht durchführen kann oder will, "RADIO" rückwärts buchstabieren lassen: O-I-D-A-R (1 Punkt für jeden korrekten Buchstaben)	1. >> **93** << 2. >> **86** << 3. >> **79** << 4. >> **72** << 5. >> **65** << 1. **O** 2. **I** 3. **D** 4. **A** 5. **R** **Summe** (max. 5): ________

D. ERINNERUNGSFÄHIGKEIT	
• Der Untersucher fragt nach den 3 zuvor genannten Wörtern: (1 Punkt für jede korrekte Antwort)	1. >> **Auto** << 2. >> **Blume** << 3. >> **Kerze** << **Summe** (max. 3): ________

E. SPRACHE	
• Der Untersucher zeigt zwei Gegenstände und fordert den Patienten auf, sie zu benennen:	**1.** Armbanduhr **2.** Bleistift
• Der Untersucher fordert den Patienten auf, nachzusprechen:	**3.** "Sie leiht ihm kein Geld mehr"
• Der Untersucher lässt den Patienten folgendes Kommando befolgen	**4.** "Nehmen Sie dieses Blatt in die rechte Hand **5.** "Falten Sie es in der Mitte" **6.** "Legen Sie es auf den Boden"
• Der Untersucher bittet den Patienten:	**7.** die unten stehende Anweisung zu lesen und zu befolgen:
• Der Untersucher dreht das Blatt um und fordert den Patient auf,	**Schließen Sie die Augen** **8.** einen vollständigen Satz zu schreiben
• Der Untersucher lässt den Patient die unten stehende vorgegebene Figur malen (1 Punkt, wenn alle Seiten und Winkel stimmen und die sich überschneidenden Linien ein Viereck bilden) 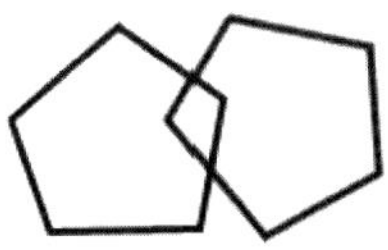	**9.** Nachzeichnen **Summe** (max. 9): ________
	Gesamtsumme bitte oben eintragen.

Abbildung 8-1: Der Mini-Mental-Status-Test

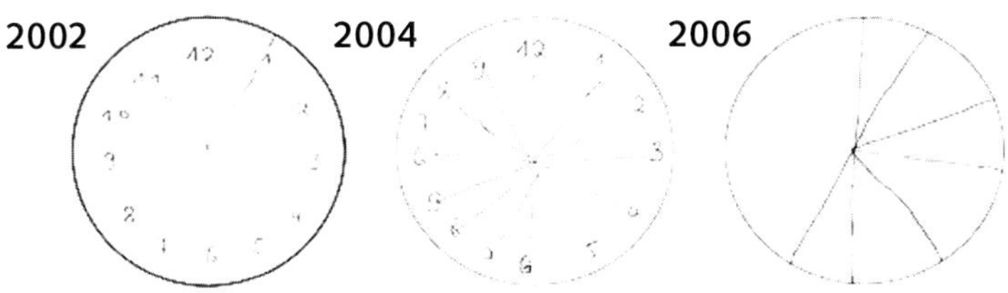

Abbildung 8-2: Der Uhrzeichentest im Verlauf einer Alzheimerdemenz (Ambulanz der Psychiatrischen Klinik Erlangen)

Tabelle 8-1: Uhrenzeichnentest

	Beschreibung	Bewertung
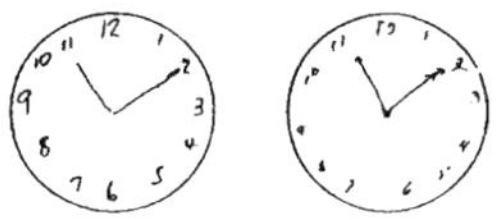	**perfekt** Ziffern 1–12 richtig 2 Zeiger, richtige Uhrzeit	1
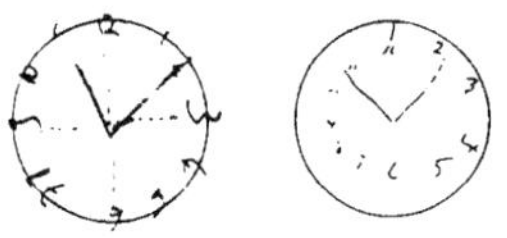	**leichte Fehler** Abstände ungleichmäßig Ziffern außerhalb, Blatt gedreht, Ziffern auf dem Kopf «Speichen»	2
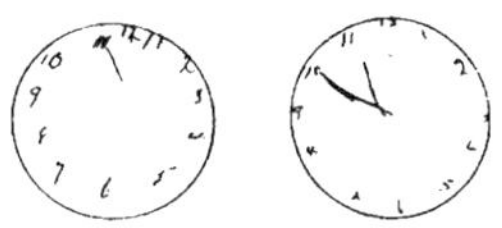	**fehlerhafte Uhrzeit bei erhaltener Uhrdarstellung** nur ein Zeiger «10 nach 11» als Text keine Uhrzeit	3
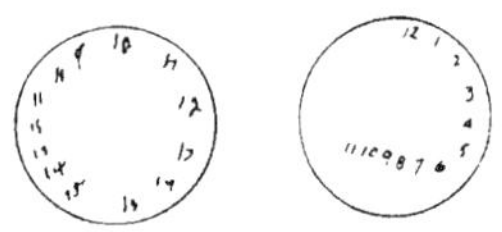	**mittelgradige Desorganisation** unregelmäßige Zwischenräume Ziffern vergessen oder über 12 hinaus Ziffern gegen Uhrzeigersinn/unlesbar	4
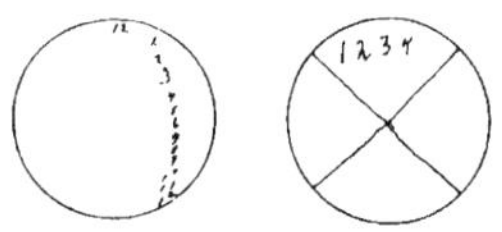	**schwere Desorganisation** schwerer als 4, z. B. kaum noch lesbare Ziffern, falsch angeordnet	5
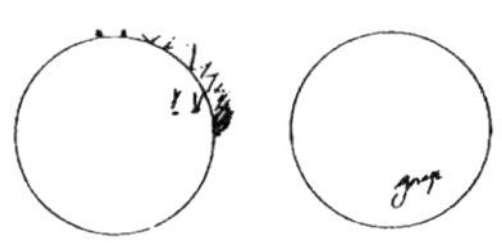	**keinerlei Darstellung einer Uhr** **keine Ähnlichkeit der Zeichnung mit einer Uhr; Patient schreibt Worte oder Namen auf**	6

(Parietalhirnfunktion) und die Fähigkeit, die Vorstellung auch motorisch umzusetzen («action stream» ins Stirnhirn/Frontalhirn, Exekutivfunktion). Bei der Alzheimer-Demenz ist in erster Linie die Parietalhirnfunktion gestört. Will man nur das räumliche Erkennen testen, bietet sich der Uhren*lese*test an, der von meinem Kollegen Prof. Klaus Schmidtke aus Freiburg weiterentwickelt wurde.

Die Empfindlichkeit einiger Tests, eine Erkrankung zu erkennen (Sensitivität) und die Genauigkeit, einen Gesunden korrekt zu erkennen (Spezifität) ist in Tabelle 8-2 angegeben.

Tabelle 8-2: Sensitivität und Spezifität gängiger neuropsychologischer Tests (modifiziert nach Burns & Morris, 2008)

Test	Sensitivität	Spezifität
Mini-Mental unter 24 von 30	63 %	96 %
Mini-Mental Abfall um 4 Punkte in 1 bis 4 Jahren	82 %	99 %
Uhrenzeichnentest	85 %	85 %
CDR (Schweregradeinteilung nach Morris)	92 %	94 %
IQCODE (Angehörigenbefragung)	89 %	88 %

SKT (Syndrom-Kurztest nach Erzigkeit)

Prof. Hellmuth Erzigkeit war einer der besten deutschen Neuropsychologen und Testentwickler. Er und Dr. Hartmut Lehfeld (jetzt Klinikum Nürnberg) haben den SKT in Erlangen entwickelt. Die ursprüngliche Idee war, die Durchgangssyndrome nach Wieck psychometrisch zu erfassen. Erst später wurde der Test auch bei den Demenzen eingesetzt. Mit dem SKT können Gedächtnis und Aufmerksamkeit getrennt getestet werden. Geeignet ist der Test auch für jüngere Menschen ab 17 Jahren. Die Auswertung ist für sechs unterschiedliche Altersgruppen, drei Intelligenzniveaus und fünf Varianten möglich.[127] Unter anderem wird in neun Untertests mit bunten Bildern und bunten Magnetsteinen gearbeitet. Fast alle Aufgaben müssen in einer Minute bearbeitet werden. Das gibt dem Test einen sportlich-spielerischen Charakter, was von Patienten gut angenommen wird. Für eine gute Leistung bekommt man 0 Punkte. Je mehr Punkte der Patient hat, desto schwerer ist er krank (maximal 27 Punkte). Der Test dauert 10 bis 15 Minuten, ist allerdings für die Früherkennung einer Demenz nicht sehr geeignet. Aktuell entwickeln wir in Erlangen eine computerisierte Version des Testes. Ich habe Erzigkeit kennenlernen dürfen, er war ein wunderbarer Mensch und hatte vielerlei Talente. Leider starb er kurz, nachdem er in den Ruhestand ging überraschend im Juni 2010.

127 Der Test kommt in einem Holzkasten, kostet ca. 400 Euro und ist über die Testzentrale in Göttingen erhältlich.

CERAD

1986 taten sich einige amerikanische Gedächtnissprechstunden zusammen und legten einen Minimalstandard für Gedächtnistests fest; hauptsächlich, um Forschungsergebnisse vergleichbar zu machen. Bis dahin verwendete jede Einrichtung mehr oder weniger selbst entwickelte Tests. Dies gelang und der CERAD (*Consortium to Establish a Registry for Alzheimer's Disease)* hat sich mittlerweile weltweit als Standard in Gedächtnissprechstunden etabliert. In deutschsprachigen Ländern ist die Memory-Klinik in Basel autorisiert, den Test zu übersetzen. Der Test dauert 40 bis 60 Minuten und wird üblicherweise von einem Neuropsychologen durchgeführt.

Der CERAD beinhaltet fünf Untertests und wird in acht Schritten durchgeführt:

1. Wortflüssigkeit
2. benennen
3. Mini-Mental-Status-Test
4. Wortliste lernen
5. Abzeichnen von vier Figuren (Konstruktive Praxie)
6. verzögerte Wiedergabe der Wortliste
7. Wort wieder erkennen
8. verzögerte Wiedergabe der vier Figuren.

Im deutschsprachigen Raum ist die Gedächtnisambulanz der Uni Basel für den CERAD zuständig. Die Auswertung erfolgt heute überwiegend computerbasiert, neuerdings online (www.memoryclinic.ch/ceradnew/). Wenn der Gedächtnisteil und ein weiterer Test nicht in Ordnung sind (Faustregel ist ein «Z-Wert» unter -1,3), erfüllt der Patient Kriterien für eine Demenz. Mit einiger Erfahrung erkennt man das «Profil» einer Alzheimer-Demenz im CERAD auf einen Blick.

Vorteil des CERAD ist, dass es sehr verlässliche Normwerte gibt. Für jedes Alter, Geschlecht und Bildungsstand gibt es einen passenden Normwert. Nachteil ist, dass es keinen einfachen Summenwert wie beim Mini-Mental-Status-Test gibt.

Bildtafeln

Ich verwende sehr gerne Bildtafeln und Cartoons, weil sie von den Patienten gut angenommen werden und Auffassung, Humor und Abstraktionsfähigkeit testen. Ein Beispiel ist in **Abbildung 8-3** zu sehen. Dem Patienten wird ein Cartoon gezeigt und er muss dann sagen, was er erkennt. Meiner Erfahrung nach ist der Test recht empfindlich bei temporo-frontalen Problemen. Patienten können oft den Witz oder das Absurde im Cartoon nicht mehr erkennen. Man erhält merkwürdige Antworten oder die Patienten bleiben wie im Fall unten im Allgemeinen und Konkreten (Konkretismus). Im Folgenden gebe ich ein Gespräch wieder zwischen Arzt und Patient nach Präsentation des Cartoons (modifiziert nach Landis et al., 1990):

A (Arzt): Was meinen Sie zu dem Bild?

P (Patient): Da stößt einer eine Sau über die Schwelle.

A: Was sieht man noch auf dem Boden?

P: Ein Stempelkissen.

A: Für was wird das hier gebraucht?

P: Um etwas zu stempeln.

A: Was stempelt er denn?

P: Ja, seine Briefe, seine Umschläge.

A: Wenn Sie so schauen, was gibt es da noch an der Wand?

P: Eine Steckdose.

A: Warum stößt er die Sau über die Schwelle?

P: … das ist der Bauer.

A: Sehen Sie einen Zusammenhang zwischen dem Stempelkissen, der Steckdose und der Sau?

P: Ja … die Säue werden vor dem Schlachten gestempelt, damit man weiß, wem sie gehören.

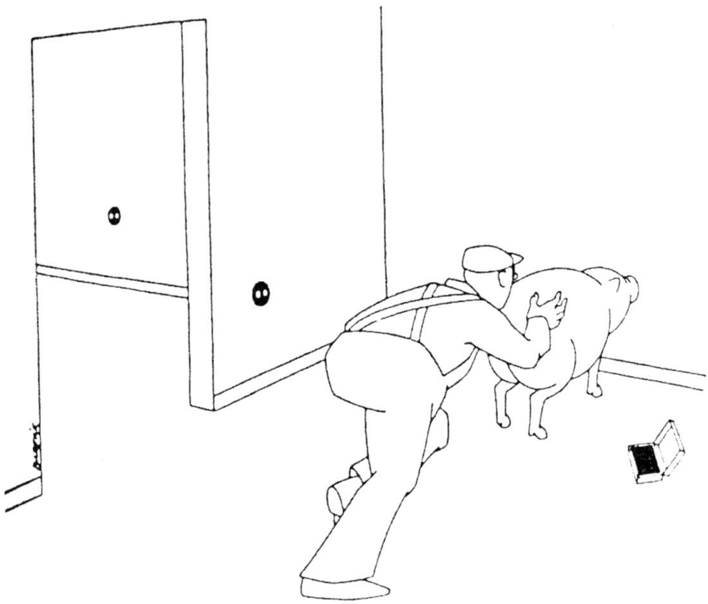

Abbildung 8-3: Ein Cartoon zur Prüfung der visuellen Auffassungsgabe (Barták, Nebelspalter Verlag, Rorschach 1979)

DemTect®

Der DemTect® ist ein weiteres Screeningverfahren. Er wurde im wesentlich von PD Dr. Dipl. Psych. Pasquale Calabrese[128] aus Bochum entwickelt, der auch das RDS (siehe unten) entwickelt hat. Calabrese ist einer der führenden Neuropsychologen und Demenzexperten in Deutschland. Die wesentlichen Unterschiede des DemTect zum Mini-Mental-Status-Test und Uhrenzeichnen sind:

- Prüfung der Wortflüssigkeit (die bei der Alzheimer-Demenz rasch reduziert ist)
- Zeitbegrenzung einiger Aufgaben
- Eignung auch bei leichter Störung.

128 PD Dr. Calabrese ist auch Vorsitzender der multidisziplinären Arbeitsgemeinschaft der deutschen Gedächtnisambulanzen (MAGDA e. V.).

Der DemTect® dauert ca. acht bis zehn Minuten und besteht aus fünf Teilaufgaben (drei Gedächtnistests, Zahlenumwandlung und Wortflüssigkeit in der Supermarktaufgabe).

Bei der Wortliste werden dem Patienten langsam zehn Worte vorgelesen. Danach soll er möglichst viele Worte wiederholen. Auf die Reihenfolge wird nicht geachtet. Dann wird dem Patienten die Wortliste ein zweites Mal genannt und notiert, wie viele Worte der Patient wiedergeben kann (maximal 20).

Beim Zahlenumwandeln muss der Patient vorgegebene Ziffern in Worte umwandeln und umgekehrt. Beim dritten Test bekommt er eine bestimmte Aufgabe und muss in einer Minute besonders viele passende Wörter nennen. Anschließend muss der Patient Zahlen rückwärts vorlesen. Zum Abschluss wird die Wortliste erneut abgefragt.

Es gibt für den DemTect® ein Auswerteschema für Patienten, nach Alter gestaffelt. 18 bis 13 Punkte sind normal, 12 bis 9 entsprechen einer leichten kognitiven Störung (MCI), unter 9 Punkte sind demenzverdächtig. Der Test kann von eingearbeiteten Arzthelferinnen oder Hilfskräften durchgeführt, von niedergelassenen Ärzten abgerechnet werden und wird entsprechend häufig eingesetzt.[129]

Global Deterioration Skala (GDS) nach Reisberg

Die Reisbergskala ist sehr einfach und teilt die Demenz in folgende sieben Phasen:

1. keine kognitiven Einschränkungen
2. subjektive Beschwerden ohne objektive Defizite
3. subjektive Beschwerden mit einigen objektiven Defiziten, die aber die Demenzkriterien nicht vollständig erfüllen;
4. mäßige Demenz
5. mittelschwere Demenz
6. schwere Demenz
7. sehr schwere Demenz.

Die Skaleneinteilung kann in 10 bis 15 Minuten durch einen erfahrenen Arzt oder Neuropsychologen erfolgen. Zu jedem Grad gibt es eine klinische Beschreibung, die geprüft werden muss. Der Test ist über die Testzentrale erhältlich

129 Der DemTect® ist über die Firma Eisai Pfizer oder über www.alois.de kostenlos verfügbar.

Geriatric Depression Scale (GDepS) nach Yesavage, 1983

Die GDepS ist wichtig, um bei älteren Patienten eine Depression zu erkennen. In der Kurzversion werden 15 Fragen, in der Ultra-Kurzversion nur vier einfache Fragen gestellt. (Die Langversion hatte 30 Fragen, wird aber kaum noch verwendet.) Die Erhebung dauert 5 bis 10 Minuten. Der Patient füllt den Fragebogen selbst aus. Normal sind bis zu fünf Punkte; sechs bis zehn Punkte sprechen für eine leichte bis mittlere Depression, mehr Punkte weisen auf eine schwere Depression hin. Die Skala ist in dem Heft «Psychometrische Tests zur Demenzdiagnose und Therapieverlaufskontrolle in der hausärztlichen Praxis» über die Firma Merz erhältlich.

Hier ein paar Fragen aus der Skala:

- Sind Sie grundsätzlich mit Ihrem Leben zufrieden?
- Haben Sie das Gefühl, dass Ihr Leben leer ist?
- Haben Sie dauernd Angst, dass Ihnen etwas Böses zustoßen könnte?
- Fühlen sie sich meist glücklich und zufrieden?

RDS-Test (Rapid Dementia Screening)

Der RDS wurde von PD Dr. Calabrese, PD Dr. Kalbe, und Prof. Kessler als Schnelltest zur Erkennung von Demenzen entwickelt. Er beinhaltet zwei Tests aus dem DemTect®, ist also eine Kurzform des DemTect®. Es gibt wieder unterschiedliche Skalen je nach Alter. Neun bis zwölf Punkte sind normal, fünf bis acht Punkte sprechen für eine leichte kognitive Störung (MCI) und vier Punkte oder weniger sprechen für eine Demenz. Der Test ist über die Firma Janssen-Cilag erhältlich.

Weitere Tests bei Demenz und in der Geriatrie

Es gibt noch zahlreiche weitere Tests, die in der Arztpraxis oder spezialisierten Einrichtungen durchgeführt werden. Ein guter «Tester» passt seine Tests dem Patienten an. Weitere, in Deutschland übliche Tests sind in Tabelle 8-3 angegeben. Weitere können z. B. im Testkatalog der Testzentrale des Hogrefe-Verlags gefunden werden.

Tabelle 8-3: In Deutschland übliche Tests bei Demenz und in der Geriatrie

Tests, alphabetisch	Aufwand (ungefähr)	Tests ist für	Weitere Informationen
ADAS	45 min; 21 Items	kognitive und nicht-kognitive Symptome bei leichter bis mittelschwerer Demenz; hauptsächlich Forschungsinstrument	Es werden Fehler gezählt: 11 oder mehr von 70 möglichen Punkten sprechen für Demenz. Hauptsächlich als Forschungsinstrument und in Studien verwendet
Barthel-Index	3–5 min	Einschätzung der Pflegebedürftigkeit in 10 Funktionen des täglichen Lebens	weniger als 60 von 100 Punkten: wahrscheinlich pflegebedürftig
Benton-Test	5–10 min	visuell-räumliche Stimuli	
Berliner Amnesietest	45–60 min	leichte bis schwere amnestische Defizite	
CGI	5 min	Gesamteindruck	Einteilung in 7 Stufen von verbessert bis verschlechtert
DAD	20 min	spontane basale und alltagspraktische Fähigkeiten	
MOCA	10 min	Erkennung von MCI	
NAI	45–60 min	Demenz	(Testtabellen)
NPI	45 min; 12 Items	Verhaltensauffälligkeiten; Befragung von Angehörigen	meist nur in Studien verwendet
NOSGER nach Spiegel	5–10 min; 30 Items	Fremdbeurteilungsskala	Gedächtnis, ADL, Stimmung, Sozialverhalten max. 30 Punkte. Auswertung in spinnenförmigem Diagramm
ROSA	25 min	alle Stadien der Demenz	Validierungsstudie läuft
RUD	15 min	Gesundheitsökonomie	meist in Studien
SIB	30 min; 51 Items	mittlere bis schwere Demenz	weniger als 63 von 100 Punkten entspricht ca. MMSE von 4.

Tests, alphabetisch	Aufwand (ungefähr)	Tests ist für	Weitere Informationen
SIDAM	30–45 min	Unterscheidung verschiedener Demenzformen; alle Schweregrade	unter 34 von 55 möglichen Punkten
Tandem-Stand	2–3 min	Einschätzung der Sturzgefahr	mindestens 1 von 4 Punkten
TFDD nach Ihl und Grass-Kapanke	5–10 min; 11 Items	Einschätzung von Depression und Demenz (alle Schweregrade) durch Patient und Angehörige	maximal 50 Punkte; unter 35 Punkten: Verdacht auf Demenz; Items 10 und 11; Mehr als 8 Punkte: Verdacht auf Depression
TYM nach Brown	5 min	Alzheimer-Demenz erkennen	11 Aufgaben; ab 43 von 50 Punkten: normal; englische Version frei verfügbar im Internet über BMJ

ADAS: Alzheimer Disease Assessment Scale

CGI: Clinical Global Impression

DAD: Disability Assessment of Dementia

MOCA: Montreal Cognitive Assessment

NAI: Nürnberger Altersinventar

NPI: Neuropsychiatric Inventory

NOSGER: Nurses Observatins Scale for Geriatric Patients

ROSA: Relevant Outcome Scale for Alzheimer's Disease

RUD: Resource Utilization in Dementia

SIB: Severe Impairment Battery

SIDAM: Strukturiertes Interview für die Diagnose einer Demenz vom Alzheimer Typ, der Multiinfarkt- (oder vaskulären) Demenz und Demenzen anderer Ätiologie

TFDD: Test zur Früherkennung von Demenzen mit Depressionsabgrenzung. Entwickelt von Ihl und Grass-Kapanke in Düsseldorf. Erhältlich über www.testzentrale.de oder die Firma Merz

TYM: Test your Memory, nach Brown, 2009

8.2 Computertomografie oder Magnetresonanztomografie

Nach allen aktuellen Leitlinien sollte bei einer Demenz mindestens einmal ein Bild des Gehirnes gemacht werden. Minimum ist ein CT (Computertomografie), womit ich mich bei eindeutigen Fällen in der Regel erst einmal zufrieden gebe. Bei schwierigeren Fällen sollte man eher ein MRT (Magnetresonanztomografie) machen lassen. Diese Untersuchung ist zwar teurer, aber aussagekräftiger. Nach den vorliegenden Studien hat das MRT eine diagnostische Sicherheit von 80 bis 90 % (Sensitivität und Spezifität[130]) für die Erkennung und Unterscheidung einer Alzheimer-Demenz.

Vorteile des MRTs sind:

- keine Belastung mit Röntgenstrahlen
- bessere Unterscheidung von grauer und weißer Hirnsubstanz
- Gefäßschäden besser sichtbar
- Hirnstamm besser sichtbar (wichtig bei bestimmten Formen der Demenz, z. B. PSP).

8.3 Nuklearmedizinische Untersuchungen

In der Nuklearmedizin macht man sich Eigenschaften radioaktiver Stoffe für Diagnostik und Therapie zu Nutze. Die Stoffe bzw. Isotopen werden an Moleküle, z. B. Zucker gebunden. Mit dieser Methode können Stoffwechselveränderungen untersucht werden. In der Demenzdiagnostik ist die am häufigsten angewendete Methode das SPECT (single-photon-emission-computed-tomography = Einzelphotonenemissions-Computertomografie). Eine noch feinere Methode ist das PET (Positronenemissionstomografie). Bei der Alzheimer-Demenz kommt es zu einer sehr charakteristischen Veränderung: Die Hirndurchblutung ist nur im Schläfen- und Scheitellappen vermindert. Den genauen Grund hierfür kennt man nicht, denkt aber, dass es mit dem Acetylcholinmangel in diesen Hirnregionen zusammenhängt, die zu einer Durchblutungsstörung führen. In den letzten

130 Derzeit wird in spezialisierten Zentren intensiv an der Verbesserung des MRTs als Biomarker gearbeitet. Derzeit muss z. B. die Hippocampusvolumetrie oft noch von Hand gemacht werden, was mühsam und aufwendig ist. Weitere Forschungen zur Alzheimer-Demenz betreffen die deformationsbasierte Morphometrie, MR-Spektroskopie, das Diffusion-Tensor-Imaging oder das Perfusions-MRT (PWI).

Jahren wurde verstärkt versucht, das Amyloid selbst sichtbar zu machen[131]. Die berühmte Pittsburgh-Compound war der erste Stoff, der Amyloid nachweisen konnte. Aktuell führt die Firma Bayer eine weltweite PET-Studie durch mit einem ähnlichen Stoff namens Florbetaben. Die Psychiatrische Universitätsklinik in Erlangen wurde als eines der Studienzentren ausgewählt.

8.4 Untersuchung des Nervenwassers

Früher konnte eine sichere Alzheimer-Diagnose erst nach dem Tod gestellt werden. In jedem älteren Lehrbuch für Mediziner wurde dies betont. Mittlerweile können viele Veränderungen aber schon Jahre vor der Diagnose einer Demenz im Nervenwasser (Liquor) festgestellt werden (neurochemische Demenzdiagnostik (NDD) im Liquor). Das Nervenwasser (umgangssprachlich für Liquor cerebrospinalis) umspült die Nervenzellen und letztlich das gesamte Gehirn und Rückenmark. Es werden täglich ca. 200 ml (eine Kaffetasse voll) Nervenwasser in den Hirnwasserräumen (Ventrikeln) hergestellt und letztlich über die Hirnhäute und Nervenwurzeltaschen in der Wirbelsäule wieder aufgenommen. Veränderungen im Liquor spiegeln Veränderungen im Gehirn wider. Das veränderte Nervenwasser «wandert» quasi flussabwärts in die Lendenwirbelsäule und kann dort zu diagnostischen Zwecken entnommen werden.

Früher ist bei Patienten mit Demenz oft das Nervenwasser entnommen worden, um andere Erkrankungen (z.B. Entzündungen wie die Syphilis) auszuschließen.

Heute wird es genau anders herum gemacht: Nervenwasser wird entnommen, um die Diagnose Alzheimer zu stellen (Positivdiagnostik). Damit ist der Liquor einer der wichtigsten Biomarker[132] bei der Demenz geworden (s. Abb. 8-4).

Hauptnebenwirkung der Nervenwasserentnahme sind Kopfschmerzen (lageabhängiges postpunktionelles Syndrom, tritt in ca. 5 % der Fälle auf). Wichtig ist es, den Liquor rasch nach der Abnahme in ein Polypropylen-Plastik-Röhrchen zu füllen und in ein spezialisiertes Labor zu schicken.[133]

---

131 Der erste PET-Amyloid-Tracer ist der Ligand N-Methyl ^{11C} 2-(4'-methylaminophenyl)-6-hydroxy-benzothiazole (Pittsburgh Compund B: PIB).

132 Als Biomarker versteht man allgemein Krankheitsindikatoren, unabhängig von der verwendeten Methode. Für Biomarker bei der Alzheimer-Demenz gibt es folgende Kriterien: Sie sollten ein neuropathologisches Korrelat widerspiegeln und in einzelnen neuropathologisch diagnostizierten Einzelfällen validiert werden. Die Sensitivität sollte bei mindestens 85 %, die Spezifität bei mindestens 75 % liegen.

133 Aktuelle Informationen findet man auf der Webseite der Deutschen Gesellschaft für Liquoranalytik und Neurochemie (www.dgnl.de).

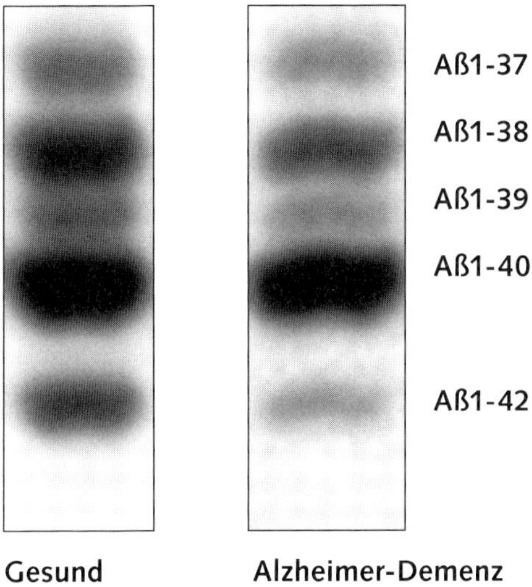

Abbildung 8-4: SDS-Gel zur Bestimmung der verminderten Abeta-Spiegel im Liquor (PD Dr. P. Lewczuk, Leiter des neurochemischen Labors der Psychiatrischen und Psychotherapeutischen Klinik Erlangen)

Typische Veränderungen im Liquor bei Alzheimer-Demenz sind:

- Abeta 1-42 ist ungefähr um die Hälfte vermindert[134]
- Verhältnis Abeta 1-42 (siehe oben) zu 1-40 ist vermindert
- Tau-Protein ist ungefähr 3-fach erhöht (als Hinweis für einen Untergang von Nervenzellen)
- Phospho-Tau ist erhöht (das weist sehr auf eine Alzheimer-Demenz hin).

134 Die Abeta 1-42-Reduktion im Liquor entsteht vermutlich durch Aggregation der löslichen Mono- und Oligomere zu unlöslichen Beta-Amyloid-Plaques im Gehirngewebe. Komischerweise kommt es auch bei der Lewy-Körperchen-Demenz und CJK zu solchen Abeta 1-42-Reduktionen im Liquor, aber keinen Plaques im Gehirn. Alternativ könnte es zu einer Verdünnung des Abeta bei zunehmender Atrophie oder zu einer verringerten Bildung von Abeta 1-42 kommen. Nach neuesten interessanten Befunden meines Kollegen Andreas Henkel bindet Abeta 1-42 an große Abeta-bindende Partikel (LAPs). Er konnte zeigen, dass es sich dabei um Immunglobuline (IgGs) handelt. Ursprünglich dachte man, dass die LAPs nur bei der Demenz vorkommen. Er konnte zeigen, dass sie auch bei Gesunden nachweisbar sind. Möglicherweise ist eine mangelnde Entfernung von löslichem Abeta durch das Immunsystem für die Plaquebildung verantwortlich.

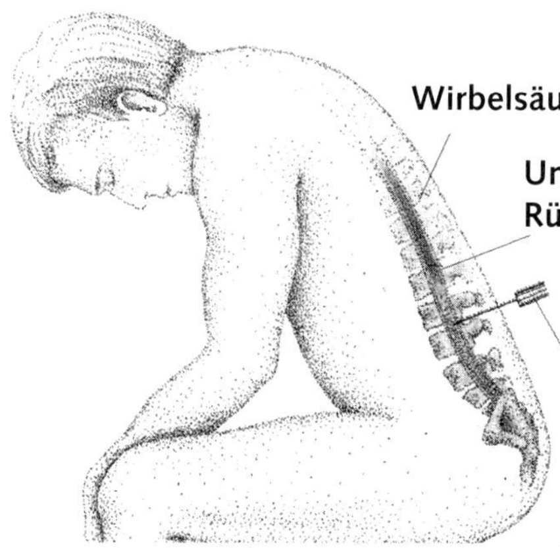

Abbildung 8-5: Liquorpunktion (Nervenwasserentnahme) (mit freundlicher Genehmigung der Firma ProCompliance)

Sunderland und Kollegen haben alle bis dahin vorliegenden Studien zu Liquor und Demenz zusammen ausgewertet (Sunderland et al., 2004). Sie kamen auf 17 Studien zum Beta-Amyloid und sogar auf 34 Tau-Studien. Insgesamt waren 3133 Alzheimer-Patienten in den Studien. Die Empfindlichkeit (Sensitivität) der Liquortests ist um die 90 %.[135] Das bedeutet, dass der Test bei 90 % «anschlägt», wenn der Patient krank ist, was ein sehr guter Wert ist. Die Spezifität ist leider niedriger (um die 60 %). Das bedeutet, dass nur 60 % der Gesunden korrekt als gesund erkannt werden. Weitere bleiben gesund, werden vom Test aber nicht erkannt. Inzwischen setzt sich immer mehr durch, sowohl den Beta-Amyloidwert als auch Tau in den Nervenwasserergebnissen zu verwenden.

Für Erfahrene ist die Nervenwasserentnahme Routine. Voraussetzung ist, dass bestimmte Blutwerte (Blutplättchen im Blutbild und Gerinnung) in Ordnung sind und der Patient keine «Blutverflüssiger» (Aspirin, ASS, Marcumar oder ähnliches) einnimmt. Die Untersuchung wird meist am sitzenden Patienten durchgeführt (s. Abb. 8-5).

Die Nervenwasserentnahme bei Verdacht auf Demenz wird allerdings aus verschiedenen Gründen nur in spezialisierten Laboren und aus Kostengründen meist stationär durchgeführt. Nach der Entnahme muss sich der Patient eine Weile ausruhen und dazu am besten mindestens eine halbe Stunde auf den Bauch legen.

---

135 Die Sensitivität der Liquordiagnostik war 92 %, die Spezifität 89 %. Für das Tau alleine liegt die Sensitivität und Spezifität für das Tau im Liquor ist auch 80 – 90 %. Ein Problem ist derzeit noch die unzureichende Standardisierung der Untersuchungen und starke tageszeitliche Schwankungen der Werte. In der Klinik versuchen wir immer vormittags zu entnehmen.

8.5 Bluttests

Bluttests gehören zur Demenzdiagnostik (siehe Kap. 11.2). Damit sollen aber hauptsächlich andere Krankheiten oder solche, die man behandeln kann, herausgefischt werden. Was die Demenz selbst betrifft, wäre es natürlich schön, wenn man auf die Nervenwasserentnahme oder andere aufwendige Untersuchungen wie MRT oder PET verzichten könnte. Die Untersuchung des Nervenwassers ist doch recht aufwendig, teuer, etwas unangenehm und nicht überall durchführbar. MRT ist fast überall verfügbar; PETs in der Regel nur in sehr spezialisierten Zentren, z. B. Universitätskliniken. Die Alzheimer-Krankheit selbst kann durch einen Bluttest aber leider noch nicht festgestellt werden, allerdings gibt es interessante Ansätze aus der Forschung. In der Regel sucht man entweder im Blutplasma oder bestimmten Zellen nach Eiweißen, die bei der Alzheimer-Demenz eine Rolle spielen sollen. Lanni et al. (Lanni et al., 2008) untersuchten z. B. Veränderungen in einem Protein (Transkriptionsfaktor) namens p53. Das Protein reagiert unspezifisch auf Stress und zwingt Zellen, sich nicht mehr zu teilen oder eine Art Selbstmord (Apoptose) zu begehen. In weißen Blutkörperchen fanden die Forscher, dass bestimmte Antikörper sich mehr an die Leukozyten von Alzheimer-Patienten (und nicht bei Kontrollen oder anderen Demenzen) hefteten,[136] was durch Veränderungen am p53 erklärbar war. Andere Forscher untersuchten Blutplättchen (Thrombozyten) und fanden auch hier Veränderungen bei Patienten mit Alzheimer-Demenz. Prof. Hampel und PD Dr. Bürger vom Alzheimer-Zentrum an der LMU München haben kürzlich einen Bluttest vorgestellt, der über Gefäßveränderungen der Alzheimer-Demenz näher kommen will (Buerger et al., 2009). Alle genannten Bluttests haben sich aber bisher in der Praxis nicht durchgesetzt. Wenn ein einfacher Bluttest entwickelt werden könnte, wäre das ein unglaublicher Fortschritt, weil dann jeder Hausarzt testen und die Demenz schon früher erkennen könnte.

Weitere interessante Befunde gibt es zu Hautzellen, die ja auch leicht zugänglich sind. Auch in der Haut sind beispielsweise Veränderungen im Tau-Protein nachgewiesen worden.

8.6 Verlässlichkeit der Diagnose

Der beste diagnostische Test ist eine sorgfältige Krankengeschichte, die körperliche Untersuchung und Überprüfung der geistigen Leistungen durch

136 Die Sensitivität des Tests betrug 90 %, die Spezifität 77 %.

einen Arzt, der Fachkenntnisse und Interesse an Demenzen hat. Dessen Untersuchung ist zeitaufwändig, aber durch nichts zu ersetzen.

National Institute of Health (NIH), Consensus-Stellungnahme, 1987

Wenn man als Arzt oder als Gedächtnissprechstunde auf Demenzen spezialisiert ist, kann man einen kranken Patienten mit etwa 90 %-iger Sicherheit erkennen.[137] Das Problem besteht eher darin, Gesunde, die sich um ihr Gedächtnis sorgen, korrekt als gesund zu erkennen. Aufgrund des klinischen Eindruckes kann man nicht sicher sagen, ob jemand mit normalen Testergebnissen in der klinischen Untersuchung auch gesund ist (Spezifität geringer; ca. 70 % bei den NINCSD-ADRDA-Kriterien). Hier helfen Zusatzuntersuchungen wie die Nervenwasserentnahme weiter, die eine höhere Spezifität um die 90 % haben. Klinische Untersuchung durch den Arzt und die Zusatzuntersuchungen ergänzen sich also gegenseitig.

137 Nimmt man die klinischen NINCDS-ADRDA Kriterien für die Alzheimer-Demenz, so beträgt die Sensitivität 68 bis 100 %; die Spezifität ist geringer und beträgt etwa 70 %.

9 Verlauf

9.1 Krankheitsverlauf

Anfangs nimmt der Patient die Gedächtnisprobleme nur subjektiv wahr.

Als typische Reaktion entsteht daraus im Stadium der leichten kognitiven Störung oft das Gefühl einer gewissen Überforderung mit einer Tendenz, sich zurückzuziehen. Etwa 30 bis 40 % der Patienten haben in diesem Stadium Beschwerden, die nicht direkt mit dem Gedächtnis im Zusammenhang stehen. Ihnen ist unklar, ob die Gedächtnisstörungen noch normal sind, sie haben oft Angst. Nach der Diagnosestellung beim Arzt sind verständlicherweise viele sehr traurig. Die meisten finden sich aber erstaunlich schnell mit dieser schweren Diagnose ab. Im Stadium der Demenz nehmen die Beschwerden zu. Hier haben nun etwa 60 bis 70 % der Patienten Beschwerden, die weit über Gedächtnisstörungen hinausgehen. Im Gegensatz zum Anfangsstadium, wo Rückzug und Depression im Vordergrund stehen, muss man die Patienten in späteren Stadien oft eher bremsen: Viele verdächtigen ihre Angehörigen Geld o. ä. zu stehlen, sind teilweise aggressiv und wandern in der Gegend umher oder machen die Nacht zum Tag. Der Verlauf ist in Abbildung 9-1 noch einmal vereinfacht dargestellt.

Es gibt nun noch weitere Beschwerden und eine gewisse Gesetzmäßigkeit, wann welche Beschwerden etwa zu erwarten sind. In Tabelle 9-1 ist der Verlauf vereinfacht dargestellt. Der klinische Verlauf folgt ein wenig umgekehrt der Entwicklung und Reifung des Kindes und der Gehirnentwicklung, wie in Abbildung 9-2 dargestellt.

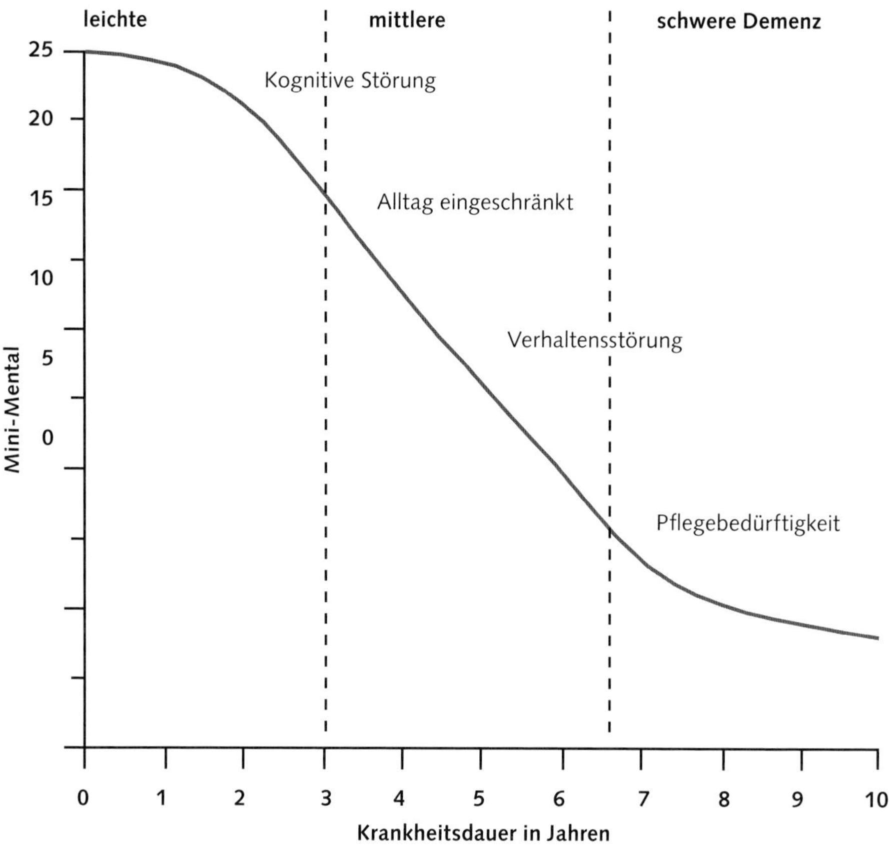

Abbildung 9-1: Der Verlauf der Alzheimerdemenz

Tabelle 9.1: Typischer Verlauf der Beschwerden bei der Alzheimerdemenz

Gedächtnis/Sprache	Gefühl	Verhalten	Stadium
Merkfähigkeit	Traurigkeit	Rückzug	leichte kognitive Störung
Wortfindungs-störung	Angst		
Aufmerksamkeits-störung	Reizbarkeit		
	Depressive Reaktion		Diagnosestellung
Fehlhandlungen	verstärkte Traurigkeit, durch Diagnose-verarbeitung		leichte Demenz
Zeitliche Desorientiertheit	meist ausgeglichen	Erregbarkeit	
Störung von Planen und Handeln; Abends situative Desorientiertheit	«nah am Wasser gebaut»; wechselnde Laune	Aggressivität, Enthemmung	mittelschwere Demenz
Räumliche Desorientiertheit	Gleichgültigkeit	Wahn, Halluzinationen	
Störung des Urteilsvermögens		Tag-Nacht-Umkehr	
Angehörige werden nicht erkannt		Umherwandern	
Sprachverlust, Verlust des Selbstbildes		Inkontinenz, Bettlägerigkeit Nahrungs-verweigerung	schwere Demenz

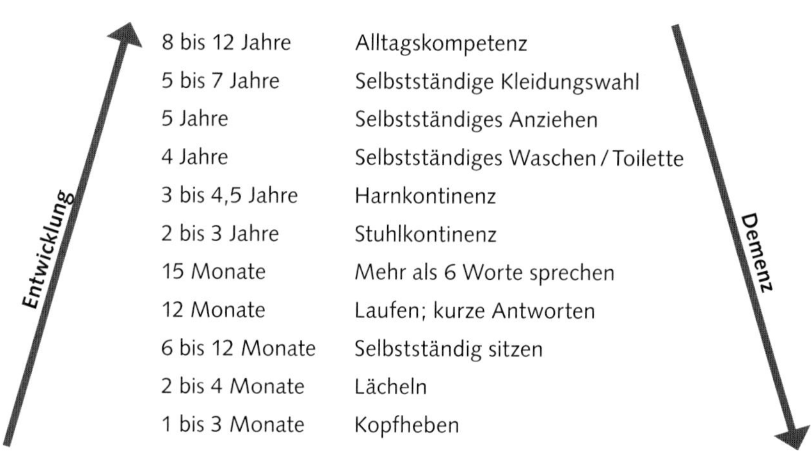

Abbildung 9-2: Die motorische Entwicklung im Kindesalter und die Rückentwicklung bei der Demenz

9.2 Krankheitsdauer

Bei der Demenz geht man allgemein von einer durchschnittlichen Überlebensdauer nach Diagnosestellung von sechs bis zehn Jahren aus. In älteren Lehrbüchern ist noch von fünf Jahren die Rede. Durchschnitt sind sieben bis acht Jahre. Im Einzelfall kann eine Demenz aber viel länger dauern. In jedem Fall schränkt eine Demenz die Lebenserwartung sowie die Lebensqualität der Familie deutlich ein.

In jedem Stadium der Demenz, leicht, mittel und schwer, verbringt der Patient etwa drei Jahre. Die Streubreite ist allerdings sehr groß. Natürlich gibt es auch schnellere und langsamere Verläufe.

Ab dem mittleren Stadium können sich gelegentliche Wahnideen in einen manifesten Wahn oder Halluzinationen verwandeln. Patienten, die später eine Zweitsprache erlernt haben, sprechen im zweiten Stadium dann oft plötzlich wieder in ihrer Muttersprache.

Das letzte schwere Krankheitsstadium ist durch Sprachverlust und körperliche Beschwerden wie Inkontinenz und Unruhe oder auch Apathie gekennzeichnet. Lange wurden diese «ausgebrannten» Demenzen von der Wissenschaft vernachlässigt. Die Patienten verbrachten ihre letzten Tage in Pflegeheimen und wurden bestenfalls gelegentlich von einem Heimarzt gesehen und meist nicht mehr untersucht. Das scheint sich nun zu ändern. Die Wissenschaft ist hier Susan L Mitchell aus Boston zu großem Dank verpflichtet. Vor kurzen hat sie die letzte Phase der Demenz in einer Studie im «New England Journal of Medicine» detailliert dargestellt: Essstörungen liegen bei 86 % vor. Patienten mit einer Lungenentzündung starben zu 47 %. Viele Patienten mussten sich noch unangenehmen Behandlungen unterziehen (z. B. Sondenernährung, intravenöse Ernährung oder Notaufnahmen ins Krankenhaus). Diese oft unnötigen Behandlungen konnten vermieden werden, wenn es Angehörige gab, die über die schlechte Prognose der schweren Demenz informiert waren (Mitchell et al., 2009).

9.3 Einweisung in ein Pflegeheim

Die Entscheidung über eine Einweisung in ein Pflegeheim ist eine der schwierigsten für die Angehörigen. Für den Patienten ist es eine einschneidende Änderung.

In der Regel gibt es mehrere Gründe für eine Heimunterbringung:

- hochgradige Orientierungsstörungen
- problematische Verhaltensweisen, wie ständige Tendenz zum Weglaufen, ausgeprägte Aggressivität, Unruhe
- Psychosen, Wahn
- körperliche Pflegebedürftigkeit
- Inkontinenz
- fehlende andere Versorgungsmöglichkeit durch Angehörige.

10 Umgang mit einem Menschen ohne Gedächtnis

10.1 Aufklärung des Patienten

Früher wurden Patienten mit schlechter Prognose wie Krebs oder Alzheimer-Demenz oft nicht aufgeklärt. Für Ärzte ist es keine schöne Aufgabe, Hiob zu spielen. Viele Ärzte vermeiden es daher, «das Kind beim Namen zu nennen». «Hirnleistungsstörung» oder «Gedächtniserkrankung» wird gesagt, Demenz ist gemeint.

Manchmal äußern Angehörige den Wunsch, dem Patienten die Diagnose nicht mitzuteilen. Damit soll ihm ein Schock oder eine Depression erspart bleiben. Das ist vielleicht gut gemeint, geht aber an den tatsächlichen Bedürfnissen eines kranken Menschen vorbei.[138] Es gibt mittlerweile viele Studien, die belegen, dass die meisten Menschen möchten, dass ihnen «reiner Wein» eingeschenkt wird. Sie wollen wissen, was los ist. Sie merken ja selbst, dass etwas nicht stimmt. Jeder Mensch hat das Recht zu erfahren, wie es um ihn bestellt ist und wie es weitergeht. Viele sind sogar entlastet, wenn ihnen endlich jemand ihre Beschwerden erklären kann und mit ihnen einen Behandlungsplan aufstellt.

Daher sollte nur, wenn es ausdrücklich verlangt wird, der Patient **nicht** über die Diagnose Demenz aufgeklärt werden.

Früher wurde Ärzten vorgeworfen, schwerwiegende Diagnosen herzlos zwischen Tür und Angel oder telefonisch mitzuteilen. Diese Zeiten sind vorbei. Ausgehend von der Krebsbehandlung und zunehmend auch in anderen Bereichen der Medi-

138 Dass es nach der Übermittlung der Diagnose «Alzheimer» oft nicht zur Depression kommt, ist inzwischen auch durch Studien belegt (Carpenter et al., 2008).

zin haben Ärztinnen und Ärzte mittlerweile besser gelernt, schlechte Diagnosen zu überbringen. Wir haben Kurse auf Kongressen durchgeführt und veranstalten auch Seminare für die Ärztinnen und Ärzte in unserer Weiterbildung zum Facharzt für Demenz-Erkrankungen. Denn die Fähigkeit, eine schwere Diagnose zu überbringen erfordert einiges an Einfühlungsvermögen, Zeit und Kommunikationsfähigkeit. Diese Fertigkeiten kommen im Medizinstudium zu kurz.

Nach unserer Erfahrung und Studien wünschen ca. 80 % der Patienten das Beisein ihrer Angehörigen, meist des Ehepartners oder der Kinder. Ich frage üblicherweise, was sie sich selbst schon gedacht haben und versuche, den Sachverhalt mit möglichst einfachen Worten zu schildern. Meist sage ich einführend, dass ich leider keine guten Nachrichten habe. So kann sich der Patient besser darauf einstellen. Danach spreche ich über die Ursache der Beschwerden und versuche, das dem Patienten einfach zu erklären. Weitere Themen sind Verlauf und Prognose der Krankheit. Die Frage nach der Behandlung ist natürlich die wichtigste für den Patienten. Die genaue Ursache der Krankheit und auch die Wirkung der Medikamente spielen meist nur eine untergeordnete Rolle. Regelmäßig machen sich Patienten Sorgen, ob die Krankheit erblich ist (siehe Kap. 4.3). Mich interessiert in dieser Situation immer, was der Patient noch besonders gut kann oder ob er besondere Hobbys oder Fähigkeiten hat.

Ein kritischer Moment ist es immer, das Wort «Alzheimer» in den Mund zu nehmen. Viele Menschen zucken dann zusammen. Wichtig ist es, weitere Hilfsangebote zu vermitteln wie z. B. die Telefonnummer der Alzheimer Gesellschaft oder lokale Selbsthilfegruppen. Viele fragen nach Infomaterialien. In der Gedächtnisambulanz in Erlangen haben wir hierfür eigenes Material erstellt, um Werbung der Pharmafirmen zu vermeiden. Nichtmedikamentöse Behandlungen wie Gedächtnistraining und eine gesunde Lebensweise sollten im Gespräch nicht vergessen werden.

Allgemein kann die Aufklärung und Beratung unter dem Stichwort «Psychoedukation» zusammengefasst werden. Die Psychoedukation und Betreuung der Angehörigen hat bei der Demenz einen enormen Stellenwert, was immer wieder durch Studien belegt wird. Derzeit können wir davon ausgehen, dass Schulung und Betreuung der Angehörigen die Heimeinweisung eines Demenzkranken etwa ein Jahr hinauszögern kann, was in etwa dem Effekt der antidementiven Medikamente entspricht!

Der Ablauf eines Aufklärungsgespräches sollte in Stichworten so verlaufen:

- teilnehmende Personen klären
- Kenntnisstand des Patienten erfragen
- Vorbereitung des Patienten auf das, was kommt («Warnschuss»)

- inhaltliche Informationen (Ursache der Beschwerden, Verlauf und Prognose)
- Behandlungsmöglichkeiten
- Einschätzung von Fähigkeiten, Talenten des Patienten (Ressourcen)
- Angebot weiterer Hilfen (Alzheimer Gesellschaft usw.).

10.2 Umgang mit Demenz-Kranken

Demenzen werden auch oft als «Familienkrankheiten» bezeichnet. Früher oder später werden alle Familienmitglieder mit einbezogen. Ich rate Ihnen, sich darauf vorzubereiten. Auch dazu soll dieses Buch dienen. Lassen Sie sich auch bei der Alzheimer Gesellschaft beraten!

Viele Töchter und Söhne sehen in der Betreuung eines an Demenz erkrankten Elternteils eine Aufgabe, bei der sie Liebe und Sicherheit zurückgeben können. Die meisten Demenzkranken werden lange von Familienmitgliedern betreut und gepflegt. Im Folgenden wollen wir Tipps dafür geben, wie mit dem Kranken umgegangen werden sollte. Diese Tipps sind nur eine Auswahl von vielen, vielen Fragen, die mir von Angehörigen gestellt wurden. Es gibt zahlreiche gute Ratgeber zu diesem Thema, zum Beispiel «Handbuch der Betreuung und Pflege von Alzheimer-Patienten», herausgegeben von Prof. A. Kurz aus München (2005). Wenden Sie sich bitte rechtzeitig an Profis und nicht erst, wenn Sie verzweifelt sind. So sind Mitarbeiter einer Psychiatrischen Institutsambulanz (PIA), die Alzheimer Gesellschaften oder ein ambulanter Pflegedienst gute Ansprechpartner. Da die Demenz viele Gesichter hat, gibt es keine «Patentrezepte». Ich will dennoch einige Hinweise geben, die ich nach den verschiedenen Problemen gegliedert habe.

Allgemeiner Umgang mit Demenzkranken

Das Wichtigste ist immer, dass Sie die Persönlichkeit des Kranken weiter achten. Versuchen Sie, geduldig zu sein und sich, soweit wie möglich, in den Kranken hineinzuversetzen. Versuchen Sie, Ihre eigenen Gefühle im Zaum zu halten, wenn der Kranke einmal gereizt oder aggressiv sein sollte. Durch dieses empathische Vorgehen ersparen Sie dem Kranken viel Stress und verhindern, dass er noch verunsicherter wird.

Vermeiden Sie, den Kranken zu kritisieren oder zu belehren, da er möglicherweise Ihre logischen, konstruktiven Argumente nicht nachvollziehen kann. Akzeptieren Sie es, wenn er Fehler macht. Konzentrieren Sie sich auf erhaltene Fähigkeiten und versuchen Sie, sich darüber zu freuen. Sorgen Sie für eine feste Tagesstruktur, die dem Kranken Orientierung bietet. Bereiten Sie Veränderungen gründlich vor und führen diese langsam durch. Das gilt nach meinen Erfahrungen vor allem für Ortswechsel wie Urlaub, Umzug, Arzt- oder Krankenhaustermine. Ein Wechsel des Pflegedienstes kann purer Stress für den Patienten sein. Überhören Sie Anschuldigungen, auch wenn es schwer fällt. Denken Sie bitte daran, die Brille oder das Hörgerät anpassen zu lassen. Binden Sie den Kranken mit angemessenen Beschäftigungen in Ihren Alltag ein. Dies steigert Zufriedenheit und das Selbstbewusstsein. Achten Sie auf einfach anzuziehende, zweckmäßige und bequeme Kleidung. In die Schuhe sollte der Patient ohne Probleme schlüpfen können und sie sollten Klettverschlüsse haben. Die restlichen Kleidungstücke sollten leicht bedienbare Reißverschlüsse haben.[139] Bei Frauen sollte der BH-Verschluss nach Möglichkeit vorne sein. Gehen Sie so oft wie möglich mit dem Kranken spazieren. Das beschäftigt den Patienten, gibt ein gutes Gefühl und beugt manchmal nächtlichen Ruhestörungen vor.

Sorgen Sie für eine sichere Umgebung. Gefahren lauern in der Wohnung und in einem Haus überall. Denken Sie daran, was Sie als Eltern mit kleinen Kindern gemacht haben. Machen Sie Ihre Wohnung wieder «kindersicher». So sollten Steckdosen eine Sicherheitsabdeckung haben. Kritische Stellen in der Wohnung sollten nachts beleuchtet bleiben, vor allem wenn der Patient Angst hat.

Viele Demenzkranke zeigen Fehlhandlungen oder erkennen Personen oder Gegenstände in ihrer Umwelt nicht mehr. So ist es schon vorgekommen, dass das Gebiss oder das Hörgerät im Mülleimer wieder aufgetaucht sind. Hier sollte man sich überlegen, ob der Patient vielleicht Schmerzen hatte oder ob der Patient die Gegenstände vielleicht überhaupt nicht mehr erkennt (Agnosie oder Apraxie).

Haustiere

Haustiere beeinflussen Stimmung und Wohlbefinden üblicherweise positiv. Tiere sind für viele Kranke eine gute Beschäftigung. Nach meiner Erfahrung sind Patienten aber in schwereren Krankheitsstadien mit der Betreuung und Pflege von Tieren überfordert.

Rauchen

Versuchen Sie, rauchende Patienten aus Sicherheitsgründen zum Aufhören zu bewegen. Vielleicht wollte der Patient sowieso mit dem Rauchen aufhören, dann

139 Viele Demenzkranke haben eine Ankleideapraxie. Damit bezeichnet man den fehlerhaften Umgang mit Kleidungsstücken. Eine Ankleideapraxie ist ein typisches Symptom einer temporalen kortikalen Störung.

wäre das jetzt der richtige Moment. Viele vergessen im Lauf der Krankheit auch das Rauchen einfach und vermissen es folglich nicht. Wenn der Patient nicht aufhört zu rauchen, dann sollten Sie wenigstens genügend große Aschenbecher aufstellen, die nicht übersehen werden können. Papierkörbe sollten aus Metall sein, damit sie nicht brennen können, die Wohnung sollte mit Rauchmeldern ausgestattet sein. Zündhölzer sollten außer Reichweite des Patienten gebracht werden.

Küche und Esszimmer

Sperren Sie scharfe Messer oder gefährliche Elektrogeräte weg. Der Nachbar meiner Eltern konnte sich nur durch Selbstverteidigungstechniken vor den Messerangriffen seiner (grundlos) eifersüchtigen dementen Ehefrau retten. Erinnern Sie sich? Auch Auguste D. zeigte einen Eifersuchtswahn. Selbst wenn das eher selten vorkommt, sollten Sie vorsichtig sein, um Gefahren für sich und den Kranken zu vermeiden.

Wenn der Patient gerne mal einen über den Durst trinkt, bringen Sie bitte unbedingt Alkohol in einem verschließbaren Schrank unter!

Manche Demenzkranke (v.a. bei der frontotemporalen Demenz) essen zu viel. Bei der Alzheimer-Demenz tritt eher das Gegenteil ein: Patienten vergessen zu essen und zu trinken. Die Folge sind Gewichtsabnahme und Austrocknung (Exsikkose). Vor allem letzteres kann rasch zu einem medizinischen Problem werden. Mahlzeiten sollten regelmäßig und in einer angenehmen, stressfreien Atmosphäre stattfinden. Auf perfekte Essmanieren und Reinlichkeit zu achten, ist eher Stress für den Kranken. Servieren Sie leichte Speisen. Verwenden Sie schweres großes Besteck. Sinnvoll sind Speisen, die mundgerecht sind oder die man auch mal mit den Fingern essen kann.

Toilette und Probleme mit der Blasenentleerung

Der Weg zur Toilette und WC sollte hell sein. Sorgen Sie auch in Bad und Dusche für einen rutschfesten Bodenbelag. Sinnvoll (wenn auch meist hässlich) sind Gummimatten in der Toilette, damit man nicht ausrutschen kann. Der Mülleimer im Bad sollte klein sein, damit er nicht mit dem WC verwechselt werden kann. Alles, was der Patient noch alleine verrichten kann, steigert das Selbstbewusstsein. Beruhigen Sie den Patienten, dass er sich keine Sorgen machen muss, wenn einmal etwas daneben geht.

Inkontinenz und unkontrollierte Blasenentleerung ist vor allem in den schwereren Krankheitsstadien ein Problem. Abgesehen vom Geruchsproblem ist es für die Angehörigen peinlich, wenn es z. B. öffentlich oder in der Wohnung im Beisein von anderen Menschen geschieht. Anfänglich vergessen die Patienten einfach, auf die Toilette zu gehen, später vergessen sie leider, wozu eine Toilette da ist. In den Spätstadien versagen die Schließmuskeln.

Ist der Patient inkontinent oder entleert seine Blase unkontrolliert, können folgende Dinge hilfreich sein:

- medizinische Abklärung beim Gynäkologen oder Urologen (Uterus, Blase, Prostata)
- Toilettentüren beschriften und Weg zur Toilette beleuchten
- regelmäßige Erinnerung des Kranken an Toilettengang; regelmäßige Toilettenzeiten
- Kleidung, die leicht zu öffnen ist
- auf Hinweise wie Schmerz und Unruhe achten
- Beratung über Hilfen bei Inkontinenz im Sanitätshaus oder Apotheke
- ggf. medikamentöse Behandlung durch den Arzt (z. B. Yentreve®).

Bad und Körperpflege

Versuchen Sie, Baden und Körperpflege für den Patienten ganz angenehm zu machen. Das Bad sollte warm und angenehm beleuchtet, Handtücher sollten weich sein. Verwenden Sie duftende Badezusätze. Haltegriffe erleichtern das Aussteigen aus der Wanne oder der Dusche. Auf einen Stuhl im Bad kann der Patient sich hinsetzen, wenn er nicht mehr stehen kann. Unnötige oder zerbrechliche Gegenstände sollten entfernt oder verschlossen werden. Körperpflege ist wichtig und leider im Verlauf der Krankheit oft ein Problem. Bitte berücksichtigen Sie den Intimbereich des Patienten! Geben Sie nicht mehr Pflege als nötig, den Patienten tut es gut, möglichst selbstständig zu sein. Für Männer empfehlen wir Trockenrasierer. Geben Sie dem Patienten ausreichende Gelegenheit für angenehme Dinge wie Maniküre, Frisur oder Hautpflege.

Treppen

Treppen in der Wohnung sollten rutschfest sein, mindestens einen Handlauf haben und gut ausgeleuchtet sein.

Schlafzimmer

Das Wichtigste ist, dass es keine Gelegenheit gibt, im Bett zu rauchen. Ein kleines Licht sollte möglichst immer an oder zumindest in Griffweite sein, damit nachts bei Bedarf leicht Licht gemacht werden kann.

Weitere Tipps zur Erhöhung der Sicherheit im Haushalt und Garten

- Schließen Sie gefährliche Gartengeräte weg.
- Beseitigen Sie spitze Kanten an Möbeln oder bringen Sie Schutzkanten an.
- Sperren Sie Chemikalien, Putzmittel und Medikamente weg.
- Lassen Sie keine Schlüssel innen an den Türen.
- Hängen Sie bei Weglauftendenz einen Vorhang vor die Wohnungstür.
- Machen Sie Glastüre oder Glastische sichtbar (z.B. durch Dekoration, Aufkleber).

10.3 Angehörigenschulung

Es hat sich in vielen Studien gezeigt, dass Vorträge und Informationen (wie dieses Buch) für pflegende Angehörige ein wichtiger Baustein sind, aber nicht ausreichen. In einer Zusammenfassung aller Studien zu diesem Thema zeigte sich, dass eine individuelle Schulung über mindestens sechs Sitzungen erforderlich ist (Selwood et.al., 2007). In den Schulungen sollte konkret auf die Verhaltensauffälligkeiten der Kranken eingegangen werden. Leider bieten nicht alle Gedächtnissprechstunden oder andere Einrichtungen diese an. Nach meiner persönlichen Erfahrung muss man manchmal die Angehörigen mehr behandeln als die Patienten. Viele geben Ihre Überforderung nicht zu. Nur bei gezieltem Nachfragen erfährt man, dass die Angehörigen eigentlich am Ende ihrer Kräfte sind. Sinnvoll ist es, und oft geschieht das auch schon, verschiedene Berufe wie Sozialarbeiter, Pflegekräfte und Psychogerontologen einzubeziehen (z. B. in einer Psychiatrischen Institutsambulanz).

Die Belastung für pflegende Angehörige ist enorm. Viele sind überfordert, gestresst, erschöpft oder werden depressiv. Versuchen Sie sich, soweit möglich, gegen Stress zu schützen. Nachfolgend einige Tipps, die Angehörigen helfen sollen:

Gedächtnisstörungen nicht bloßstellen

Lenken Sie keine unnötige Aufmerksamkeit auf die Gedächtnisprobleme des Patienten.

Vermeiden sie die typischen W-Fragen: Wer? Wo? Was? Wann? Gehirnjogging und Gedächtnistraining sind nicht sinnvoll, wenn es dem Kranken keinen Spaß macht und ihn nur überfordert. Korrigieren und verbessern Sie ihn nicht, wenn er falsche Dinge tut oder sagt. Lassen Sie den vergessenen Namen der Tochter immer wieder wie zufällig fallen. Kommen Sie nicht mit Logik. Machen Sie keine Vorwürfe und nehmen Sie Anschuldigungen und Vorwürfe des Kranken nicht persönlich.

Sucht ein 80-jähriger Patient seine Mutter, bringt es nichts, ihm die Sinnlosigkeit zu erklären, wenn er sein eigenes Alter nicht mehr kennt. Stimulieren Sie das Altgedächtnis mit Geschichten aus früheren Zeiten.

Sinnesreize geben

Es gibt zahlreiche Untersuchungen am Tiermodell und Beobachtungsstudien, dass eine mit Sinnesreizen angereicherte Umgebung sich positiv auswirkt. Das ist im Alltag gar nicht so schwierig, wie Sie vielleicht denken.

Stellen Sie kleine Merkhilfen (Zettel, Hinweisschilder o.ä.) an «strategischen» Orten wie Türen oder im Flur auf. Nehmen Sie einen möglichst laut tickenden Wecker mit einer großen Anzeige; hängen Sie Familienfotos mit den Namen darunter auf oder schauen Sie regelmäßig Fotoalben an. Sorgen Sie für lebhafte optische Eindrücke, z. B. einen blühenden Garten oder Balkon im Frühling, mehr Farbe in der Wohnung oder bunte Chroniken (z. B. für historisch Interessierte).

Legen Sie ein Gästebuch als Gedächtnisstütze aus. Informieren Sie alle Besucher, dass sie sich, am besten mit einem Bild und ein paar persönlichen Worten mit Datum im Gästebuch verewigen. Es hat sich gezeigt, dass Demenzkranke schriftliche Aufzeichnungen besser verwenden können als sich an Gespräche zu erinnern.

Sorgen Sie für eine gleich bleibende Umgebung, feste Rituale und einen regelmäßigen Tagesablauf.

Aktivieren Sie Geruchs- und Geschmackssinn durch Gerüche, Parfüms, ätherische Öle oder den Geruch von Speisen, die der Kranke mag. Gerüche sind stark mit Erinnerungen verbunden. Da die Menschen mit Demenz oft in ihre Vergangenheit zurückgehen, kann man gut mit Gerüchen arbeiten. Die Patienten entspannt das und die Stimmung wird besser. Typische Gerüche sind Kaffee (war wichtig in der Nachkriegszeit) und Parfüms wie das gute alte «4711». Wenn Sie mögen, backen Sie Kuchen und Plätzchen, die herrlich duften. Lassen Sie den Kranken den Teig kneten, vielleicht erinnert ihn das an früher. In dem Maß, in dem das Sprechen schwerer wird, sollte man vermehrt auf Musik setzen: Singen Sie gemeinsam Lieder; vielleicht haben Sie Lust, ein kleines Musikinstrument (Xylophon o. ä.) anzuschaffen. Viele Kranke hören gerne Musik, die sie an früher erinnert. Dies wird in Pflegeheimen teilweise gezielt in der Milieutherapie eingesetzt. Sie können mit dem Kranken auch eine «Schatztruhe» einrichten, in der er Gegenstände aufbewahrt, die für ihn angenehm sind und/oder ihn an früher erinnern. Sorgen Sie für Spiele oder Möglichkeiten zu malen.

Scheuen Sie sich nicht, auch einmal in einem Kaufhaus in die Kinderabteilung zu gehen. Ein Patient von mir ist ehemaliger Architekt. Seine Frau lässt ihn in seinem ehemaligen Arbeitszimmer frei zeichnen. Erstaunlicherweise zeichnet er noch weiter sehr schöne Häuser, auch wenn er bei mir schon keine einfachen Figuren mehr abzeichnen kann. Insgesamt sollten Sie allerdings eine Reizüberflutung verhindern.

Kommunikation und Sprache

Bei fortschreitender Krankheit kommt es zu einem zunehmenden Sprachverlust. Versuchen Sie dem entgegen zu wirken, indem Sie z. B. mit dem Kranken sprechen, ihn immer mit seinem Namen ansprechen, Sprichwörter üben, Liedtexte singen. Nutzen Sie auch ihre Körpersprache dabei. Ihre Gesten und Mimik helfen dem Kranken, zu verstehen, was Sie wollen. Sehen Sie dem Kranken in die Augen. Berühren Sie ihn, wenn Sie mit ihm sprechen. Sprechen Sie langsam und deutlich und. wiederholen Sie häufiger. Vermeiden Sie schwierige Wörter, undeutliche Aussprache und lange Sätze. Verwenden Sie auch nicht-sprachliche Mittel (nonverbale Kommunikation). Geben Sie nur eine Mitteilung auf einmal. Kommunizieren Sie nicht, in dem Sie durch die Wohnung rufen. Wenn Sie nicht verstehen, was der Patient will, denken Sie daran, dass er sich vielleicht sprachlich nicht richtig ausdrücken kann.

Wenn Sie etwas für den Patienten aufschreiben, geben Sie nur eine Mitteilung pro Seite auf dem Papier oder Zettel. Schalten Sie Störfaktoren wie einen laufenden Fernseher oder Radio aus. Denken Sie daran, dass die abnehmende Sprachflüssigkeit eines der frühesten Zeichen bei der Alzheimer-Demenz ist. Sprache bereitet den Patienten viel größere Mühe als Gesunden. Viele Patienten geraten bei Verständigungsproblemen in Stress und Wut, was die Situation noch verschärft. Seien Sie also bitte auch hier geduldig. Demenzkranken geht im Laufe der Erkrankung neben dem Gedächtnis auch das Zeitgefühl verloren. Viele Angehörige werden dann immer wieder mit den gleichen Fragen bombardiert (z. B. «Wann gibt es Abendessen?»). Es hat sich gezeigt, dass Antworten mit absoluten Zeitangaben wie «Essen gibt es um halb sieben.» nicht verstanden oder gleich wieder vergessen werden. Es ist sinnvoller, relative Zeitangaben wie «Abendessen gibt es nach der Sportschau» o. ä. zu machen. Sinnvoll ist es auch, Zeit oder Zeitabschnitte z. B. durch eine Sanduhr zu symbolisieren. Der Patient kann sich dann die Sanduhr anschauen und weiß, dass wieder ein Zeitabschnitt verstrichen ist.

Stimmungsschwankungen

Zunächst einmal: Ruhe bewahren. Nehmen Sie die Dinge nicht persönlich. Gehen Sie Streit und Stimmungsschwankungen aus dem Wege, auch wenn es Ihnen schwer fällt. Ermutigen und loben Sie den Kranken oft. Würdigen Sie kleine Erfolge.

Fehlleistungen

Ärgern Sie sich nicht über das Werkzeug im Ofen und die Geldbörse im Kühlschrank. Die Gedächtnisstörungen und Fehlleistungen sind Ursache einer Krankheit, kein Grund zum Vorwurf. Viele Demenzkranke fragen von morgens bis abends immer wieder dasselbe. Oft geht es dabei um Essen. Das ist natürlich äußerst anstrengend. Überlegen Sie dennoch, was dahinterstecken könnte. Geben Sie eine Antwort und beruhigen Sie den Kranken, denn meist verbirgt hinter den Fragen eine Sorge.

Schreiben Sie Ihre Antwort auf einen Zettel, dann müssen Sie nicht mehr antworten, sondern können auf den Zettel verweisen. Viele Demenzkranke lernen dann auch, selbst auf den Zettel zu schauen.

Wahnvorstellungen, Ängste, Vorwürfe

Immer wieder kommt es vor, dass Demenzkranke ihre Brieftaschen verlieren oder nicht mehr finden und dann meinen, sie seien bestohlen worden. Oder sie finden ihre Unterlagen nicht und verdächtigen Angehörige oder den Postboten. Mitunter werden harmlose Handwerker für Diebe oder Bösewichte gehalten.

Gibt es Geräusche in der Wohnung, die den Kranken stören oder ängstigen, dann beruhigen Sie ihn und versuchen Sie, die Geräusche zu beseitigen. Gibt es dunkle Ecken, unheimliche Bilder oder Gegenstände in der Wohnung? Wenn ja, beseitigen Sie diese. Wenn der Kranke unter Wahnvorstellungen leidet, minimieren Sie die Anzahl der fremden Personen, die Kontakt mit ihm aufnehmen könnten (Handwerker, Postbote, Telefongeschäfte). Oftmals hilft einfach etwas Geduld, weil bei vielen Demenzkranken der Wahn vorübergeht.

Was Sie *nicht* machen sollten:

- Versuchen Sie nicht, den Patienten vom Gegenteil zu überzeugen.
- Versuchen Sie nicht, dem Patienten die Absurdität seiner Gedanken vorzuführen.
- Üben Sie keinen körperlichen Zwang aus.
- Zwingen Sie den Kranken nicht, etwas genau zu beschreiben, es könnte ihn überfordern.

Nächtliche Unruhe, ständiges Suchen und Umherwandern

Der nächtliche Wandertrieb tritt meist in den späteren Krankheitsstadien auf und hat verschiedenste Gründe:

- Anspannung und Nervosität
- geringeres Schlafbedürfnis im Alter
- Bewegung gibt dem Patienten ein Gefühl der Selbstständigkeit
- Patient sucht nach Gegenständen oder WC
- nachlassende Fähigkeit, zwischen Tag und Nacht zu unterscheiden
- Harndrang
- Eifersucht (so komisch es klingt).

Bei ständigem Suchen sollten Sie nichts an der Umgebung des Patienten ändern. Wichtige Dokumente sollten sie verwahren. Wenn möglich, sollten Sie den Patienten einfach herumlaufen und suchen lassen, da zu Hause nur relativ selten etwas passiert. Oder gehen Sie, wenn möglich, mit dem Patienten spazieren. Informieren Sie die Nachbarn über die Krankheit. Sagen Sie ihnen, was zu tun ist. Versuchen Sie, für den Kranken eine sinnvolle, einfache Aktivität zu finden, wie Schuhe putzen oder Kartoffeln schälen. Manchmal hilft ein Schluck Wasser oder sogar ein Kaffee. Erst wenn alle diese Möglichkeiten ausgeschöpft sind, sollte der Arzt ein Beruhigungsmittel (z. B. ein Antipsychotikum) verschreiben.

Mäßig gute Erfahrungen haben wir mit atypischen Antipsychotika, z. B. Risperidon (Risperdal®) gemacht. Die aktuellen Leitlinien sehen das auch so und haben den höchsten Empfehlungsgrad vergeben. Andere sogenannte niedrigpotente Mittel wie Melperon (z. B. Eunerpan®) oder Dipiperon können versucht werden, ebenso Schlafmittel wie Zopiclon. Allerdings haben alle diese Mittel Nebenwirkungen (z. B. Blutdrucksenkung, Blasenstörungen, im Extremfall Schlaganfälle[140]) oder Suchtentwicklung. In jedem Fall sollten sie so kurz wie möglich verschrieben werden und geringe Mengen eingesetzt werden (z. B. Risperdal 0,5 – 1 mg). Werden die Medikamente länger gebraucht, sollte ihre Notwendigkeit regelmäßig überprüft werden. Viele Patienten brauchen die Medikamente wirklich nur vorübergehend.

Peinliches Verhalten in der Öffentlichkeit

Bei der fortgeschrittenen Alzheimer-Demenz und mehr noch bei der frontotemporalen Demenz (FTD) können peinliche Situationen vorkommen. Ursache ist meist eine Beteiligung des Stirnhirns. Wichtig ist es, die Ruhe zu bewahren. Versuchen Sie, den Patienten zu beruhigen und abzulenken. Ärztliche Therapie kann weiterhelfen.

Sexuelle Bedürfnisse

Unabhängig von der Krankheit ist es normal, auch im Alter noch sexuelle Bedürfnisse zu haben. Noch öfter steckt aber einfach ein Wunsch nach Nähe und Zärtlichkeit dahinter. Versuchen Sie, das dem Patienten zu geben. In schwereren Fällen der Krankheit oder bei der frontotemporalen Demenz (siehe oben) kann es auch zu sexueller Enthemmung kommen. Sprechen Sie das bitte beim Arzt an. Möglicherweise kann medikamentös geholfen werden.

10.4 Auto fahren mit Demenz

Wir leben in einer automobilen Gesellschaft. Viele Patienten (meist die Männer) wollen ungern im Alltag auf ihr Gefährt verzichten, nicht zuletzt weil es Unabhängigkeit bedeutet. Die Anzahl älterer Autofahrer nimmt automatisch mit

140 In einer großen Studie konnten Douglas et al. (2008) im British Medical Journal zeigen, dass atypische Antipsychotika das Schlaganfallrisiko generell um den Faktor 2,3 erhöhen. Bei Patienten mit Demenz war das Risiko sogar noch höher: 3,5.

der alternden Bevölkerung zu. Ältere Autofahrer fahren langsamer (manche zu langsam) und vorsichtiger.

Mit fortschreitender Krankheit nimmt die Fahrtauglichkeit leider ab. Dazu kommen bei älteren Menschen weitere Gesundheitsprobleme. Augenkrankheiten, Schwerhörigkeit, Bewegungseinschränkungen und Medikamente mit ihren Nebenwirkungen spielen hier eine Rolle.

In einer wissenschaftlichen Studie wurde das Unfallrisiko älterer Patienten genauer untersucht: 128 ältere Patienten im Frühstadium einer Alzheimer-Krankheit wurden mit 44 älteren Personen ohne Gedächtnisstörungen verglichen und über drei Jahre beobachtet. Die Patienten waren häufiger in Unfälle verwickelt und schnitten in Fahrtests auch schlechter ab. Bei den Patienten nahm die Fahrtauglichkeit schneller ab als bei den Kontrollpersonen (Ott et al., 2008).

Es ist Aufgabe des Arztes, die Patienten auf ihre eingeschränkte Fahrtauglichkeit hinweisen, da er sonst eventuell selbst haften muss, wenn etwas passiert. Das Aufklärungsgespräch sollte schriftlich dokumentiert werden, um später einen Nachweis zu haben.

Bei der Beurteilung der Fahrtauglichkeit muss der Arzt den Patienten gut kennen. Das Krankheitsstadium muss bekannt und dokumentiert sein. Kommt der Arzt zu dem Schluss, dass der Patient in ein Stadium der Fahruntauglichkeit kommt, ist es sinnvoll, das Gespräch vorsichtig auf das Thema zu lenken. Üblicherweise zählt man dann dem Patienten als erstes die Gefahren des Autofahrens auf und appelliert an seine Vernunft.

Patienten, die sich unsicher fühlen, können im Frühstadium noch einzelne Fahrstunden bei einer Fahrschule nehmen. Es ist auch möglich, ein Fahrsicherheitstraining zu machen oder einen Fahrtauglichkeitstest bei einem Automobilclub, bei der Verkehrswacht oder beim TÜV zu absolvieren.

Wenn der Patient noch in einem frühen Krankheitsstadium ist, kann das *Auto* sicherer gemacht werden durch:

- Automatikschaltung
- höhenverstellbare Sitze (ältere Leute sind meist kleiner als die Erwachsenen, für die Autos heute gebaut werden)
- Bremsassistenten
- Einparkhilfe
- größere Rückspiegel.

Eine Freisprecheinrichtung ist inzwischen vorgeschrieben, wenn telefoniert werden soll.

Der *Fahrer* wird sich sicherer fühlen, wenn er Folgendes beachtet:

- auf bekannten Straßen fahren
- kurze Strecken fahren (aber das Laufen nicht verlernen!)
- Gefahrenpunkte vermeiden
- möglichst nicht nachts oder bei schlechtem Wetter fahren
- Hauptverkehrszeiten vermeiden.

Warnzeichen für den Beifahrer sind, wenn er beim Fahrer folgendes bemerkt:

- Fehlhandlungen: Fahrer hält bei grün an, fährt bei rot, tritt auf Bremse statt Kupplung usw.
- Fahrer verfährt sich neuerdings oder findet bekannte Strecken nicht mehr.
- Unaufmerksamkeit: Fahrer bemerkt andere Verkehrsteilnehmer oder grüne Ampel spät oder nicht. Fahrer gewährt die Vorfahrt nicht.
- Fahrer hört Hupen oder Martinshorn spät oder zu spät. Wird oft angehupt.
- Er wirkt schnell gestresst, aggressiv, beschimpft andere, wirkt nervös, allgemein unsicher.
- Er hat Probleme, den Kopf zu drehen oder über seine Schulter zu blicken.
- Häufiges Vergessen von Blinken, Angurten, Brille, Tanken usw.
- Er hat vor kurzem ein neues Medikament bekommen und wirkt benommen.
- Er fährt ohne Grund langsam oder zu nahe an andere Autos heran; er fährt ohne Grund an Bordsteine heran.
- Er will umdrehen, wo es gefährlich ist.
- Familienmitglieder weigern sich, mitzufahren (die nächsten Angehörigen bagatellisieren manchmal).
- Der Fahrer hat schon mehrere Beinahe-Unfälle gebaut.
- Der Fahrer streitet alles ab, was hier steht!

Vielleicht hat der Patient, der sich nicht mehr so sicher fühlt, es sich ohnehin schon überlegt, nicht mehr zu fahren, und braucht nur noch einen kleinen Anstoß. In jedem Fall sollte dieses Problem baldmöglichst nach Diagnosestellung angesprochen werden.

Angehörige sollten dringend versuchen, dem Patienten Alternativen anzubieten. Generell sollte man versuchen, nicht mehr über Autos zu reden.

Früher oder später ist für jeden der Punkt erreicht, an dem er nicht mehr fahren kann. Für Patienten mit Demenz ist das spätestens ab dem mittleren Stadium der Fall. Die Daumenregel ist, dass ab einem Mini-Mental-Wert von 22 oder weniger Punkten in der Regel *keine* Fahrtauglichkeit mehr gegeben ist.

Spätestens wenn die Fahrtauglichkeit objektiv eingeschränkt ist oder der Patient wirklich keine Krankheitseinsicht zeigt, müssen behutsam und nicht verletzend Maßnahmen ergriffen werden, ihn vom Autofahren abzuhalten. Wichtig sind hier Ich-Botschaften wie «Ich mache mir Sorgen um dich» statt Kritik wie «Du fährst immer katastrophal». Als sinnvoll haben sich Schilder erwiesen, auf denen ein Fahrverbot steht (z. B. von einem Arzt unterschrieben) oder eine freundliche Erinnerung eines Polizisten in Uniform. Patienten können dies oft besser akzeptieren als Verbote, die von Angehörigen geäußert werden.

In Mitteleuropa haben wir einen hervorragenden, meist auch behindertengerechten öffentlichen Nahverkehr, der es uns ermöglicht, auch ohne Auto mobil zu bleiben. Viele Menschen sind aber sehr auf das Auto fixiert und müssen erst wieder an Bus, Bahn und Straßenbahn herangeführt werden. Zunehmend kann man sich mit Lebensmitteln und Getränken beliefern lassen (Lieferdienste, Essen auf Rädern usw.). Viele Dinge kann man sich im Zeitalter des Internet mit Post oder Paketdiensten liefern lassen. Allerdings ist in fortgeschrittenen Krankheitsfällen auch die Benutzung öffentlicher Verkehrsmittel nicht mehr möglich.

Erst wenn alles andere ausgeschöpft ist, sollte der Autoschlüssel sicher verwahrt werden. Gibt das Probleme, sollte der Autoschlüssel auch durch nichtfunktionierende Schlüssel ersetzt werden. Auch kann das Auto mit etwas Fantasie fahruntüchtig gemacht werden, weit außer Sichtweite abgestellt oder verkauft werden.

10.5 Geld

Der Umgang mit Geld ist hauptsächlich eine Frage des Stadiums, also der Krankheitsdauer. Aber Vorsicht: Probleme beim Umgang mit Geld kommen bei vielen schneller, als es sich die Angehörigen wünschen. Bei Geld kommen mehrere Sachen zusammen: Gedächtnisstörungen, Probleme mit dem symbolischen Wert von Geld (kann zu ungewollten Schenkungen und Ausgaben führen), Probleme mit dem Objektgebrauch (Geldautomat, Geldbörse) und Unfähigkeit, kleinere Probleme in den Griff zu bekommen.

Üblicherweise beginnt es mit Gedächtnisstörungen. Die Geldbörse wird häufiger vergessen. Es wird zu viel oder zu wenig bezahlt oder von der Bank abgehoben. Die Brieftasche wird verlegt oder verloren. Es können auch aus Gutmütigkeit Türgeschäfte abgeschlossen werden oder es werden unnötige Telefon- oder Versicherungsverträge abgeschlossen. Oft können sich Patienten nicht erinnern, ob noch Käse im Kühlschrank ist, und kaufen immer wieder neu ein. Andere Patienten fangen an, bestimmte Dinge zu horten und zu sammeln. Eine Tochter einer Patientin von mir war entsetzt, als sie 20 Shampoo-Flaschen im Bad ihrer Mutter fand.

Im weiteren Verlauf geht der Zusammenhang zwischen Geld und den Gegenständen verloren. Wir raten dazu, auch das rechtzeitig mit dem Patienten zu besprechen. Manchmal ist es sinnvoll, die Kassiererin oder die Verkäuferin einzuweihen und zu bitten, unnötige Artikel zurückzunehmen.

Werden die Probleme gravierender, kann eine Vorsorgevollmacht oder später eine gesetzliche Betreuung eingeleitet werden.

10.6 Gesetzliche Betreuung

Zunächst einmal sollte man sich überlegen, ob vor einer gesetzlichen Betreuung denn nicht eine Vorsorgevollmacht ausreicht. Wenn es allerdings um freiheitsentziehende Maßnahmen, Medikamente und gefährlichere Eingriffe (z.B. Operationen) geht, reicht eine Vorsorgevollmacht nicht mehr aus.

Kaum ein Mensch möchte entmündigt werden. Aber alle machen sich Sorgen für den Fall, dass schwerwiegende Entscheidungen für den Kranken getroffen werden müssen.

Viele wissen nicht, dass es die sogenannte Entmündigung seit 1992 gar nicht mehr gibt. Im Zuge der Weiterentwicklung von Psychiatrie und Recht wurden die alte Entmündigung, Pflegschaft und Vormundschaft durch das Betreuungsgesetz ersetzt.

Bereits die Römer kannten den «Tutel» und «Curatel», der sich um Minderjährige und Unmündige sorgte. Bei den Germanen gab es den «Mundt» (Schirm) oder «Phleger». Im bürgerlichen Gesetzbuch wurden 1900 der «Vormundt» und die «Pflegschaft» eingeführt und 1992 durch das Betreuungsgesetz ersetzt.

Das Betreuungsgesetz will eine möglichst individuelle, an die konkreten Probleme angepasste rechtliche Betreuung eines Kranken erreichen.[141] Daher ist die Betreuung mehrstufig aufgebaut. Die Schwellen und Hürden für die Einrichtung einer Betreuung sind seither niedriger geworden. Dadurch steigt die Zahl der betreuten Menschen deutlich an.

141 Seit der Einführung des Gesetzes zur Pflegeversicherung erfolgten 1998 und 2005 Novellierungen, in der viele Gerichtsurteile und Erfahrungen aus psychiatrischen Gutachten einflossen.

Typische Aufgaben eines Betreuers sind:

- Aufenthaltsbestimmung
- Entscheidung über medizinische Untersuchungen und Operationen
- medizinische Behandlung[142]
- Unterbringung in einer geschützten oder geschlossenen Station
- Vermögensverwaltung
- Regelung von Mietangelegenheiten
- Vertretung vor Behörden
- Öffnen der Post.

Nicht verwechselt werden sollte die Betreuung (§ 1896 BGB) mit der Geschäftsfähigkeit (§ 104 und § 105 BGB). Ein gesetzlich betreuter Demenzkranker kann also weiter geschäftsfähig sein. Gegen den Willen des Kranken kann keine rechtliche Betreuung eingesetzt werden. Im Prinzip kann jeder eine Betreuung beim Familiengericht anregen, also auch die Kassiererin an der Supermarktkasse.

Zuständig für die Einrichtung einer Betreuung ist das örtliche Familiengericht, eine Abteilung des Amtsgerichtes. Das Gericht prüft den formlosen Antrag und veranlasst alles weitere, z. B. eine richterliche Anhörung, oder regt ein Gutachten an. Das Gutachten wird meist von einem Arzt, im Falle psychischer Erkrankungen meist von einem Psychiater erstellt. Dazu muss der Arzt den Kranken persönlich untersuchen und darf sich nicht nur die Akten ansehen.

Das Betreuungsgutachten muss ausführlich und differenziert sein und folgende Punkte erörtern:

- Darstellung des Sachverhaltes
- Art, Umfang und Zeitpunkt des Gutachtens
- Darstellung von Art und Ausmaß der Krankheit
- Erörterung der Notwendigkeit der Betreuung und des Umfangs der Betreuung
- Angabe über die freie Willensbestimmung des Kranken
- Stellungnahme zur Behandlung auf einer geschlossenen Station
- Dauer der Betreuung

142 Vorsicht: dies entspricht nicht der Einwilligungsfähigkeit. Diese wird ggf. gesondert überprüft, meist von einem Psychiater.

- Erörterung, ob vielleicht eine Bevollmächtigung ausreichend ist
- Behandlungsmöglichkeiten
- Angabe, ob richterliche Anhörung eine Belastung für den Kranken ist (das ist z. B. bei Schizophrenien wichtig)
- Schwierigkeiten bei Begutachtung (z. B. Schwerhörigkeit, Fremdsprache).

Gutachten des medizinischen Dienstes der Krankenkassen werden ebenfalls akzeptiert. Angehende Psychiater müssen lernen, wie man ein Gutachten erstellt, wenn sie Fachärzte werden wollen. Ein ärztliches Attest genügt nicht für eine Betreuung. Auch ist der Hinweis auf eine offensichtliche Demenz nicht ausreichend. Ausnahme ist, wenn der Betroffene selbst eine Betreuung anregt. Wenn das Gericht meint, eine Betreuung wäre sinnvoll, legt es einen Betreuer fest. Ich versuche prinzipiell immer, einen Familienangehörigen als Betreuer zu finden, da die Kosten vom Betreuten bzw. der Familie selbst getragen werden müssen.[143] Gelegentlich wird die gesetzliche Betreuung mit Pflege oder einer Fürsorgeleistung des Staates verwechselt. Das ist die gesetzliche Betreuung nicht.

Der Betreuer kann nicht tun, was er (oder die Ärzte) für richtig hält, sondern muss sich immer noch mit dem Kranken absprechen, soweit möglich. Bei schwerwiegenden Eingriffen (gefährliche ärztliche Therapien nach § 1904 BGB) oder der Beendigung einer Therapie muss der Betreuer das Gericht fragen und kann nicht selbst entscheiden. Dies führt in der Praxis leider auch immer wieder dazu, dass eine Therapie nicht abgebrochen wird, obwohl sie medizinisch längst nicht mehr sinnvoll ist.

Rund um die Betreuung gibt es also viele Dinge zu beachten für Patienten, Angehörige, Betreuer, Pflegende und Ärzte. In dem hervorragenden Buch zum Thema «Betreuungsrecht und Patientenverfügungen im ärztlichen Alltag» (Bühler et al. 2005) finden Sie die wichtigsten Musterschreiben rund um das Thema Betreuung.

---

143 Wenn kein Familienmitglied zur Verfügung steht, kann man einen ehrenamtlichen Betreuer suchen. Dieser erhält eine Pauschale von ca. 300 Euro für seine Mühen; später entstehen weitere Kosten. Ein Berufsbetreuer erhält je nach Qualifikation 27 – 44 Euro/h. Je nach Dauer der Betreuung und Finanzmitteln des Betreuten beträgt der Betreuungsaufwand 8,5 bis 2h/Monat. Ist der Betreute mittellos, muss das Sozialamt die Kosten tragen. Die Gesamtkosten für einen Betreuer summieren sich auf ca. 1600 Euro im ersten Jahr, danach ca. 2400 Euro für jedes weitere Jahr. Dazu kommen die Kosten für das Gericht, das Gutachten und den Verfahrenspfleger. Die Betreuungskosten sind durch das Gesetz über die Vergütung von Vormündern und Betreuern geregelt (VBVG).

10.7 Pflege von Demenzkranken

Die meisten Demenzkranken werden zu Hause von ihren Angehörigen gepflegt. Die Pflege beginnt meist unmerklich als Beaufsichtigung. Der Ehepartner, die Ehepartnerin oder andere Personen übernehmen langsam immer mehr Aufgaben und wachsen nach unserer Erfahrung in diese Rolle hinein. Bei einem Schlaganfall sind die Angehörigen beispielsweise viel häufiger schockiert und kommen mit der neuen Situation nicht zurecht. Wer was macht, sollte dringend in der Familie geklärt werden, damit später kein «böses Blut» entsteht. Die Angehörigen sollten sich immer ihrer eigenen Leistungsfähigkeit bewusst sein. Ich kann Ihnen nur dringend empfehlen, sich beraten zu lassen (z. B. bei der Alzheimer Gesellschaft), bevor Sie die Pflege oder Betreuung für einen Patienten übernehmen, damit aber keinerlei Erfahrungen haben.

Vor allem nach der Diagnosestellung neigen manche Menschen zu unüberlegten Entscheidungen («Dann nehmen wir Oma eben zu uns»). Bedenken Sie, dass Demenzen chronische Erkrankungen sind und viele Jahren dauern. Mit zunehmender Krankheitsdauer wird die Pflege anspruchsvoller.

Eigene Krankheiten, Ihre Wohnumgebung oder finanzielle Gründe können im Weg stehen. Die Frage nach einem Pflegeheim sollte möglichst früh angesprochen werden, damit der Patient diesen Schritt selbst mitbestimmen kann.

10.8 Urlaub

Viele pflegende Angehörige fahren mit Demenzkranken in den Urlaub. Allerdings sollten einige Dinge beachtet werden. Finger weg vom Urlaub, wenn der Patient unruhig ist in fremder Umgebung, wegläuft oder gar aggressiv ist. Medikamente nicht vergessen, eventuell sollte eine Zusatzkrankenversicherung abgeschlossen werden. An besondere Gegenstände oder Kleidungstücke des Patienten sollte gedacht werden. Möglicherweise gibt es etwas finanzielle Unterstützung durch die Pflegekasse (Stichwort Verhinderungspflege). Zunehmend werden betreute Urlaube angeboten, wo der pflegende Angehörige vor Ort entlastet wird, damit er sich selbst erholen kann. Genauere Informationen kann die Deutsche Alzheimer Gesellschaft geben.

10.9 Pflegeversicherung

Seit 1995 gibt es in Deutschland als neueste Errungenschaft der Sozialversicherungen die Pflegeversicherung (PV). Die meisten Menschen haben ihre PV oder

Pflegekasse bei der gleichen Kasse wie ihre Krankenversicherung. Durch die Zunahme der Demenzen wurde inzwischen eine Anpassung erforderlich. So trat am 1. Juli 2008 das Gesetz zur strukturellen Weiterentwicklung der Pflegeversicherung in Kraft. Einen hervorragenden, aktuellen und umfangreichen Leitfaden zur Pflegeversicherung[144] erhalten Sie gegen eine geringe Gebühr bei der Deutschen Alzheimer Gesellschaft. Aufgabe der Pflegekasse ist die Sicherstellung der pflegerischen Versorgung der Versicherten. Dabei sollen pflegebedürftige Menschen möglichst lange in ihrer häuslichen Umgebung bei Angehörigen belassen werden, was für die meisten Demenzkranken ohnehin zutrifft. Pflegebedürftigkeit ist im Pflegeversicherungsgesetz folgendermaßen definiert als:

- Körperpflege (waschen, duschen, baden, kämmen, Blasenentleerung usw.)
- Ernährung (Nahrungsaufnahme oder mundgerechte Zubereitung)
- Mobilität (aufstehen, ins Bett gehen, gehen, stehen, Treppensteigen, verlassen der Wohnung)
- Haushalt (einkaufen, kochen, putzen, spülen, waschen, heizen).

Wenn der Aufwand hierfür 45 Minuten am Tag übersteigt, werden in der Regel Leistungen aus der Pflegeversicherung gewährt. Die PV ist aber keine Vollkaskoversicherung, die alle Pflegeleistungen zahlt. So war die Versicherung auch nie gedacht, sondern immer nur als Unterstützung (quasi wie eine Teilkaskoversicherung).

Wie bekomme ich Leistungen aus der Pflegeversicherung?

Zuerst müssen Sie einen formlosen Antrag auf Leistungen aus der Pflegeversicherung stellen. Sie können bei der Pflegekasse anrufen und sich ein Antragsformular schicken lassen oder über das Internet herunterladen. Nach meiner Erfahrung mit älteren Angehörigen und der deutschen Bürokratie sind allerdings viele Menschen damit überfordert. Sie können sich auch bei der Deutschen Alzheimer Gesellschaft oder bei klinischen Sozialdiensten beraten lassen.

Wichtig beim Antrag an die Pflegeversicherung ist:

- Datum der Antragstellung

144 Deutsche Alzheimer Gesellschaft e.V.: Leitfaden zur Pflegeversicherung. Antragstellung, Begutachtung, Widerspruchsverfahren, Leistungen. Mit den Änderungen ab 1. Juli 2008.

Tabelle 10-1: Beispiel für ein Pflegetagebuch

Verrichtung	Zeitaufwand in Minuten			
	Morgens	Mittags	Abends	Nachts (22–6 h)
Körperpflege				
Darm- und Blase				
Ernährung				
Mobilität				
Haushalt				
Zusammen				

- Ärzte oder Krankenhäuser, in denen der Patient zuletzt behandelt wurde oder, noch besser, Arztbriefe
- ein ärztliches Attest ist nicht erforderlich.

Die Pflegekasse veranlasst eine Begutachtung durch den Medizinischen Dienst der Krankenkasse (MDK). Ein Gutachter prüft bei Ihnen zu Hause die Pflegebedürftigkeit und die Pflegestufe.

Sinnvoll ist, in der Vorbereitung der Begutachtung ein Pflegetagebuch über etwa eine Woche zu führen (s. Tab. 10-1). Wenn der Patient schon nicht mehr in der Lage ist, den Antrag selbst zu unterschreiben, sollte parallel eine gesetzliche Betreuung eingeleitet werden. Bedingungen, die die Pflege erschweren (weitere Erkrankungen, fehlende Krankheitseinsicht, Weglauftendenz, besonderer Zeitaufwand, Einsatz von Pflegehilfen usw.) sollten Sie extra dokumentieren.

Tipps für den Umgang mit dem Pflegegutachter:

- Wichtig ist der tatsächliche Zeitaufwand für die *Verrichtungen des täglichen Lebens*!
- Verharmlosen Sie den tatsächlichen Pflegebedarf nicht, aber versuchen Sie auch nicht, mit vielen Worten alles schlimmer darzustellen. Was zählt, sind Tatsachen.
- Bitten Sie gegebenenfalls um ein Gespräch unter vier Augen mit dem Gutachter bei Themen, die für den Kranken unangenehm sein könnten (Körperpflege, Inkontinenz; sexuelle Enthemmung).
- Wenn der Termin ungünstig ist, lassen Sie sich einen Ausweichtermin geben.

- Verzichten Sie auf ausführliche Schilderungen. Wichtig für den Gutachter sind Fakten und Tatsachen.
- Machen Sie klare Angaben zum Pflegeaufwand (z. B. «Ich brauche 20 Minuten, um meinem Mann bei der Toilette behilflich zu sein»).

Bei der Begutachtung werden zwei wichtige Kriterien geprüft:

1. Liegt Hilfebedürftigkeit im pflegerischen Bereich vor?
2. Ist der Pflegebedürftige in der Lage, die «gewöhnlichen und regelmäßig wiederkehrenden Verrichtungen des täglichen Lebens selbst zu bewältigen?

Spätestens nach fünf Wochen sollte eine Entscheidung der Krankenkasse/Pflegekasse vorliegen. Ist der Patient im Krankenhaus oder einer anderen Einrichtung, sollte es sogar noch schneller gehen. Nach meiner Einschätzung und der Ansicht der Deutschen Alzheimer Gesellschaft sollte ein Patient im mittleren Stadium der Demenz die höchste Pflegestufe erhalten. Das gilt besonders für die Fälle, in denen weitere Erkrankungen vorliegen. Leider ist das in der Praxis oft nicht der Fall und die Patienten erhalten nur Pflegestufe I oder II.

Widerspruch gegen Pflegebescheid

Gerade bei Demenzkranken kann ein falscher Eindruck vom tatsächlichen Bedarf entstehen.

Wenn keine Pflegebedürftigkeit festgestellt wird, können Sie innerhalb eines Monats nach Zustellung des Bescheides Widerspruch einlegen. Wichtig für Sie ist, dass Sie zunächst Widerspruch ohne nähere Begründung einlegen können. In der Zeit können Sie dann z. B. ärztliche Befunde einholen oder ein Pflegetagebuch erstellen und nachreichen. Das Gutachten kann von der Kasse angefordert werden. Meist wird nach einem Widerspruch eine Zweitbegutachtung vor Ort durchgeführt.

Pflegeleistungen

Detaillierte Informationen zu den Pflegeleistungen erhalten Sie von Ihrer Pflegekasse, im Internet bei den Spitzenverbänden der Pflegekassen oder der Deutschen Alzheimer Gesellschaft. Eine Übersicht steht in Tabelle 10-2. Es gibt aber auch hervorragende Broschüren in Zusammenarbeit mit der pharmazeutischen Industrie, wie z. B. das «Pflegetagebuch» der Alzheimer-Hilfe von Eisai und Pfizer.

Tabelle 10-2: Pflegestufen in der Pflegeversicherung (Stand 2010)

	Pflegestufe I	**Pflegestufe II**	**Pflegestufe III**
Pflegebedürftigkeit	erheblich	schwer	schwerst
Aufwand pro Tag	46 min	> 2 h	> 4 h
Hilfebedarf	mind. 2 Verrichtungen 1x/Tag	mind. 3 Verrichtungen, auch nachts	rund um die Uhr
Sachleistung	Bis 450 Euro/ Monat	Bis 1100 Euro/ Monat	Bis 1550 Euro/Monat
Pflegegeld	Bis 205 Euro/ Monat	Bis 410 Euro/ Monat	Bis 665 Euro/ Monat
Pflegevertretung (Verhinderungspflege)	Bis 1432 Euro/Jahr		
Leistungen für vollstationäre Pflege	Bis 1032 Euro/ Monat	Bis 1279 Euro/ Monat	Bis 1550 Euro/ Monat (in Härtefällen bis zu 1918)

Augrund der zunehmenden Anzahl der Pflegebedürftigen wurde die Pflegeversicherung 2008 reformiert. Das Pflegeleistungsergänzungsgesetz und das Weiterentwicklungsgesetz zur Pflegeversicherung sollen insbesondere demente Menschen mit Weglauftendenz, gefährdendem Verhalten oder Störungen des Tag-Nacht-Rhythmus sowie deren Angehörige unterstützen. Aufwendungen für entlastende Betreuungsgruppen, Helferkreise und Tagespflege können nach Antrag nun erstattet werden. Hierfür gibt es bis zu 2400 Euro/Jahr. Diese Leistungen erhalten künftig auch Demenzkranke, die noch keine Pflegestufe haben. Dies ist sehr wichtig, da dieses Geld auch gezahlt werden kann, wenn der körperliche Zustand noch ausreichend ist. Die Leistungen werden aber erst in einem recht geringen Umfang in Anspruch genommen. Angehörige können sich für die Betreuung von Demenzkranken bis zu sechs Monate freistellen lassen.

Weitere Leistungen aus der Pflegeversicherung sind:

- Kurzzeitpflege: Damit sind kurze Aufenthalte in Pflegeeinrichtungen gemeint. Es werden Kosten bis 1470 Euro/Jahr erstattet. Diese Leistung wird zusätzlich zum Pflegegeld und zu Sachleistungen gewährt.
- Verhinderungspflege: Dient der Entlastung der pflegenden Angehörigen bis zu 28 Tagen pro Jahr und Kosten bis zu 1470 Euro.

10.10 Sozialleistungen

Befreiung von der Zuzahlung bei der Krankenkasse

Zuzahlungen gibt es bei nahezu allen Leistungen im Gesundheitswesen:

- Praxisgebühr von 10 Euro pro Quartal
- Rezept (10 %)
- Heil- und Hilfsmittel (Krankengymnastik, Massagen, Hörgeräte, Rollstuhl usw.)
- Krankenhaustagegeld
- häusliche Pflege und Haushaltshilfe
- Fahrtkosten.

Patienten mit einer Demenz als chronischer Erkrankung können eine Befreiung von den Zuzahlungen bei der Krankenkasse beantragen, wenn folgendes zutrifft:

- Die Krankheit besteht seit mindestens einem Jahr.
- Der Patient ist in kontinuierlicher Behandlung.
- Er ist mindestens zu 60 % schwerbehindert oder erwerbsunfähig.
- Die Ausgaben überschreiten 1 % des Bruttoeinkommens (minus Freibeträge).
- Er hat Pflegestufe II.

Behindertenausweis vom Versorgungsamt

Für Patienten mit Demenz kann beim Versorgungsamt (oder der Gemeindeverwaltung) ein Behindertenausweis beantragt werden. Bringen Sie bitte auch hier alle ärztlichen Unterlagen mit oder geben Sie die behandelnden Ärzte an. Das Versorgungsamt gibt Ihnen dann nach Prüfung einen Behindertenausweis mit einem sogenannten Merkzeichen (z. B. B = Begleitperson notwendig; G = gehbehindert). Nach meiner Erfahrung ist das vor allem im mittleren Stadium der Demenz für die Befreiung von der Kfz-Steuer (für die Angehörigen), bei der Lohn- und Einkommenssteuer, bei Bahnfahrten, beim öffentlichen Nahverkehr und bei Rundfunkgebühren sowie für Haushaltshilfen sinnvoll.

Sozialhilfe

Die Sozialhilfe springt ein, wenn andere Geldquellen ausgeschöpft sind. So reicht meist das Geld aus der Pflegeversicherung nicht aus, um die Kosten in einem Pflegeheim zu decken. So sind viele Pflegeheimeinwohner auf Sozialhilfe angewiesen. Folgende Bedingungen gelten derzeit als Voraussetzung für Leistungen nach dem Sozialhilfegesetz:

- Pflegestufe I-III
- monatliches Einkommen unterhalb einer bestimmten Höchstgrenze
- Einwilligung zur Offenlegung der eigenen Vermögensverhältnisse.

Auch ohne Pflegestufe können unter bestimmten Bedingungen Pflegehilfen erstattet werden. Das Sozialamt kommt dann für Sach- und Geldleistungen auf. Bitte erkundigen Sie sich bei Ihrem zuständigen Sozialamt.

Berentung

Nach meinen Erfahrungen werden Menschen, bei denen eine Demenz diagnostiziert wird, in der Regel rasch und problemlos berentet. Für diejenigen, die gerne noch arbeiten wollen, gilt Folgendes: Eine Rehabilitation kann beantragt werden, wird jedoch in der Regel nicht zu einer Besserung führen. Rente wegen Erwerbsminderung kann beantragt werden, wenn der Patient noch maximal drei Stunden täglich arbeiten kann. Der Rentenantrag wird bei der BfA oder der LVA gestellt. Eine nähere Beratung können Sie über die Alzheimer Gesellschaft oder über ehrenamtliche Mitarbeiter der BfA erhalten.

11 Medizinische Behandlung

11.1 Der Hausarzt

Die Hausärztinnen und Hausärzte leisten hervorragende Arbeit, sind engagiert und werden dafür schlecht bezahlt. Nicht umsonst gehen die Hausärzte dafür immer wieder auf die Straße. Ungefähr 90 % der Patienten mit Demenz werden von Hausärzten behandelt. Deren Hauptaufgabe ist es dabei, «Lotse» zu sein in den Gewässern des Gesundheitswesens, also den Überblick zu behalten.

Eine weitere Aufgabe hat der Hausarzt noch: Er kann die sogenannte Basistherapie durchführen. Diese wichtige Aufgabe wird oft unterschätzt. Auch Demenzkranke haben einmal Fieber, eine Herzschwäche, der Blutdruck muss kontrolliert werden. Bestimmte Routineuntersuchungen im Blut müssen gemacht werden (Blutzucker, Wassergehalt, Schilddrüsenwerte, Nierenwerte, Leberwerte). Die Verträglichkeit der Medikamente muss überprüft werden.

Dies kann der Hausarzt leisten, denn viele Erkrankungen treten im Alter häufiger auf und können eine Demenz verschlimmern.

Ich spreche oft mit Hausärzten über gemeinsame Patienten und bin immer wieder erstaunt, wie gut diese ihre Patienten kennen. Aber darin liegt auch eine Gefahr: Durch die sehr langsame Entwicklung einer Demenz und der oft gut erhaltenen «Fassade» der Patienten kann eine Demenz übersehen werden. Angehörige und der Hausarzt können «betriebsblind» werden.

Zudem sind die meisten Hausärzte auf anderen Gebieten als der der Demenz spezialisiert. Sie können das schon am Praxisschild lesen, wo als Zusatzbezeichnung Sporttherapie, Schmerztherapie, Akupunktur, Naturheilkunde, Psychotherapie oder andere mehr oder weniger sinnvolle Therapieformen angeboten werden. Demenz-Spezialist, Alzheimer-Experte oder Gedächtnissprechstunde werden Sie selten lesen. Das kann dazu führen, dass Ihr Hausarzt eben nicht so vertraut ist mit der Demenz und sie dann auch häufiger übersieht. Die meisten Hausarztpraxen versorgen nur eine Handvoll Demenzkranke. Vor allem bei hochbetagten Menschen, die noch viele andere Gebrechen haben oder viele Medikamente nehmen, besteht die Gefahr, dass eine Demenz «unter den Tisch fällt».

Manche Hausärzte halten Antidementiva für unwirksame, teure Medikamente («Pillen zum Vergessen»). Es wird geschätzt, dass in Deutschland nur 10 bis 40 % der Demenzkranken Medikamente erhalten.[145] Deutschland gehört damit leider zu den Ländern, in denen sehr wenige Patienten Antidementiva erhalten.

In Frankreich, Spanien, Skandinavien und auch Griechenland erhalten bis zu 80 % der Demenzkranken Medikamente. In Russland geht die Rate gegen Null. Grund dafür sind die unterschiedlichen Gesundheitssysteme und Kulturen. In Deutschland wird von manchen Ärztegesellschaften wie der Deutschen Gesellschaft für Allgemeinmedizin (DEGAM) immer noch der Nutzen von Antidementiva angezweifelt. Die Unterversorgung kommt dem Gesundheitswesen aber teuer zu stehen, da die Demenzkranken dafür mit anderen Medikamenten und Beruhigungsmitteln behandelt werden müssen, oder ins Krankenhaus kommen, was schnell die Kosten der Antidementiva übersteigt.

Die möglichen Gründe, warum in der Praxis so wenige Antidementiva verschrieben werden sind in der folgenden Liste aufgeführt:

- Antidementiva sind teuer und belasten das Praxisbudget[146].
- Fehlende Erfahrung in der Erkennung von Demenzen (in Ausbildung und Praxis).
- Ältere Menschen haben oft zahlreiche Erkrankungen, die Demenz ist manchmal das kleinere Problem (Multimorbidität).
- Es mangelt an gerontopsychiatrischer Kompetenz in der Praxis.
- Es mangelt an Zusammenarbeit mit Gerontopsychiatern.

145 Diese Zahl kommt folgendermaßen zustande: Man zählt die definierten Tagesdosen (DDD) aller Antidementiva zusammen und teilt sie durch die geschätzte Anzahl der Demenzkranken (derzeit in Deutschland ca. 650 000). Um alle an Demenz erkrankten Menschen in Deutschland mit Medikamenten zu versorgen, wären zusätzlich ca. 750 Mio. Euro pro Jahr nötig.

146 Die genaue Bezeichnung für Praxisbudgets ist Regelleistungsvolumen. Ein niedergelassener Kollege rechnete mir einmal vor, dass er für eine Behandlung eines dementen Patienten einige andere brauche, die nur billigere oder gar keine Medikamente (z. B. gegen Kopfschmerzen oder Schwindel) benötigen, damit er sich den Patienten mit Demenz «leisten» könne. Seit 2009 sind die Budgetbedingungen nach Protesten der Hausärzte unter bestimmten Voraussetzungen gelockert worden

- Hausärzte sind gegenüber dem allgemeinen Nutzen von medikamentöser Therapie bei Demenz skeptisch.
- Es gibt zu wenig spezialisierte Einrichtungen (Gedächtnisambulanzen, Memory-Kliniken oder Gerontopsychiatrische Einrichtungen).

Dies führt zu einer Unterversorgung der Demenz, wie sie auch im letzten Altenbericht der Bundesregierung festgehalten wurde. Es wurde vorgeschlagen, entweder die Hausärzte intensiv und flächendeckend zu schulen oder die Zusammenarbeit mit Spezialisten oder Nervenärzten zu fördern. Um dies zu verbessern, hat Prof. E. Gräßel aus Erlangen, einer der besten Demenzversorgungsforscher in Deutschland, die «Inititative Demenzversorgung in der Allgemeinmedizin» (IDA) ins Leben gerufen. Dies ist dringend erforderlich, weil der Anteil der Patienten mit Demenz bei Hausärzten ständig steigt.[147] Dass die mangelhafte Versorgung mit Antidementiva der falsche Weg ist, haben inzwischen auch die Krankenkassen verstanden und fördern verschiedene Projekte zur Verbesserung der Versorgung.

11.2 Demenz-Leitlinien

Zur Demenz gibt es einen wahren Dschungel von etwa 40 nationalen und internationalen Leitlinien. Diese sind Entscheidungshilfen, stellen aber kein Gesetz für den Arzt dar. Er kann also auch davon abweichen, wenn er es für sinnvoll hält. In die Leitlinien wird viel Mühe investiert, aber in der Praxis erheblich davon abgewichen.

Die Leitlinien werden in Deutschland von der Arbeitsgemeinschaft der Wissenschaftlichen Medizinischen Fachgesellschaften (AWMF) oder von der Arzneimittelkommission der Ärztekammern erstellt. Ende 2009 gab es jedoch in Deutschland eine neue Leitlinie zur Demenz, die sich in ihrer Qualität von den anderen unterscheidet. In einem langen, schwierigen Prozess haben sich fast 30 Interessengruppen auf eine Leitlinie mit höchsten Ansprüchen geeinigt (S3-Leitlinie). Federführend waren die Deutsche Gesellschaft für Psychiatrie, Psychotherapie und Nervenheilkunde (DGPPN) und die Deutsche Gesellschaft für Neurologie (DGN). Leider hat sich die Deutsche Gesellschaft für Allgemeinmedizin und Familienmedizin (DEGAM) kurz vor Fertigstellung zurückgezogen. Seit

---

147 Nach einem Bericht des ZI-ADT-Panels stieg der Anteil der Patienten mit einer Demenz bei Hausärzten von 2003 bis 2007 von 7,8 % auf 14,1 % und bei hausärztlich tätigen Internisten von 5,3 % auf 10,3 %. Im gleichen Zeitraum nahmen die Alzheimer-Demenzen bei Nervenärzten von 12,3 auf 18,6 % zu.

2010 gibt es wieder Gespräche mit dem Ziel, eine Nationale VersorgungsLeitlinie Demenz (NVL) zu entwickeln.

Die Leitlinie nimmt Stellung zu allen Problemen rund um die Demenz. Die Langversion hat über 300 Seiten und ist für jeden im Internet frei verfügbar.

Die wichtigsten Punkte zum Thema Diagnostik aus der aktuellsten Leitlinien der Fachgesellschaft sind in **Tabelle 11-1** zusammengestellt.

Bei den bildgebenden Verfahren ist das MRT den Leitlinien gemäß deutlich gegenüber dem CT zu bevorzugen. Die MRT ist zwar etwas teurer, zeigt jedoch vor allem die gefäßbedingten Schäden genauer an. Bildgebung ist meiner Ansicht nach absolut sinnvoll. Erstens kann damit eine behandelbare Ursache der Demenz erkannt (z. B. Tumor oder Normaldruckhydrocephalus) und zweitens die Diagnose eingegrenzt werden (z. B. frontotemporale Demenz, PSP, vaskuläre Demenz). Ein CT sollte nur gemacht werden, wenn kein MRT verfügbar ist oder der Patient nicht ins MRT kann oder will (z. B. Herzschrittmacher, Panikattacken).

In der Empfehlung der Bildgebung unterscheidet sich die S3-Leitlinie von anderen Leitlinien (z. B. der Deutschen Gesellschaft für Allgemeinmedizin DEGAM). Eine zweite Bildgebung im Verlauf der Erkrankung ist nur in den seltensten Fällen nötig. Der Stellenwert des EEG in der Demenzdiagnostik wurde vor Einführung der bildgebenden Verfahren übertrieben. Ein EEG wird – weil abrechenbar – zwar oft in der Nervenarztpraxis durchgeführt, in seiner Bedeutung aber heute eher unterschätzt. Bei manchen Formen der Demenz oder diagnostisch unklaren Fällen ist ein EEG meiner Erfahrung nach aber sehr hilfreich.

Die Liquordiagnostik wird in den S3-Leitlinien erstmals unterstützend empfohlen, da die wissenschaftlichen Befunde dazu immer besser werden.

Hinsichtlich der Therapie empfehlen die S3-Leitlinien (Evidenzgrad B = «sollte») ganz klar eine Therapie mit Cholinesterase-Hemmern.

11.3 Antidementiva

Antidementiva sind Medikamente, die Gedächtnis und Alltagsfunktionen verbessern. Ob und wie wirksam die Medikamente sind und wie lange man behandeln soll, ist ein großer Streitpunkt. Dieser Streit zieht sich seit Jahren durch die Medizin. 1992 sind daher genaue Kriterien für die Wirksamkeit von Antidementiva erarbeitet worden. So wurde festgelegt, dass die Medikamente in den Bereichen Kognition, Alltagsaktivitäten und Gesamteindruck wirksam sein müssen. Das Medikament muss über 24 Wochen einem Scheinmedikament (Placebo) in mindestens zwei unabhängigen Studien in mindestens zwei unabhängigen Bereichen überlegen sein.

Tabelle 11-1: Auszug aus den aktuellen S3-Leitlinien zur Diagnostik

Es **muss** untersucht werden (obligate Basisdiagnostik):

- allgemeine Krankengeschichte (Anamnese und Fremdanamnese)
- Gedächtnistestung (neuropsychologische Tests)
- ärztliche Untersuchung (psychiatrisch, neurologisch, internistisch)
- Bluttests: Blutbild, Elektrolyte (Natrium, Kalium, Kalzium, Leberwerte GOT und GGT, Nierenwerte (Kreatinin, Harnstoff), Nüchtern-Blutzucker, Schilddrüsenwert TSH, Blutsenkungsgeschwindigkeit oder CRP, Vitamin B12[1]
- mindestens 1 x bildgebende Verfahren (Computertomographie (CT) oder besser MRT)[2]
- EEG (Hirnströme)
- EKG

In unklaren Fällen oder entsprechendem klinischen Verdacht kann weiter untersucht werden (fakultativ):

- Vertiefte Blutdiagnostik (z. B. Differential-Blutbild, Langzeitblutzuckerwert HBA1C, fT3, fT4, Schilddrüsenantikörper, Niacin, Cortisol, Parathormon, Coeruloplasmin, B6, Folsäure, Homocystein, Phosphat, Syphilis- und Borreliensuche, HIV-Test, Harnsäure, Lipide, Urinstatus, HIV-Test, Benzodiazepine und Schwermetalle (Quecksilber, Blei, Kupfer), Drogenscreening und Urinteststreifen.
- Nervenwasseruntersuchung (Liquorpunktion)
- Ultraschall (Doppler- und Farbduplexsonographie)
- Nuklearmedizin (SPECT/PET)
- Untersuchung der Erbanlagen (genetische Diagnostik)

1 Eine Störung von Hormonwerten wie dem TSH (schilddrüsenstimulierendes Hormon) erhöht das Demenzrisiko ca. um das 3-fache. Viele Schilddrüsenerkrankungen sind behandelbar (Unterfunktion, Überfunktion und Hashimoto-Enzephalopathie). Die Hashimoto-Enzephalopathie betrifft mehr Frauen als Männer. Die Patienten haben EEG- und Liquorveränderungen und oft epileptische Anfälle oder schlaganfallähnliche Episoden. Die Therapie erfolgt mit Cortison.
2 Nach aktuellen Daten erhalten bei Diagnostik durch den Hausarzt allerdings nur ca. 50 % der Patienten eine Bildgebung.

Vor über zehn Jahren sind nach ersten positiven klinischen Studien die Medikamente vom Cholinesterasetyp zugelassen worden. Diese haben sich seither in der Praxis bewährt. Sie haben aber alle nur eine relativ schwache Wirksamkeit[148].

148 Die Effektstärke auf die Kognition beträgt ca. 0,5; die Effektstärke auf Alltagsfunktionen ca. 0,3 Standardabweichungen.

In Studien zeigte sich, dass die behandelten Patienten in Gedächtnistests wie dem ADAS-Cog im Durchschnitt 3 von 70 Punkten besser waren über sechs Monate. Dieser Behandlungseffekt entspricht etwa der Verschlechterung ohne Medikamente im gleichen Zeitraum. Man kann also grob sagen, dass wir die Alzheimer-Demenz durch Cholinesterase-Hemmer um etwa ein halbes Jahr aufhalten können.

Stellen Sie sich ein Medikament vor, mit dem Sie abnehmen können. Das Medikament ist aber schwach wirksam: Sie nehmen nur ein Pfund in einem halben Jahr ab. In etwa so müssen sie sich die Wirksamkeit von Antidementiva vorstellen.

Leider spricht auch nicht jeder Patient auf die Behandlung an und wir können nicht vorhersagen, welcher Patient von der Behandlung profitiert.

In den letzten Jahren haben sich die Studienmethoden verbessert. In vielen älteren Studien wurden sehr unterschiedliche Methoden verwendet. Der eine hat diese und jene Dauer untersucht, der andere diese und jene Dosis, der dritte hat diesen und jenen Test verwendet. Kein Wunder, dass man zu unterschiedlichen Ergebnissen gelangte. Mit den Nebenwirkungen und Patienten, die wieder aus der Studie austraten, wurde recht «liberal» umgegangen[149] und dadurch die Ergebnisse aufgebessert.

In den letzten Jahren hat sich die Qualität der Studien verbessert, allerdings um den Preis eines erhöhten Aufwands. Wenn ich heute Unterlagen zu einer neuen klinischen Studie bekomme, bin ich erst einmal mit Papier erschlagen. Aber die Mühe lohnt sich. Wenn man heutige Maßstäbe an ältere Studien anlegt, fällt die mangelnde Qualität auf. Stellen Sie sich das ähnlich wie ein 30 Jahre altes Auto vor, bei dem Dinge fehlen, die heute selbstverständlich sind wie Sicherheitsgurt, Airbag usw.

Dennoch, wie man es dreht und wendet, der Effekt der heutigen Antidementiva ist auch mit modernster Methodik und aus meiner praktischen Erfahrung im Durchschnitt nicht groß. Es gibt Patienten, deren Zustand sich trotz Behandlung weiter verschlechtert. Andere Patienten bleiben unter Behandlung mehrere Jahre stabil – einige bessern sich sogar deutlich. Natürlich würde man sich stärker wirksame Medikamente wünschen. Diese gibt es derzeit aber leider nicht.

Eine Studienzusammenfassung (Meta-Analyse) von Prof. van der Bussche und Frau Dr. Kadusszkiewicz (Abteilung für Allgemeinmedizin der Universität Hamburg) hat vor einigen Jahren für Furore gesorgt. Auch andere Studien wie die AD2000-Studie haben die Wirksamkeit von Antidementiva in Frage gestellt.

---

149 Heute wird als Standard beispielsweise eine sogenannte «Intention to Treat»-Analyse verlangt. Das heißt, dass jeder Patient ausgewertet wird, auch wenn er längst die Studie verlassen hat. Dies ist allerdings bei Demenzstudien ein großes Problem, da die Patienten einfach vergessen können, ihre Medikamente zu nehmen.

Dadurch wurden viele Hausärzte in ihrer Haltung bestärkt, dass wir Antidementiva nicht brauchen (s. a. Kap. 11.1).

Im Kern haben die Allgemeinärzte nicht unrecht. Der Therapieeffekt von Antidementiva ist in der Tat eher klein und die Studien sind zum Teil mangelhaft. Wäre der Therapieeffekt riesengroß, gäbe es ja auch gar keine Diskussion um die Antidementiva. Dennoch, der Effekt ist zwar klein, aber nachweisbar. In anderen Bereichen der Medizin sieht es nicht besser aus. Daher empfehlen die meisten Experten den Einsatz von Antidementiva.

Sowohl das sehr kritische englische NICE (National Institute for Health and Clinical Excellence), das IQWIG (Institut für Qualität und Wissenschaftlichkeit im Gesundheitswesen, die Arzneimittelkommission der deutschen Ärzteschaft (AdkÄ) und das Cochrane Zentrum bestätigten überwiegend die Wirksamkeit von Antidementiva.

In der neuesten Meta-Analyse untersuchten Raina et al. 59 Studien mit Antidementiva (Raina et al., 2008). Die meisten Studien waren mit sechs Monaten relativ kurz [150]. Die Autoren bestätigten, was schon bekannt war: Antidementiva führen zu einer geringen, aber messbaren Besserung von Gedächtnis und Allgemeinzustand.

Also sind die Antidementiva wirksam, aber sind sie nützlich? Hier gibt es derzeit vor allem um Memantine einen wissenschaftlichen Streit, der sich um eine statische Messgröße namens Cohens α dreht. Cohens α ist nämlich vom Erfinder, Herrn Cohen recht willkürlich nach seiner eigenen «Intuition» festgelegt worden (geringe Wirksamkeit ab einem Wert größer 0,2, deutlich ab 0,4). Der Streit ist derzeit noch offen.

Die wichtigsten Antidementiva sind in Tabelle 11-2 zusammengefasst. Die Medikamente werden im Detail auf den nächsten Seiten vorgestellt. Solange uns keine anderen, besseren Medikamente zur Verfügung stehen, sollten wir meiner Ansicht nach die Antidementiva verwenden. Kleinvieh macht auch Mist.

Schwerere Demenzstadien werden ein wenig nach hinten verschoben. Für einen alten kranken Menschen und seine Angehörigen ist das ein Zeitgewinn. Den Verlauf des Untergangs der Nervenzellen können wir ehrlicherweise derzeit durch keine Behandlung bremsen.

150 Die Cholinesterase-Hemmer Donepezil und Galantamin führen zu Veränderungen im ADAS-Cog von 2,8 bzw. 2,5. Die Rivastigminstudien waren sehr heterogen. Die Chancen für eine Verbesserung oder Stabilisierung können durch die untersuchten Medikamente um 22 bis 100 % erhöht werden.

Tabelle 11-2: Zugelassene Antidementiva

	Donepezil (Aricept®)	**Galantamin (Reminyl®)**	**Rivastigmin (Exelon®)**	**Memantin (Ebixa®, Axura®)**
Deutsche Zulassung	MM; > 50	MM	MM; PD;	MS; 60–80
Positive Studie	LBD			
Wirkweise	AchE-I	AchE-I / allost. NR	AchE-I BuChE-I	NMDA-Antagonist
Abbau	Leber	Leber + Niere	Niere	Niere
Einnahme mit Essen	Nein	Ja	Ja	Nein
Dosis	10 mg 1 x tgl.	Bis 2 x 12 mg	bis 2 x 6 mg	20 mg 1 x tgl.
Kognition	+	+	+	±
Aktivitäten des täglichen Lebens	+	+	+	+
BPSD	±	+	?	±
Lebensqualität der pflegenden Angehörigen	±	+	?	±
Betreuungsaufwand	±	+	?	±

MM: «Mild to moderate» = leichte bis mittelschwere Demenz

MS: «Moderate to severe» = mittelschwere bis schwere Demenz

PD: Parkinson-Demenz

AchE-I: Acetylcholinesterase-Inhibitor; allost. NR: allosterischer Nikotinrezeptor; BuChe: Butinylcholinesterase-Inhibitor; NMDA: N-Methyl-D-Aspartat; BPSD: Behavioral and psychological symptoms in dementia = Verhaltensauffälligkeiten bei Demenz.

+: Studien belegen positiven Effekt. ±: unklare Datenlage oder kein Anhalt für Effekt.
?: keine Daten vorliegend.

Wie kann man einschätzen, ob Antidementiva helfen?

Eine genaue Vorhersage des Behandlungseffektes ist für den einzelnen Patienten nicht möglich. Manche Experten behaupten, es gäbe klinische Zeichen für ein gutes Ansprechen auf Antidementiva, aber das ist nach meiner Meinung Spekulation. Man kann die Patienten oder die Angehörigen fragen, ob die Therapie subjektiv etwas genutzt hat, oder man kann erfragen, ob sich an praktischen Fähigkeiten (Essen zubereiten, ein Spiel spielen, Müll wegbringen, anziehen usw.) etwas verbessert hat – oder zumindest nicht weiter verschlechtert hat. Ärzte und Neuropsychologen messen den Therapieerfolg oft an der Veränderung im Mini-Mental-Status (alle 6 Monate) oder an Skalen zur Lebensqualität oder Alltagsaktivitäten. Aber auch das hat seine Nachteile.

Der Arzt und Physiker Prof. Dr. M. Riepe und Kollegen schlug kürzlich vor, eine strukturierte klinische Gesamteinschätzung zu machen, die sich am Mini-Mental-Status und an Fragen an Patient und Angehörige orientiert:

Wenn sich der Mini-Mental-Status um mehr als fünf Punkte in 6 Monaten verschlechtert, sollten folgende Fragen gestellt werden, die mit Ja oder Nein zu beantworten sind:

Fragen an den Patienten:

- Hat sich Ihr Gedächtnis verschlechtert?
- Hat sich Ihre Leistungsfähigkeit stark verschlechtert?
- Hat sich Ihr Gesamtes Befinden stark verschlechtert?
- Sind Sie sehr viel weniger im Alltag beschäftigt (Hobbys; Haushalt)?

Fragen an den Betreuer/Angehörigen:

- Hat sich die geistige Leistungsfähigkeit stark verschlechtert?
- Ist das Verhalten sehr viel störender geworden (Aggressivität, Unruhe, Angst)?
- Hat sich die Teilnahme am sozialen Umfeld deutlich verringert?

Wird überall mit JA geantwortet, spricht dies dafür, dass die Therapie nicht anspricht.

Aber die Forschung geht weiter. Es wird intensiv an neuen Substanzen geforscht. Leider schaffen es von Tausenden von Stoffen nur wenige bis zum Medikament. Vor allem im Zentralnervensystem ist die Trefferrate gering, da das Gehirn von allen Organen am wenigsten mit Tiermodellen vergleichbar ist. In den letzten Jahren gab es in dieser Hinsicht leider fast nur Rückschläge.

Aktuell forschen die Unternehmen z. B. an Substanzen, die toxischen Stoffwechselprodukte bremsen, in dem sie ungefährliche Verbindungen mit Wirkstoffen bilden.

Kosten der Antidementiva

Antidementiva gehören zu den teuren Medikamenten, weil viele relativ neu auf dem Markt sind. Die Kosten für Antidementiva betragen ca. 1500 Euro pro Jahr für einen Patienten. Die Entwicklung und Zulassung neuer Medikamente kostet viel Geld, was nach Zulassung wieder eingenommen werden muss. Derzeit werden weltweit ca. drei Milliarden Dollar pro Jahr mit Antidementiva umgesetzt. Donepezil und Memantine machen 85 % dieses Budgets aus.

Die hohen Kosten der Medikamente sind möglicherweise ein Problem für Ihren Hausarzt, der oft nur ein begrenztes Budget hat. Prinzipiell werden aber die Behandlungskosten von der Krankenkasse erstattet. Falls es Probleme mit dem Verschreiben von Antidementiva gibt, empfehlen wir Ihnen, in eine spezialisierte Einrichtung wie etwa eine psychiatrische Institutsambulanz, eine Gedächtnissprechstunde oder eine spezialisierte Schwerpunktpraxis zu gehen. Natürlich kann Ihnen auch ein Anruf bei der Alzheimergesellschaft weiterhelfen. Im nächsten Kapitel möchte ich Ihnen die Medikamente im Einzelnen vorstellen.

Donepezil (Aricept®)

Donepezil ist quasi der «Gründer» der Familie der Antidementiva vom Acetylcholin-Esterase-Hemmer-Typ. Das Medikament wurde schon 1996 zugelassen. Wir können also schon auf einige Erfahrung damit zurückgreifen. Donepezil ist heute in Deutschland für die leichte bis mittelschwere Alzheimer-Demenz zugelassen. In den USA und sieben weiteren Ländern ist es auch zur Behandlung der schweren Demenz zugelassen. Donepezil ist nach älteren Studien auch bei vaskulärer Demenz wirksam, (aber nicht zugelassen; Off-Label Gebrauch aber möglich). Donepezil soll besonders stark an die Acetylcholinesterase binden und dadurch besser verträglich sein. Donepezil ist der einzige «reine» Cholinesterase-Hemmer und dadurch recht gut verträglich. Vorsicht ist geboten bei einer Kombination mit Antiepileptika (Carbamazepin oder Phenytoin) oder Cortison.

Natürlich hat das Medikament auch Nebenwirkungen, die vor allem zu Beginn der Behandlung auftreten. Sehr wichtig ist es aus meiner Erfahrung, regelmäßig auf den Pulsschlag zu achten. Sinkt der Puls unter 50 Schläge pro Minute ab, steigt das Risiko für eine Bewusstlosigkeit stark an. Viele Patienten mit Demenz sind bereit, das Medikament trotz Nebenwirkungen einzunehmen, wenn sie vom Arzt darauf hingewiesen werden.

Typische Nebenwirkungen von Donepezil (Aricept®) sind:

- Durchfall und Übelkeit (häufig)

- Erbrechen (selten)
- Schlaflosigkeit, Kopfschmerz und Schwindel (selten, dann morgens nehmen)
- Hautausschläge
- Verlangsamung des Herzschlages um 2 bis 3 Schläge pro Minute, dadurch erhöhtes Risiko einer Bewusstlosigkeit (Synkope) mit Sturz und erhöhtem Risiko für eine Verletzung, z. B. Schenkelhalsfraktur[151]
- gelegentlich leichtes Muskelzucken (da Acetylcholin auch zwischen Nerv und Muskel vorhanden ist).

Ein Nachteil des Medikamentes ist, dass es erst nach drei bis vier Wochen einen stabilen Gleichgewichtszustand im Körper erreicht hat.

Durch die Verlangsamung des Herzschlages gab es Fälle von Bewusstseinsverlust und auch selten Herzrhythmusstörungen (Bradykardie, sinoatrialer Block, AV-Block). Daher ist es empfehlenswert, vor Therapiebeginn ein EKG zu machen oder mindestens den Puls zu dokumentieren.

Nicht gegeben werden darf Donepezil beim Sick-Sinus-Syndrom (eine spezielle Herzrhythmusstörung).

Andere Medikamente, die ebenfalls den Herzschlag verlangsamen (z. B. Betablocker, Digitalisglykoside), sollten nach Möglichkeit reduziert oder besser gleich ganz abgesetzt werden. Nebenwirkungen unter Donepezil kann man häufiger bei Patienten oder Patientinnen beobachten, die weiblich oder über 85 Jahre alt sind oder ein niedriges Körpergewicht besitzen. Es gibt bestimmte Krankheiten, bei denen der Arzt Donepezil nicht einsetzen darf.[152]

Donepezil wird als Tablette zum Schlucken oder zum Auflösen-im-Mund (Aricept Evess) verabreicht und einmal pro Tag eingenommen. Damit ist die Handhabung für den Patienten oder den pflegenden Angehörigen sehr einfach. Die Einstiegsdosis beträgt 5 mg pro Tag. Diese wird, wenn möglich, nach vier Wochen

151 Das Risiko von Synkope, Sturz, Verletzung und Anlage eines Herzschrittmachers wurde kürzlich in einer großen Studie an über 19 000 (!) Patienten mit Demenz untersucht und war deutlich erhöht. Diese Risiken schmälern die Kosteneffizienz der Cholinesterase-Hemmer und sollten nicht unterschätzt werden (gill syncope and its consequences in patients with dementia arch int med 169 867 2009)

152 Kontraindikationen für Aricept: Magengeschwüre, Herzrhythmusstörungen (Sick-Sinus-Syndrom, supraventrikuläre Reizleitungsstörungen), Synkopen, Krampfanfälle, obstruktive Lungenerkrankungen (z.B. Asthma bronchiale, Chronisch obstruktive Lungenerkrankung), Blasenobstruktion; Einnahme von nichtsteroidalen Antirheumatika; bekannte Überempfindlichkeit gegen Donepezil oder Domperidon.

auf die Maximaldosis von 10 mg täglich gesteigert. Nicht-kognitive Symptome wie Unruhe, Agitiertheit und Aggressivität werden leider nicht gelindert. Nach einer neueren Studie erhielten 272 Patienten mit einer Alzheimer-Demenz und Agitiertheit entweder 10 mg Donepezil oder ein Scheinmedikament (Placebo). Zuvor wurde sichergestellt, dass die Agitiertheit nicht durch andere psychosoziale Maßnahmen (z. B. Zuwendung. Pflege) zu beherrschen war. Nach zwölf Wochen hatte sich kein Unterschied zwischen den beiden Gruppen gezeigt (Howard et al., 2007).

Rivastigmin (Exelon®)

Rivastigmin ist der zweite Vertreter aus der Familie der Acetylcholinesterase-Hemmer. Theoretisch hat Rivastigmin einige Vorteile[153], die sich in der Praxis aber kaum bemerkbar machen. Rivastigmin ist seit 1998 in Europa und seit 2000 in den USA zugelassen. Seit 2006 ist es auch – als einziges Antidementivum – für die Behandlung der Parkinson-Demenz zugelassen. Des Weiteren hat sich das Medikament in einer guten Studie als wirksam bei der Lewy-Körperchen-Demenz erwiesen. Hierfür besteht aber leider keine Zulassung (Off-Label Gebrauch aber möglich). Die Verträglichkeit mit anderen Medikamenten ist etwas besser als bei Donepezil, da Rivastimin nicht über die Leber abgebaut wird, sondern über die Niere.

Leider hat Rivastigmin dafür an sich mehr Nebenwirkungen. Etwa jeder zweite Patient entwickelt Übelkeit. Das passiert meist am Anfang, aber auch nach einigen Monaten ist immer noch jedem siebten Patienten schlecht. Wahrscheinlich hat die Firma Novartis deswegen nach Alternativen gesucht. Seit 2007 ist aufgrund einer positiven Studie[154] Exelon nun auch als Pflaster verfügbar. Das macht die Anwendung für Patienten und Angehörige leichter. Das Pflaster wird einmal am Tag gewechselt, man kann damit auch duschen. Unsere Erfahrungen damit sind bisher bis auf leichte Hautrötungen sehr gut.

In der Studie, die zur Zulassung des Pflasters führte, waren unter dem Medikament Nebenwirkungen nicht mehr häufiger als unter Scheinbehandlung (Placebo). Damit haben wir zum ersten Mal ein Antidementivum, das im Gehirn das Gedächtnis verbessert, aber keinerlei bedeutsamen Nebenwirkungen im Körper hat. Es muss nur darauf geachtet werden, dass das Pflaster auch jeden Tag gewechselt wird. Überdosierungen sind beschrieben worden, wenn alte Pflaster nicht entfernt wurden. Ob Rivastigmin möglicherweise besser ist als Donepezil wurde kürzlich untersucht. In der EXCEED-Studie (Exelon versus Donepezil) hatten

153 Zusätzliche Hemmung der Butyrylcholinesterase; theoretisch zunehmende Selektivität im Verlauf der Erkrankung durch stärkere Bindung an die monomere Form der Acetylcholinesterase.

154 IDEAL-Studie (Investigation of transDermal Exelon in ALzheimer's Disease).

die Patienten, die Rivastigmin erhielten, eine bessere Alltagskompetenz und auch im klinischen Gesamturteil bessere Werte. Man sollte aber noch abwarten, bevor man die angeblichen Vorteile von Rivastigmin für bare Münze hält.

Galantamin (Reminyl®)

Galantamin wird aus Schneeglöckchen (Galanthus nivalis) gewonnen und ist eigentlich ein recht altes Medikament. Es ist seit 2001 zur Behandlung der leichten bis mittelschweren Alzheimer-Demenz zugelassen. Leider scheint Galantamin – wie andere Cholinesterase-Hemmer – bei der milden kognitiven Störung (MCI) nichts zu bringen. Galantamin hat eine Besonderheit: Es verstärkt die Acetylcholinaktivität gleich doppelt. Einerseits hemmt es den Abbau von Acetylcholin, andererseits schraubt es die Empfindlichkeit der «hörenden» Nervenzelle hoch.[155] Ansonsten entsprechen die Wirkung und die Nebenwirkungen den anderen Acetylcholinesterase-Hemmern. Vorsicht ist geboten bei der Kombination von Galantamin mit bestimmten Antidepressiva (Fluoxetin, Paroxetin). Einige Studien legen nahe, dass Galantamin besser als die anderen Antidementiva auch die neuropsychiatrischen Symptome bessern könnte (z. B. die SERAD-Studie). Man muss ca. zwölf Patienten mit Galantamin behandeln, damit sich ein Patient verbessert. Diese «Number needed to treat» (NNT) klingt schlecht, ist es aber im Vergleich zu anderen medizinischen Behandlungen nicht.

Memantine (Axura®, Ebixa®)

Memantine (Verkaufsnamen: Axura®, Ebixa® Memantine im deutschsprachigen Raum, in USA: Namenda®) ist ein Medikament gegen Demenz, das an den Glutamat-Rezeptor bindet. Der Wirkstoff selbst ist eigentlich schon älter. Vor der strengeren Zulassung von Antidementiva war Memantine unter dem Namen Akatinol für allgemeine geistige Probleme zugelassen (leichte bis mittelschwere «Hirnleistungsstörungen», Aufmerksamkeit und Wachheit, («parkinsonähnliche Erkrankungen»).

Die ersten positiven Ergebnisse mit Memantine bei Demenz gab es schon 1989. Im Jahr 2002 wurde Memantine dann in der EU und 2003 in den USA offiziell zugelassen für die mittelschweren bis schweren Demenz-Stadien. In einer Zusammenfassung aller Studien von Wilkinson (Wilkinson & Andersen, 2007) zeigte sich, dass die Verschlechterung des Krankheitsbildes unter Memantine in allen geringer ausfiel.

155 Nicht-kompetitiver potenzierender Ligand an präsynaptischen nikotinergen Acetylcholinrezeptoren.

Ein jeder, der Studien durchführt, weiß, dass die Patienten besonders gut ausgewählt und meist gesünder als der «Durchschnittspatient» sind. Der Realität in der Praxis versucht man daher durch Anwendungsbeobachtungen näher zu kommen. Auch hier zeigten sich für Memantine gute Ergebnisse.

Memantine verhindert im Prinzip, dass zu viel Kalzium in die Nervenzelle einströmt und diese auf Dauer «vergiftet»[156]. Die gleiche Aufgabe hat im Gehirn das chemisch ähnliche Magnesium als «natürlicher Gegenspieler» von Kalzium. Memantine ist in seiner Wirkung also eigentlich mit Magnesium vergleichbar.

Nun fragen Sie mich wahrscheinlich, warum man gegen Demenz dann nicht einfach Magnesium nehmen kann. Sie können es schon nehmen, aber es wirkt nicht, weil Magnesiumtabletten zwar im Magen, aber nicht im Hirn ankommen.

Memantine hingegen überwindet die Bluthirnschranke, gelangt an seinen Rezeptor und passt wie ein Schlüssel ins Schloss.

Glutamat ist der wichtigste erregende Neurotransmitter (Botenstoff) zwischen den Nervenzellen der Hirnrinde. Glutamat ist entscheidend für normale Denk- und Lernprozesse. Normalerweise wird das Glutamat von der «sprechenden» Nervenzelle ausgeschüttet und bindet unter bestimmten Bedingungen an der «hörenden» Nervenzelle am NMDA-Rezeptor. Danach wird es nicht mehr gebraucht und von Nervenstützzellen (Glia) aufgenommen. Bei der Demenz ist aus irgendeinem Grund diese Wiederaufnahme gestört. Wenn zu viel Glutamat vorliegt, können die Denkprozesse auf Dauer nicht richtig funktionieren. Zusätzlich kann sich das Glutamat sogar in ein Zellgift verwandeln, wenn zu viel Kalzium einströmt.

Memantine bindet an den NMDA-Rezeptor und verhindert den Kalziumeinstrom wie ein dicker Türsteher vor einer Diskothek.

Kommt es nun im Rahmen normaler Denk- oder Lernprozesse wieder zu einer kurzfristigen Erhöhung von Glutamat, kann Memantine vom Rezeptor genau im richtigen Moment wieder vorübergehend verschwinden. Somit kann die Nervenübertragung inkl. Denk- und Lernprozessen wieder normal ablaufen, auch wenn eigentlich zu viel Glutamat vorliegt.

Memantine schützt – im Tierversuch – Nervenzellen vor dem Tod (Neuroprotektion gegen exzitotoxischem oder «programmierten Zelltod» = Apoptose), wenn man in Zellkulturen oder Tierversuchen typische Nervengifte hinzugibt (z.B. Chinolinsäure, NMDA). Es gibt auch Hinweise dafür, dass Memantine Einfluss auf Amyloid oder Tau hat und der Abbau der grauen Hirnrinde etwas gebremst ist (Schmidt et al., 2008).

Des Weiteren scheint Memantine ebenso gegen Verhaltensstörungen wie Unruhe, Aggression und Psychose wirksam zu sein.

---

156 Exzitotoxische Hypothese. Einstrom von Kalzium über den NMDA-Rezeptor des Glutamats.

Gesundheitsökonomisch zeigte Memantine in Studien gewisse Vorteile:

- Der Betreuungsaufwand war um ca. 50 Stunden pro Monat reduziert.
- Die Patienten wurden seltener ins Pflegeheim eingewiesen.
- Die Gesamtkosten (Pflege, nicht medizinische Kosten) reduzierten sich um ca. 1000 Dollar/Monat.

Aber Vorsicht: Auch dieses Medikament bewirkt keine Wunder. In den Studien kam es auch bei den mit Memantine behandelten Patienten nach einer kleinen, kurzen Verbesserung im weiteren Verlauf leider wieder zu einer Verschlechterung des Gedächtnisses! Die Verschlechterung trotz Medikament ist aber insgesamt verzögert. Dadurch hat der Patient etwas Zeit gewonnen und in einem besseren geistigen Zustand verbracht.

Es scheint allerdings so zu sein, als ob der Effekt von Memantine etwas geringer ist als der von Cholinesterase-Hemmern.[157] Vielleicht war diese relativ geringe Wirksamkeit ein Grund dafür, dass in einem Bericht des Instituts für Qualität und Wirtschaftlichkeit im Gesundheitswesen (IQWIG) die Nützlichkeit von Memantine in Frage gestellt wurde.

Üblicherweise beginnt man mit 5 mg Memantine morgens, da das Medikament eher ein «Wachmacher» ist, also aktiviert. Das Medikament wird dann über drei Wochen langsam auf die übliche Tagesdosis von 20 mg morgens gesteigert. Wie weiter oben schon geschrieben, denke ich, dass die Behandlung dennoch sinnvoll ist. Man kann man den Verlauf der Krankheit etwas nach hinten schieben. Für den Patienten ist das ein Zeitgewinn und eine Verbesserung der Lebensqualität. Memantine ist meiner Erfahrung nach besser verträglich als Cholinesterase-Hemmer, weil das Glutamat nur im Gehirn vorkommt. Acetylcholin hingegen spielt überall im Körper eine Rolle. Folglich haben Cholinesterase-Hemmer Nebenwirkungen im ganzen Körper. Nach neueren Studien ist Memantine ebenso wirksam bei der vaskulären Demenz, der Parkinson-Demenz und der Lewy-Körperchen-Demenz, aber nicht dafür zugelassen.[158] Memantine kann auch gut mit Cholinesterase-Hemmern kombiniert werden (Add-on) im mittelschweren bis schweren Stadium der Demenz. Die häufigste Nebenwirkung

157 Die Effektstärke betrug in einer Meta-Analyse 0,26 auf die Kognition, 1,18 auf die Alltagsfunktion; 0,22 auf den Gesamteindruck und 0,12 auf die Verhaltenssymptome.

158 Nach einer kleineren Studie an 72 Patienten mit Parkinson-Demenz oder Lewy-Körperchen-Demenz, die 2009 von einer norwegischen Arbeitsgruppe um Dag Aarsland 2009 veröffentlicht wurde, war der Globaleindruck unter Memantine besser als bei Placebo. Ähnliche Ergebnisse zeigten sich bei der vaskulären Demenz. Memantine kann aber im Rahmen eines Off-Label-Gebrauches mit entsprechender Begründung bei diesen Krankheitsbildern eingesetzt werden.

von Memantine ist Unruhe (sehr selten kommt es zu Kopfschmerzen, Müdigkeit, Verwirrtheit, Halluzinationen, Verstopfung, anormalem Gang, Schwindel, Übelkeit, Erbrechen oder einem epileptischen Anfall).

Die positiven Studien, die Verträglichkeit und die Zunahme der Demenz führten in den letzten Jahren zu einer steigenden Verwendung von Memantine. Im Jahr 2007 konnte erstmals einen Umsatz über eine Milliarde US-Dollar erzielt werden.

Nicht gegeben werden sollte Memantine, wenn epileptische Anfälle bekannt sind oder der Patient Halluzinationen hat. Eine Herzinsuffizienz (Herzschwäche) kann gelegentlich verschlechtert werden.

Memantine ist also ein interessantes Medikament. Aktuell forscht die Industrie an ähnlichen Stoffen (z. B. Neramexane), die evtl. auch gegen Tinnitus (Hörgeräusche) helfen könnten.

Ginkgo-Präparate

Der Ginkgobaum (s. Abb. 11-1; Fächerbaum oder Silberpflaume) ist ein lebendes Fossil und ca. 300 Millionen Jahre alt. Der Name kommt aus dem Japanischen und heißt «silberne Aprikose». Der Baum wurde im 18. Jahrhundert von Seefahrern aus Ostasien nach Europa gebracht. Ginkgoextrakte werden seit Jahrhunderten gegen allerlei Beschwerden wie Kopfschmerz, Schwindel, «Nervosität» und weltweit auch bei Demenz eingesetzt. Heutzutage rührt ihnen ihr Apotheker aber nicht Blätterextrakte zusammen, sondern Sie bekommen ein weitgehend industriell gefertigtes Produkt (standardisierter Ginkgo-Extrakt EGB-761). Ginkgo-Extrakte bestehen aus über 60 Bestandteilen (Flavoglykoside und Terpinoide), die teilweise chemisch sehr kompliziert sind und nicht künstlich hergestellt werden können. Es ist also nicht verwunderlich, wenn die Wirkweise des Naturproduktes Ginkgo nicht abschließend geklärt ist. Möglicherweise werden giftige freie Radikale abgefangen (antioxidative Wirkung). Möglich ist auch ein Effekt über eine Gefäßerweiterung oder blutverdünnende Eigenschaften.

In einer Recherche des IQWIG fanden sich sechs Studien zur Demenz, die ein ausreichend gutes Niveau hatten. Ein eindeutig positives Statement zu Ginkgo konnte nach Durchsicht nicht abgegeben werden. Auch in englischen Studienübersichten (Meta-Analyse des Cochrane-Zentrums und NICE-Bericht) konnten sich die Forscher nicht eindeutig für Ginkgo entscheiden. Hauptproblem bleiben die nun meist schon älteren Studien, die heutigen Ansprüchen nicht mehr gerecht werden (Birks & Grimley, 2007). Daher wird weiter mit immer besseren

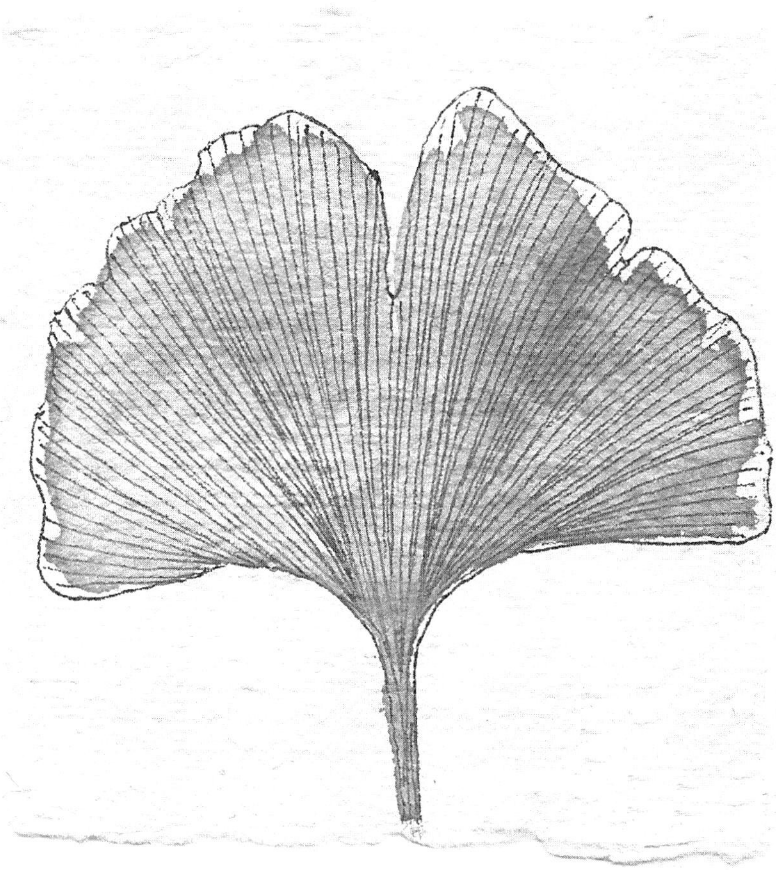

Abbildung 11-1: Ein Gingkoblatt

und modernen Studiendesigns über Ginkgo geforscht. In einer Vorbeugungsstudie erhielten 118 gesunde Menschen (mindestens 84 Jahre alt) 42 Monate Ginkgo oder ein Scheinmedikament (Placebo). Leider fand sich keine Wirksamkeit. Nun kann es aber in solchen Studien immer sein, dass die Teilnehmer einfach vergessen, ihre Medikamente zu nehmen. Als die Forscher nur die zuverlässigen Patienten untersuchten, zeigte sich, dass unter den mit Ginkgo Behandelten der Gedächtnisabbau gebremst war. Leider waren auch etwas mehr Schlaganfälle unter Ginkgo aufgetreten. Insgesamt war die Studie aber noch zu klein und zu kurz, um hier eine Empfehlung abzugeben.

In der riesigen amerikanischen GEM-Studie (Ginkgo Evaluation of Memory) wurden 3069 Probanden zwischen 72 und 96 Jahren randomisiert und über 6

Jahre mit 2 x 120 mg Ginkgo behandelt. Diese Studie war die bisher größte und längste Studie zur Vorbeugung (Prävention) der Alzheimer-Demenz bei älteren Menschen. Es zeigte sich aber leider wiederum kein Effekt (DeKosky et al., 2008) auf die kognitiven Leistungen.

Für die weiteren bei der Demenz wichtigen Aktivitäten des täglichen Lebens und Depression zeigte sich bei Demenzkranken in den bisherigen ausgewerteten Studien eine Tendenz zur Besserung durch Ginkgo. Der allgemeine Eindruck der Patienten ist auch besser. Allerdings haben die Studien eine sehr unterschiedliche Qualität, was die Aussagekraft einschränkt. Das Medikament ist sicher und gut verträglich, es zeigt kaum Nebenwirkungen und richtet zumindest keinen Schaden an. Aufpassen muss mal als Arzt in Kombination mit Gerinnungshemmern. Blutungen können verstärkt werden. Ginkgo kann vom Hausarzt verordnet werden.[159]

Trotz frustrierender Studienlage wird weiter geforscht. Aktuell finden sich in Studienregistern noch mindestens vier laufende Studien zu Ginkgo. Wir dürfen also gespannt sei. Das letzte Wort zu Ginkgo ist noch nicht gesprochen.

Weitere Medikamente

Das erste Medikament, das 1993 gegen die Alzheimer-Demenz zugelassen wurde, war Tacrin®. Es ist ein Cholinesterase-Hemmer, der aber zu starke Nebenwirkungen hatte. Vor allem traten Leberschädigungen auf. Deshalb spielt das Medikament heute keine Rolle mehr. Vor kurzem hat das Medikament Dimebolin bzw. Dimebon oder Latrepirdine Furore gemacht. Es wurde vor über 25 Jahren in Russland gegen Allergien entwickelt. Der Stoff war aber nicht selektiv genug für das bei Allergien wichtige Histamin. Weil es außerdem zu viele Nebenwirkungen gab, setzte sich Dimebolin gegen modernere Antiallergika nie durch. Neuere Studien zeigten, dass die Substanz auch die Acetylcholinesterase hemmt, den NMDA-Rezeptor blockiert und vielleicht auch die Mitochondrien, die Zellkraftwerke beeinflussen könnte. Nach Voruntersuchungen wurde eine Phase-II-Studie in Russland durchgeführt, mit positivem Ergebnis. Ich finde die Studie zwar unethisch, jedoch gelten in anderen Ländern andere Voraussetzungen für Arzneimittelstudien. Den russischen Patienten wurde jedenfalls gesagt, dass sie entweder nichts (Placebo) erhalten oder ein Medikament, dessen Wirksamkeit

---

159 Ginkgo kann ohne Rezept in der Apotheke gekauft werden, aber auch vom Arzt verordnet werden. Grund hierfür ist eine gesetzliche Ausnahme: Ginkgo ist in der Over-the-Counter-Ausnahmeliste vom gesetzlichen Ausschluss nicht verschreibungspflichtiger Medikamente des gemeinsamen Bundesausschusses ausgenommen. Dennoch geht der Ginkgo Umsatz seit Jahren zurück.

auf Demenzen nicht bekannt ist. Und das in Zeiten, wo vier wirksame Antidementiva verfügbar sind! In einer erweiterten Phase-III-Studie (Connection) nahmen 598 Patienten über sechs Monate 5 bzw. 20 mg Dimebon oder Placebo. Der Effekt der Vorstudie ließ sich leider nicht bestätigen, so dass die betreffenden Pharmafirmen im März 2010 die weitere Entwicklung eingestellt haben.

Es gibt noch weitere Antidementiva, die aus verschiedenen Gründen heute kaum noch eingesetzt werden. Die Medikamente sind der Vollständigkeit halber in Tabelle 11-3 alphabetisch aufgeführt:

11.4 Behandlung der Verhaltensstörungen

Besonders belastend für die Angehörigen sind die Verhaltensstörungen im Verlauf der Demenz. Wissenschaftlich sprechen wir von Verhaltens- und psychologischen Störungen bei Demenz (Behavioural and Psychological Symptoms of Dementia, BPSD). Das häufigste Negativsymptom (Fehlen einer normalen psychischen Funktion) ist wahrscheinlich die Apathie. Damit ist ein fehlendes Interesse, eine Teilnahmslosigkeit und fehlende spontane Aktivität gemeint. In verschiedenen Studien fand sich eine Häufigkeit von über 50 %. In einer aktuellen Studie aus 18 Berliner Seniorenheimen fanden Rapp et al. sogar, dass 78 % der Heimbewohner die Kriterien der Apathie erfüllten (Rapp et al., 2010).

Ein sehr belastendes Positivsymptom sind psychotische Störungen bei der Demenz (Wahn und Halluzinationen). Diese treten mit einer Häufigkeit von ca. 40 % auf (Ropacki & Jeste, 2005). Ein Wahn ist häufiger als Halluzinationen. Besonders oft befürchten die Patienten, bestohlen zu werden. Psychosen treten besonders bei den schwer Kranken und bei den rascher fortschreitenden Fällen auf.

Für alle BPSD gilt: zunächst herausfinden, ob es eine spezielle Ursache gibt. Als sinnvoll hat es sich erwiesen, äußere und innere Ursachen zu unterscheiden. Denken Sie immer daran, dass der Kranke sich Ihnen möglicherweise nicht mit Worten mitteilen kann und deshalb versucht, sich Ihnen über die Verhaltens-«Störungen» mitzuteilen.

Äußere Ursachen von Verhaltens- und psychologischen Ursachen können sein:

- Stress (z.B. Ärger mit Mitmenschen, Wohnortwechsel)
- Hitze, Kälte
- Kleidungsprobleme
- Hörgerät, Brille, Gebissprobleme.

Tabelle 11-3: «Nootropika», ältere Antidementiva und weitere wahrscheinlich unwirksame Medikamente und Stoffe gegen «Hirnleistungsstörungen» und Demenzen

Wirkstoff	Wirkprinzip	Kommentar
Cerebrolysin	unklar	keine nachgewiesene Wirksamkeit
Cinnarizin	Calciumantagonist	keine nachgewiesene Wirksamkeit; wird gelegentlich bei Schwindel eingesetzt
Cortison	Entzündungshemmung	in älterer Studie unwirksam
Cyclandelat	Atypischer Calciumantagonist	keine nachgewiesene Wirksamkeit
Dimebolin	Cholinesterase-hemmer; NMDA-Antagonist	älteres Präparat, in größerer Studie unwirksam
Dihydroergotoxin	Gefäßerweiterung	keine nachgewiesene Wirksamkeit; Umsatz 0 %
Hormonersatz-therapie bei Frauen		keine nachgewiesene Wirksamkeit
Hydergin		keine nachgewiesene Wirksamkeit
Meclofenoxat	Lipofuscin-abbauhemmer	nicht mehr zugelassen bzw. Umsatz 0 %
Nimodipin	Calciumkanalblocker	keine Verbesserung von Alltagskompetenz; unzureichende Studienlage; Umsatz 0 %
Nicergolin	Alpha-Sympatholytikum	Nutzen-Risiko-Verhältnis unklar, Umsatz 0 %
Phosphatidylcholin (Lecithin)	Unklar	keine nachgewiesene Wirksamkeit
Piracetam	ATP-Steigerung	keine nachgewiesene Wirksamkeit[1]
Pyritinol	Zuckeraufnahme	Studien methodisch veraltet
Selegelin	Antioxidativ	keine nachgewiesene Wirksamkeit
Vinpocetin	pflanzliches Alkaloid	keine nachgewiesene Wirksamkeit; Umsatz 0 %
Vitamin E	Antioxidativ	keine sichere Wirksamkeit
Xantinolnicotinat	Gefäßerweiterung	keine nachgewiesene Wirksamkeit; Umsatz 0 %

1 Obwohl Piracetam in strengen Studien keine Wirksamkeit zeigte, wird es von allen älteren Nootropika noch am meisten verordnet. Derzeit macht Piracetam noch 27 % der Verordnungen und ca. 5 % Umsätze aller Antidementiva aus (Fritze, 2009).

Innere Ursachen können sein:

- Grundbedürfnisse (Durst, Hunger, Schlaf)
- körperliche Wahrnehmungen (Schmerz, Blasendruck)
- neurologische Probleme (Sehstörung, Hörstörung, Gangunsicherheit, Schluckstörung)
- psychische Probleme (Angst, Halluzinationen, Wahnvorstellungen).

Hier ist also zunächst geduldiges Zuhören und Beobachten angebracht, bevor Medikamente zum Einsatz kommen. Sie sollten auf keinen Fall den Patienten reizen, ihn festhalten oder bestrafen. Wir haben schon oft erlebt, dass Patienten scheinbar inkontinent sind, aber in Wirklichkeit einfach nachts oder im Krankenhaus vergessen, wo die Toilette ist. Medikamente sollen nur eingesetzt werden, wenn man sich anders nicht mehr helfen kann.

Acetycholin-Esterase-Hemmer bei BPSD

Acetycholin-Esterase-Hemmer sind die klassischen Alzheimer-Medikamente. Sie scheinen gegen die Verhaltensstörungen ein wenig zu helfen, weil sie den Krankheitsverlauf verzögern. Sind die Verhaltensstörungen dann aber da, haben die Cholinesterase-Hemmer kaum noch Einfluss. Memantine hat möglicherweise einen geringen Effekt. Spätestens bei der schweren Demenz setzen wir Memantine ohnehin ein, auch in Kombination mit Cholinesterase-Hemmern, da hierzu eine positive Studie zu Alltagseindruck vorliegt.

Antipsychotika bei Verhaltensstörungen bei der Demenz

Klassische Antipsychotika wurden ursprünglich entwickelt, um stark psychotische, auch unruhige, erregte und aggressive Patienten (z. B. mit Schizophrenie) zu behandeln. Früher nannte man die Medikamente Neuroleptika oder allgemein Psychopharmaka.

Vor allem die älteren Medikamente haben aber viele Nebenwirkungen, z. B. Haloperidol (Haldol®). Deswegen sollten sie wegen ihrer Nebenwirkungen bei älteren dementen Patienten extrem kurz und vorsichtig, am besten gar nicht mehr eingesetzt werden. Leider hat sich das noch nicht überall herumgesprochen. Es kann davon ausgegangen werden, dass in deutschen Pflegeheimen noch über 50 % der Patienten mit Demenz Neuroleptika erhalten. Der Anteil von Patienten, die Antidementiva erhalten, ist meist viel geringer, was eigentlich beschämend ist.

Risperidon (Risperdal®) ist eigentlich ein Medikament gegen schizophrene Psychosen. Es kann auch eingesetzt werden, wenn im Rahmen der Demenz schwere psychotische Symptome (z. B. Wahn und Halluzinationen) auftreten. Vorsichtig und geduldig dosiert und in kleinen Mengen (0,5 – 1 mg; «start low – go slow») habe ich mit Risperidon gute Erfahrungen bei unruhigen und wahnhaften Demenzpatienten gemacht. Höhere Dosen sollten vermieden werden, da ein Parkinsonartiges Bild ausgelöst werden kann und die Sturzgefahr steigt. Mit Risperidon kann etwa jedem dritten Patienten geholfen werden. Risperidon war früher sogar speziell zugelassen für Aggressivität.

Aripiprazol ist ein neues antipsychotisches Medikament, für das es neuerdings Hinweise auf Wirksamkeit bei Verhaltensstörungen bei der Demenz gibt. Es kommt am ehesten als Alternative zu Risperidon in Frage. Standarddosis ist 10 mg.

Viele demente Patienten entwickeln einen Wahn. Oft geht es ums Geld, und die Patienten haben die «fixe Idee», bestohlen zu werden. Wenn die Symptome sehr schlimm sind, kann also z. B. Risperidon oder Aripiprazol in geringen Mengen vom Arzt verordnet werden. Manchmal hilft aber auch Geduld, da bei vielen Patienten der Wahn vorübergehend ist.

Es können auf Wunsch der Angehörigen auch andere moderne Medikamente gegen Psychosen (atypische Antipsychotika) eingesetzt werden (z. B. Olanzapin oder Quetiapin in niedriger Dosis z. B. 25 – 50 mg). Allerdings können alle eingesetzten Medikamente auch schwere Nebenwirkungen wie Schlaganfall bis hin zum Tod haben. In einer Zusammenfassung von Studien fand man ein um 54 % erhöhtes Sterberisiko (einschließlich Herztod), wenn ein moderneres Antipsychotikum eingesetzt wurde (Schneider et al., 2005)

In einer großen Studie (CATIE-AD) wurden daher von Schneider et al. noch einmal drei Medikamente (Risperidon, Olanzapin und Quetiapin) an 421 ambulanten Patienten mit einer Alzheimer-Demenz getestet. Um sicherzugehen, führte man die Studie gleich in 42 Zentren über den recht langen Zeitraum von 36 Wochen durch. Einige Beschwerden konnten durch die Medikamente ganz gut beherrscht werden. Bei jedem fünften Patienten kam es allerdings zu unangenehmen Nebenwirkungen, die die gute Wirkung zunichte machten (Schneider et al., 2006). Kein Medikament war dem anderen überlegen. Die Lebensqualität der Patienten war allerdings durch die Behandlung nicht verbessert. Im Jahr 2008 hat sich die europäische Zulassungsbehörde EMEA dann der amerikanischen FDA angeschlossen, vor Antipsychotika zur Behandlung der Aggressivität bei Demenz zu warnen.

Besonders gefährdet für Nebenwirkungen von Antipsychotika sind folgende Menschen:

- sehr alte Patienten
- Patienten mit vielen, lang dauernden schweren Krankheiten, z. B. Herz-Kreislauf, Lungenerkrankungen, Magendarmkrankheiten
- Patienten mit fortgeschrittener Demenz
- Patienten mit vorangegangenem Herzinfarkt oder Schlaganfall.

Wie die beste Behandlung aussieht, bleibt also weiter dem Einzelfall überlassen. In unserer Praxis fragen wir die Angehörigen, wie schwerwiegend die Verhaltensstörungen sind. Sind sie sehr schwer und belastend, machen wir dennoch einen Behandlungsversuch, weisen aber die Angehörigen bzw. den Betreuer auf die möglicherweise schweren Nebenwirkungen hin. Die Medikamente sollten dann auch möglichst kurzzeitig eingesetzt werden.

Vor Beginn einer Therapie mit Antipsychotika bei Demenz sollten folgende Kontolluntersuchungen gemacht werden:

- Blutdruck, Puls, Gewicht
- Blutzucker, Blutbild, Elektrolyte (Natrium, Kalium)
- Überprüfung aller weiteren Medikamente auf möglichen Nebenwirkungen/ Interaktionen
- ggf. Urinstatus bei Blasenproblemen.

Für die Zeitschrift «Pflegen: Demenz» haben Dr. K-M. Perrar und D. Küsind zehn Regeln für den Einsatz von Psychopharmaka bei Verhaltensstörung und Demenz aufgestellt. Die Tipps sind aus meiner Sicht gut und sinnvoll, daher möchte ich sie in leicht modifizierter Form wiedergeben:

1. genaue Beschreibung und Dokumentation der psychischen Probleme
2. Suche nach den Ursachen
3. Vorstellung der Symptome bei einer Teambesprechung oder Fallkonferenz
4. Information über erwünschte und unerwünschte Wirkungen eines Psychopharmakons
5. regelmäßige Beobachtung der Patienten auf Nebenwirkungen
6. Geduld bis zum Wirkungseintritt behalten

7. Medikamente nur bei Bedarf geben
8. auf korrekte Einnahme achten
9. Notwendigkeit regelmäßig, mindestens halbjährlich hinterfragen
10. Beobachtung, ob tatsächlich der gewünschte Medikamenteneffekt eintritt.

Alternativen zu Antipsychotika sind Beta-Blocker, Carbamazepin und kurzzeitig eingesetzte Benzodiazepine.

Depression

Viele Demenzkranke haben gleichzeitig eine Depression. Diese sollte natürlich auch behandelt werden. Meiner Erfahrung nach sind Antidepressiva allerdings meist nur vorübergehend erforderlich. Ältere Antidepressiva (z. B. Amitriptylin = Saroten®) sollten bei älteren Menschen aus mehreren Gründen (Verschlechterung des Gedächtnisses, von Herzrhythmusstörungen, höhere Gefahr von «Vergiftung») nicht gegeben werden. Neuere Medikamente sind wahrscheinlich besser. Moderne Antidepressiva (z. B. Citalopram oder Venlafaxin) haben ein günstiges Nebenwirkungsprofil.

Schlafstörungen bei Demenz

Schon viele gesunde ältere Menschen haben Schlafstörungen. Bei Kranken und vor allem Demenzpatienten kommen dann oft noch Störungen des Tag-Nacht-Rhythmus, nächtliche Verwirrtheit und Desorientierheit sowie Medikamenteneffekte hinzu. Die nächtlichen Ruhestörungen sind für die Angehörigen oft das Schlimmste, da sie hier eigentlich Kraft schöpfen wollen. Wie sind die nächtlichen Probleme in den Griff bekommen?

Zunächst einmal sollte der Demenzkranke Gelegenheit haben, sich tagsüber viel zu bewegen, damit er abends auch müde ist. Nickerchen tagsüber sind nicht erlaubt!

Gut sind Spaziergänge oder Gartenarbeit. Nach Möglichkeit sollten abends auch keine aufputschenden Getränke wie Kaffee, Espresso oder auch Tee getrunken werden. Ebenso bitte keine allzu üppigen oder blähenden Mahlzeiten abends. Aufregende Krimis oder Fußballspiele sowie laute Musik, Fernseh- oder Radiogeräte vor der Schlafenszeit sind ungünstig.

Falls das nächtliche Umherwandern nicht weniger wird, sollte es zumindest sicher sein. Mögliche Unfallgefahren sollten nach Möglichkeit vermindert sein

(z. B. Beleuchtung auf dem Weg zur Toilette, abgesperrte Haustüren, ausgeschalteter Herd). Führen Sie nicht zu viele Veränderungen in der Wohnung durch, das könnte den Patienten verwirren.

Bei nächtlicher Unruhe sollten Sie nicht in Angst oder Panik verfallen oder den Patienten kritisieren.

Demenz bei Parkinson

Wenn eine Demenz bei gleichzeitig bestehender Parkinson-Krankheit vorliegt, sind einige Dinge zu beachten:

- möglichst wenig L-DOPA geben (da L-DOPA Psychosen auslösen kann)
- Parkinson-Medikamente mit anticholinergen Wirkungen weglassen (diese können die Gedächtnisleistungen verschlechtern; z. B. Akineton, Artane)
- kein Memantine geben, wenn Halluzinationen vorliegen (diese können verstärkt werden)
- am besten wirken Cholinesterase-Hemmer (vor allem bei Fluktuationen, Verwirrtheit, Halluzinationen).

11.5 Nichtmedikamentöse Behandlung

Viele Patienten und Angehörige fragen mich immer wieder nach nichtmedikamentösen Behandlungen. Wer nimmt schon gern Medikamente ein. Neben den allgemeinen Therapien (siehe Kap. 6.9) und einer gesunden, aktiven Lebensweise gibt es einige spezielle nichtmedikamentöse Verfahren, die im Folgenden vorgestellt werden.

Milieutherapie

Die Milieutherapie basiert auf der Annahme, dass der Demenzkranke sich nicht mehr auf seine Umgebung einstellen kann. Folglich muss man die Umgebung an den Demenzkranken anpassen. Die Milieutherapie wird zunehmend in Pflegeheimen eingesetzt. Praktisch wird versucht, den Tag fest zu strukturieren und Überforderungen der Kranken abzubauen. Erste Studien zeigen einen positiven Effekt auf das Sozialverhalten und die Stimmung der Kranken.

Realitäts-Orientierungs-Training (ROT)

Das Realitäts-Orientierungs-Training (ROT) wird häufig in der Altenpflege und in Pflegeheimen eingesetzt. Wie der Name schon sagt, soll vor allem die räumliche, zeitliche, situative und personenbezogene Orientierung verbessert werden. Typische Elemente eines informellen ROTs sind:

- kontinuierliche Wiederholungen der Vorgänge rund um den Kranken
- eine sehr große Uhr und ein Kalender im Zimmer
- ein Spiegel im Zimmer (zur Wahrnehmung des Erscheinungsbildes)
- große, lesbare Namensschilder an den Zimmertüren, Bad und Toilette
- Beleuchtung oder Kennzeichnung des Wegs zur Toilette und Bad
- Pinnwände (ROT-Tafel) mit vertrauten Bildern und wichtigen Daten, z.B. Datum, Wetter
- Kennzeichnung der Kleidung des Patienten mit eingenähten Namensschildchen
- Ansprache der Patienten mit vollem Namen
- Erklärung der pflegerischen Maßnahmen.

Meist wird das ROT in einem strukturierten 24-Stunden-Programm in Gruppen eingesetzt (formelles oder *classroom*-ROT). Es gibt spezielle Schulungen für das Pflegepersonal. Das ROT wird teilweise kritisiert, weil es sehr unflexibel und für manchen Kranken konfrontativ ist. Es gibt mindestens sechs randomisierte Studien zu ROT. Sowohl auf Kognition als auch auf Verhalten zeigten sich in Studien durchaus positive Effekte.

Validation

Die Validationstherapie kommt aus der Sozialarbeit und wurde von Naomi Feil einwickelt. Naomi Feil wurde 1932 in München geboren und wuchs dann in den USA auf. Ihr Vater führte ein Altersheim in Cleveland, Ohio. Zuerst war sie Schauspielerin, später wurde sie Gerontologin und Sozialarbeiterin. Im Grunde ist Validation ein Kommunikationstraining. Ausgangspunkt ist die Erlebniswelt des Kranken. Mir gefällt daran besonders der humanistische Ansatz. Grundprinzip ist, dass der alte kranke Mensch wertvoll ist und sein Verhalten und seine Äußerungen immer einen Grund haben. Folglich werden das Verhalten und die

Äußerungen des Kranken wertfrei akzeptiert (was eigentlich selbstverständlich sein sollte). Praktisch wird viel mit Musik und dem Altgedächtnis der Patienten gearbeitet, um das Selbstwertgefühl zu steigern, Stress und Angst zu reduzieren und die Fähigkeiten des Patienten zu stimulieren. Es gibt derzeit mindestens drei randomisierte kontrollierte Studien zur Validation, in denen sich eine positiv Wirkung auf Depressivität und die Verhaltenstörungen ergab. Der Krankheitsverlauf selbst kann dadurch natürlich nicht beeinflusst werden. Leider waren die drei Studien so unterschiedlich, dass man sie nicht vergleichen konnte. Folglich können auch keine wissenschaftlich fundierten Empfehlungen abgegeben werden.

Weitere allgemeine Therapieverfahren

Remineszenz-Therapie: Steigerung von Aktivitäten, die mit der Vergangenheit des Patienten zusammenhängen wie Fotos betrachten, Lieder singen usw. Zum positiven Effekt der Remineszenz-Therapie gibt es mindestens fünf Studien. Die Therapie hat einen positiven Effekt auf Gedächtnis und Stimmung. Der Effekt ist allerdings gering und beträgt nur etwa ein Fünftel der medikamentösen Therapie mit Cholinesterase-Hemmern.

Aromatherapie: Behandlungsform aus der Alternativmedizin. Die Aromatherapie umfasst die kontrollierte Anwendung ätherischer Öle, um den körperlichen und seelischen Zustand positiv zu beeinflussen. Zwei randomisierte Studien erbrachten hierzu positive Ergebnisse hinsichtlich nicht-kognitiver Symptome bei der Demenz. Der Evidenzgrad ist leider recht niedrig (Evidenz Grad C).

Kreative Therapieverfahren: Kreative Therapieverfahren umfassen vor allem die Musiktherapie und die Tanztherapie. Als Musikfreund und Hobbytänzer freut es mich besonders, dass man diese schönen Freizeitbeschäftigungen auch therapeutisch nutzen kann. In der Musiktherapie ist der Patient mit Instrument oder Stimme am musikalischen Geschehen unter Anleitung eines Therapeuten beteiligt. Zur Musiktherapie bei Demenzen gibt es mindestens sechs kontrollierte Studien. Oft wird die Musiktherapie naheliegenderweise mit der Remineszenz oder Ergotherapie kombiniert. In der Tanztherapie wird versucht, Bewegung und Tanz in der Interaktion mit dem Patienten zu nutzen. Viele ältere Menschen lieben einen schönen Walzer, aber auch Swing und Foxtrott, wenn es nicht zu schnell wird.

Ziel ist hier die Förderung der Kreativität des Kranken, aber auch aktives Zuhören oder Zuschauen ist wichtig. Ein Vorteil der kreativen Verfahren ist, dass man ohne große Worte auskommen kann. Die Patienten begreifen oft schon von alleine, was zu tun ist.

Von Schmitt und Fröhlich wurde hierzu vor kurzem eine umfassende Übersicht zu den kreativen Verfahren bei Demenz erarbeitet (Schmitt/Frölich, 2007). Auch die nagelneuen S3-Leitlinien gehen erfreulicherweise genau auf die verschiedenen Verfahren ein. Die vorhandenen Daten erlauben es, diese Therapieformen zum Teil zu unterstützen. Eine Wirksamkeit bei der Demenz ist damit natürlich nicht bewiesen. Auch ist unklar, wie der Effekt dieser Therapien eigentlich genau zu messen ist.

Der Vollständigkeit halber seien noch Massage, Snoezelen, die multisensorische Stimulation oder die Tiergestützte Therapie erwähnt.

11.6 Heilung der Alzheimer-Demenz?

Irgendwann, vielleicht. Aktuell wissen wir zwar schon sehr viel über die Alzheimer-Demenz (und auch zunehmend über die anderen Demenzen). Wir können momentan in der Praxis den Verlauf etwas hinausschieben, von einer Heilung oder Vorbeugung können wir allerdings noch nicht sprechen.

Warum nun gibt es noch keine Heilung? Zunächst einmal gibt es für viele andere chronische Erkrankungen wie Diabetes oder Rheuma auch noch keine «Heilung» im eigentlichen Sinn, aber gute Behandlungen: Ein Diabetiker muss sein Leben lang Insulin spritzen, ein Rheumatiker Medikamente einnehmen. Das ist aber für einen an Alzheimer Erkrankten ein schwacher Trost. Dennoch haben ein Diabetiker und ein Rheumatiker bei optimaler Therapie eine normale Lebenserwartung und eine ausreichende Lebensqualität. Dies ist bei der Alzheimer-Demenz leider nicht der Fall. Die Gründe, warum die Krankheit Alzheimer noch nicht «heilbar» ist, soll in den in den folgenden Thesen angeschnitten werden.

Lange Erkrankung, kurze Studien

Viele Therapiestudien bei der Demenz sind sehr kurz, vielleicht ein halbes Jahr. Des Weiteren ist es sehr schwierig, vor allem ältere Leute länger «bei der Stange» zu halten. Die Studienteilnehmer oder die genauso wichtigen Angehörigen überlegen es sich wieder anders (dann können sie ohne Angabe von Gründen ausscheiden), ziehen um, entwickeln andere Krankheiten oder sterben im schlimmsten Fall. Dadurch sind diese Studien schwierig durchzuführen. Wenn die Studien zu kurz sind, oder zu viele Patienten ausscheiden, wird man keinen Effekt beobachten können.

Weltweit laufen derzeit Dutzende von Studien zur Demenz. Man kann sie einteilen in Medikamentenstudien (mit bekannten Medikamenten derzeit ca. 13

Studien, mit unbekannten Medikamenten derzeit ca. 35 Studien alleine bei der Alzheimer-Demenz) und nichtmedikamentöse Maßnahmen.

Lange Studien, viele Probleme

Es gibt Gott sei Dank aber auch Studien, die Patienten über Jahre oder sogar Jahrzehnte beobachten (Beobachtungsstudien[160]). Allerdings lauern auch hier Fehlerquellen. Dennoch sind Beobachtungsstudien sehr wichtig, weil viele Dinge in der Medizin einfach nicht mit Interventionsstudien gemacht werden können. So können Sie z. B. Menschen nicht zwingen, das Rauchen anzufangen, wenn Sie wissen wollen, ob dadurch Krebs ausgelöst wird. Seltene Erkrankungen können nur unter bestimmten Bedingungen untersucht werden. Für Beobachtungsstudien gibt es mittlerweile auch Qualitätskriterien.[161]

In einer langen Beobachtungszeit kann viel passieren, was der Forscher nicht unter Kontrolle hat, sogenannte systematische Fehler oder Verzerrungen. Ein Patient beginnt zu rauchen, der andere heiratet (was das Leben verlängert), der Dritte tritt in einen Schachclub ein. Diese unterschiedlichen «Lebenssstile» können den Verlauf der Krankheit ändern.

Vor einigen Jahren gab es viele neue interessante Ergebnisse über die Auswirkung von Bildung in der Jugend und Lebensstil im mittleren Erwachsenenalter auf die spätere Entwicklung einer Demenz durch die sogenannte Nonnenstudie.

Exkurs: Die Nonnenstudie

Die Nonnenstudie (engl.: Nun Study, auch Minnesota nun study) ist eine Längsschnittstudie (Longitudinalstudie) über das Altern und die Faktoren der Alzheimer-Krankheit bei Frauen in den USA. Die Nonnenstudie ist untrennbar mit dem Namen David Snowdon verbunden (Kentucky-Universität, Sanders-Brown-Center). Die Studie begann 1986 in einem amerikanischen Lehrerinnen-Orden. Es beteiligten sich etwa 600 katholische Nonnen zwischen 76 und 107 Jahren (Kongregation der Armen Schulschwestern von Unserer Lieben Frau (School Sisters of Notre Dame). In Deutschland wurde ein ähnliches Projekt in München unter Prof. Kurz und Horst Bickel begonnen, nachdem man zufällig festgestellt hatte, dass das Stammhaus des Ordens in Deutschland war.

---

160 Derartige Studien sind quasi immer Beobachtungsstudien vom Kohortentyp.

161 Im STROBE (Strengthening the Reporting of Observational Studies) Statement wurde zur Verbesserung der Qualität der Darstellung epidemiologischer Studien eine Checkliste mit 22 Punkten vorgeschlagen (von Elm et al., 2007).

Nonnen sehen nicht nur ähnlich aus, sondern haben auch einen recht einheitlichen Lebensstil: Gleicher Tagesrhythmus, gleiche Ernährung, meist Nichtraucherinnen, unverheiratet und man weiß meistens, wo sie sich gerade befinden. Nonnen werden oft sehr alt, was allein schon ein interessanter Befund ist. Netterweise haben sich die Nonnen aus der Studie auch bereiterklärt, nach dem Tod ihre Gehirne wissenschaftlich untersuchen zu lassen. Dabei zeigte sich unter anderem, dass die Sprachgewandtheit, die die Nonnen bei Eintritt in den Konvent hatten, eine Auswirkung auf die spätere Entwicklung einer Alzheimer-Demenz hatte. Eine echte Kausalität kann man dadurch aber leider immer noch nicht ableiten.

Falsche Studien übertreiben geringe Effekte; negative Studien werden unter den Teppich gekehrt

Vor ein paar Jahren hat ein prominenter Epidemiologe behauptet und sogar errechnet, dass die meisten medizinischen Forschungsergebnisse falsch sind (also falsch positiv, weil man fälschlicherweise einen Zusammenhang erkennt, wo keiner ist). Dafür gibt es komplizierte statistische Begründungen. Eine Ursache von falsch positiven Studien ist meiner Meinung nach, dass Forscher auch nur Menschen sind. Forscher sind so sehr von ihrer Idee überzeugt, dass sie die Welt durch eine rosa Brille sehen. Wenn Wissenschaftler Versuche machen, dann werden diese unbewusst so gestaltet, dass auch nur das herauskommen kann, was sie herausfinden wollen. Das kann so weit gehen, dass Forschungen gefälscht werden. In Therapiestudien kann sich die Euphorie auf die Patienten übertragen, was zu einem deutlichen Placeboeffekt (falsch positiver Effekt einer Behandlung) führt. In der Wissenschaft und den wichtigsten Fachzeitschriften werden auch heute noch vor allem positive Studien veröffentlicht. Für die pharmazeutische Industrie sind natürlich positive Ergebnisse wertvoller als negative. Versucht nun ein anderer Forscher, das Rezept der Studie «nachzukochen» und stellt aufgrund exzellenter Arbeit keinen Effekt fest (z. B. weil es in Wirklichkeit keinen gibt), wird seine Studie viel eher nicht von einer Fachzeitschrift angenommen (und damit früher oder später in der Schublade des frustrierten Wissenschaftlers verschwinden).

Der Königsweg bei Therapiestudien sind diejenigen, in denen Patienten nach dem Zufallsprinzip entweder die eine oder die andere Therapie gleichzeitig erhalten (sogenannte randomisierte kontrollierte Therapiestudien (RCTs). Weil weder der Forscher noch der Patient wissen, was für eine Behandlung erfolgt, werden logischerweise sowohl die Euphorie des Forschers als auch der Placeboeffekt beim Patienten «ausgebremst», Statistiker sprechen hier von einer Kontrolle systematischer Fehler. RCTs sind aber in der Regel aufwändiger (v. a. wenn es um

Medikamente geht) und für viele medizinische Probleme leider nicht verfügbar oder nicht machbar. Die Patienten in den Studien sind meist sehr ausgesucht und gesünder als der «normale» Patient.

Demenzstudien sind eher falsch negativ

Das ist ein einfacher Zusammenhang: Patienten mit Demenz vergessen natürlich auch, ihre Medikamente einzunehmen. Damit ist auch das beste Medikament nicht wirksam. In einer kürzlich veröffentlichten Ginkgo-Studie wurde das genauer untersucht und wieder bestätigt: Nur bei den Patienten, die ihr Medikament sicher genommen hatten, war es auch wirksam (Dodge et al., 2008). Wissenschaftler müssen also aufpassen, nicht eines Tages «blind» zu werden für gute Medikamente, weil die Studien falsch negativ ausfallen, weil die Patienten vergessen, die Medikamente zu nehmen.

Es gibt wirksame Medikamente, aber die Nebenwirkungen sind noch zu hoch

Es gibt verschiedene Ideen, die Alzheimer-Demenz an der Ursache zu behandeln. Ein neuer Ansatz ist die Impfung gegen Amyloid. Vor einigen Jahren wurde die erste Impfstudie durchgeführt. Der Impfstoff war wirksam, zeigte aber zu viele Nebenwirkungen. Genaueres zu den Impfstudien erfahren Sie im Kapitel 11.7.

Eine weitere prinzipiell gute Therapie ist die Behandlung mit entzündungshemmenden Stoffen. Genauere Informationen dazu finden Sie im Kapitel 6.6.

Es gab weitere viel versprechende Therapieansätze. Neue Medikamente durchlaufen, bevor sie an Menschen untersucht werden, meist schon etwa ein Jahrzehnt strenger Studien. Leider verursachen viele Medikamente, die im Tierversuch sicher sind, bei Menschen doch erhebliche Nebenwirkungen oder sind schlicht unwirksam. Somit kommen nur die wenigsten neuen Medikamente bis zur Marktreife. Viele Studien mussten daher abgebrochen werden, siehe Tabelle 11-4.

Allerdings lassen sich Forscher nicht so leicht entmutigen. Öffnet man die hervorragend transparente amerikanische Datenbank für klinische Studien clinicaltrials.gov, so findet man noch sehr viele Studien zur Alzheimer-Demenz, die meisten in den Vereinigten Staaten. Interessante Ansätze aus meiner Sicht sind:

- intravenöse Immunglobuline
- NGF-Agonisten (Gentherapie)
- Anti-Beta-Amyloid-Strategien (Aggregationshemmer, Bildungshemmer)
- tubulinbindende Neuroprotektiva.

Tabelle 11-4: Beispiele für abgebrochene oder negative Studien bei der Alzheimer-Demenz

Medikament	Wirkprinzip	Nebenwirkungen oder Abbruchgrund
Dimebon	Komplex	nicht wirksam
Flurbiprofen	Entzündungshemmer	fehlende Wirksamkeit
NGF (Nerve Growth Factor)	Wachstumsfaktor	Gewichtsabnahme, Rückenschmerzen
Phenserin	Acetylcholineserasehemmer APP-Blocker	nicht überzeugende Wirksamkeit
Rosiglitazone	Erhöhung der Insulinempfindlichkeit im Gehirn und damit verbesserte Zuckeraufnahme	Herzinfarkt, Schlaganfall
Rofecoxib	Entzündungshemmer	Herzinfarkte und Schlaganfälle
Tramiprosat	Reduktion der Beta-Amyloid Oligomere	nicht wirksam in Phase III

Falsche Hoffnungen mit statistischen Tricks

«Traue keiner Statistik, die du nicht selber gefälscht hast». Dass dieser Satz von Winston Churchill ist, ist selbst eine Fälschung. Es sollte damit auch nicht behauptet werden, dass Wissenschaftler Statistiken fälschen. Aber Wissenschaftler sind meist oft euphorisch und verfangen sich in ihrem Eifer in typischen Fallstricken der Statistik.

Ein typischer Fallstrick in der Statistik ist, ein zufälliges Ereignis als Tatsache hinzunehmen (wenn Sie 100-mal zwei Würfel werfen, ist es kein Wunder, wenn Sie mindestens einmal zwei Sechser hintereinander haben). In der Medizin wird oft nicht kontrolliert, wie oft ein Versuch stattgefunden hat[162], obwohl dies ein entscheidender Punkt ist!

Das Wichtigste in der Wissenschaft ist, den kausalen Zusammenhang zwischen Ursache und Wirkung zu erkennen und daraus eine Theorie und Voraussagen zu entwickeln, die durch Versuche überprüft werden kann.

Einfach ausgedrückt stellt sich oft die Frage ob die Henne oder das Ei zu erst da war. Wenn man das eben nicht weiß, kann man Ursache und Wirkung ver-

162 Beispielsweise durch eine Bonferroni-Post-hoc-Korrektur.

wechseln (wie z.B. im Zeus-Problem[163]). Trinkt jemand, weil er arbeitslos ist oder ist er arbeitslos, weil er trinkt? Für die Kausalität gibt es in der Medizin genauer definierte logische Kriterien[164]. Als Wissenschaftler kann man aber auch noch in andere Fallen tappen: So kann man einen nur scheinbaren Zusammenhang finden, der in Wirklichkeit aber gar nicht besteht oder mit etwas ganz anderem zusammenhängt. Einige Beispiele finden Sie in Tabelle 11-5.

Falsche Erwartungen in Grundlagenforschung/Tierversuche

Normalerweise bekommt außer dem Mensch kein Säugetier eine Alzheimer-Demenz.[165] Die frühesten Veränderungen der Alzheimer-Demenz spielen sich in Hirnregionen ab, die bei Mäusen und anderen Säugetieren eine ganz andere Aufgabe haben. Der entorhinale Kortex und der Hippocampus sind bei den meisten Säugetieren beispielsweise für den Geruchssinn zuständig (Rhinenzephalon) und nicht für das Gedächtnis. Mit dem Aufkommen der Gentechnologie vor 20 bis 30

---

163 Zeus-Problem der zirkulär-logischen Struktur der Erklärung: «Warum blitzt es?»; «Weil Zeus zornig ist»; Woher weißt du, dass Zeus zornig ist?»; «Weil es blitzt!»

164 Bradford-Hill-Kriterien:

1. Stärke: Schwacher Zusammenhang besagt nicht, dass es keine Kausalität gibt (Beispiel: Wenige Meningokokken können trotzdem eine Meningitis erzeugen).
2. Folgerichtigkeit: Verschiedene Wissenschaftler in verschiedenen Studien kommen mit unterschiedlichen Methoden zum gleichen Ergebnis.
3. Spezifität: Eine spezifische Population bekommt eine spezifische Krankheit (z.B. Contergan).
4. Zeitlichkeit: Die Wirkung hat nach der Ursache zu erfolgen (Beispiel: Fabrikarbeiter haben ein häufigeres Krankheitsrisiko, weil sie in Fabriken arbeiten – oder sind Sie wegen Krankheit sozial abgesunken, so dass ihnen nur noch die Arbeit in einer Fabrik übrig bleibt?).
5. Biologischer Gradient: Stärkere Exposition gegenüber einem Risikofaktor sollte zu einem häufigeren Auftreten der Erkrankung führen.
6. Plausibilität: Der Zusammenhang sollte allgemein und biologisch plausibel sein. Aber Vorsicht: Was als plausibel betrachtet wird, hängt vom aktuellen biologischen Wissen ab (Beispiel: Schon im 18. Jahrhundert fand man heraus, dass Kaminfeger häufig Hodenkrebs bekamen, aber es konnte sich noch keiner erklären).
7. Stimmigkeit: Übereinstimmung zwischen Epidemiologie und Laborergebnissen (Beispiel: Gewebeproben aus den Lungen von verstorbenen Rauchern werden mit Zigarettenstoffen verglichen.).
8. Experiment: Manchmal ist es möglich, quasi experimentell Annahmen zu überprüfen. Mit einer beobachteten Senkung von Herzinfarkten und Rauchverboten würde ein wichtiger Beleg für eine Kausalität erbracht.

165 Gedächtnislücken und Lernprobleme gibt es durchaus bei älteren Tieren, aber die Gehirne sind nicht komplett Alzheimer-typisch verändert. Bei älteren Hunden, Katzen, Bären und Rhesusaffen werden gelegentlich Plaques im Gehirn gefunden.

Tabelle 11-5: Scheinbare Zusammenhänge

Scheinbarer Zusammenhang	Zugrunde liegender Faktor
Wo es mehr Störche gibt, gibt es auch mehr Kinder	Anzahl der Einfamilienhäuser mit Schornsteinen
Männer mit einer Glatze verdienen mehr Geld	Alter des Mannes

Demenzkranke, vor allem in Spätstadien, leben in ihrer eigenen Welt und halten sich nicht selten für wesentlich jünger. Folglich erkennen sie auch ihre Angehörigen nicht, weil ihnen diese «alten Menschen» fremd vorkommen.

Jahren kamen die Forscher auf die Idee, die Alzheimer-Demenz zu untersuchen, indem sie Mäusen menschliche Gene einpflanzten. Die Erbsubstanz (DNS) der Tiere wurde so verändert (transgene Mäuse), dass das Gehirn hohe Mengen an Amyloid produzierte.[166] Die Mutationen stammten meist von seltenen erblichen Formen der Alzheimer-Demenz. Wie erwartet, kam es dann im Maushirn zu Amyloid-Plaques ähnlich wie beim Menschen. Dies brachte viele Vorteile: Die Wissenschaftler haben bei diesen sehr aufwändigen Versuchen viel über die Demenz gelernt. Bestimmte Beschwerden der Patienten können im Tierversuch nachgebildet werden. So zeigen die transgenen Mäuse Veränderungen in Verhalten und Motorik, die an Gedächtnisstörung, zielloses Umherwandern und Stress bei Demenzkranken erinnern. Transgene Mäuse entwickeln die Hirnveränderungen zudem sehr schnell. So kann die Erkrankung im «Zeitraffer» beobachtet werden. Es ist ein großer Vorteil für die Forscher, nicht Jahrzehnte, sondern nur ein paar Wochen warten zu müssen, um die Versuche auszuwerten. Transgene Mäuse oder Ratten können durch Impfung und andere Maßnahmen von ihren Amyloid-Plaques verschont werden, also quasi «geheilt» werden. Es können auch Abschnitte der Erbsubstanz «herausgeschnitten» werden. Diesen Mäusen fehlt dann ein Gen. Sie heißen Knock-out.

Besonders interessant waren die Versuche zu den Knock-outs für das Tau-Protein. Die Mäuse entwickelten sich normal. Das sprach dafür, dass andere Eiweiße die Funktion des Tau-Proteins übernehmen können. Transgene Mäuse, denen zu viel Tau «eingebaut» wurde, entwickelten hingegen die typischen neurofibrillären Ablagerungen.

166 Die erste transgenen Mäuse überexprimierten die menschliche «Indiana» oder «schwedische»-APP-Mutation (PDAPP-Modell). Histologisch zeigten sich Amyloid-Plaques und eine Gliareaktion. Bei den Mäusen konnte festgestellt werden, dass es vor der Plaquebildung zu einem deutlichen Konzentrationsanstieg von Abeta-Peptiden in der Zelle kam. In der Weiterentwicklung gab es dann Mäuse, die sowohl APP überexprimierten als auch ein mutiertes humanes oder Maus-Präsenilin-Gen hatten.

Menschen und Mäuse haben vieles gemeinsam. An Mäusen sind aber viel einfacher Versuche zu machen und auch viel leichter gentechnische Versuche durchzuführen. Es ist nun mal so, dass die Evolution nicht sehr einfallsreich gewesen ist. In der Entwicklung der Arten sind viele Organe bei allen Lebewesen ähnlich gebaut. Andere Organe wurden in der Evolution immer wieder neu «erfunden», z. B. die Augen. Es hat also schon seine Berechtigung, bei Mäusen die Demenz nachzubilden und dann zu untersuchen.

Nur ist bis heute kein Tier bekannt, das eine Alzheimer-Demenz entwickelt. Vielleicht entwickeln Mäuse keine, weil sie normalerweise einfach nicht alt genug werden (Mäuse werden meist nur zwei bis drei Jahre alt). Vielleicht auch, weil die Veränderungen im Gehirn sich aus irgendeinem Grund in Zellhaufen entwickeln, die in der Evolution relativ spät entstehen oder die sich erst spät in der Entwicklung mit einer Isolationsschicht überziehen (Myelinisierung). Die Erfolge bei Mäusen sind also mitnichten auf den Menschen übertragbar.

Viel Hoffnung ist in den letzten Jahrzehnten in die Gentherapie und neuerdings in die Stammzelltherapie gesetzt worden. Immer wieder werden bei diesen Therapien die neurodegenerativen Erkrankungen Parkinson, Demenz und Schlaganfall genannt. Milliarden sind weltweit in die Forschung gepumpt worden, aber noch ist kein Mensch durch Genmäuse, Gentherapie oder Stammzellen von der Demenz geheilt worden. Ein prominenter Neurologe hat kürzlich geschrieben «Mit Stammzellen fängt man Mäuse.»[167]. Bis heute sind über 200 Substanzen veröffentlicht worden, die bei den transgenen Mäusen Alzheimer verhindern, heilen oder bessern. Keine einzige Substanz ist bisher beim Menschen wirksam.

11.7 Immuntherapien gegen Alzheimer

Als Immuntherapien bezeichnet man Behandlungen, die das Immunsystem beeinflussen. Gestärkt wird das Immunsystem z. B. durch eine Impfung und abgeschwächt, wenn das Immunsystem gegen den eigenen Körper arbeitet. Immuntherapien haben sich als positiv gegen eine Vielzahl von Erkrankungen erwiesen. Im weiteren Sinne werden sie erfolgreich bei vielen Krebsformen (Lymphome, Leukämien, Myelome), Rheuma und vielen neurologischen Erkrankungen (z. B. motorische Neuropathien, Myasthenie und die Multiple Sklerose) eingesetzt.

Immuntherapien können grob unterschieden werden in passive Methoden (z. B. Gabe von Immuneiweißen) und aktive Methoden, allen voran die Impfungen.

---

167 Diener, H.C. (2008). Info Neurologie und Psychiatrie. 10(3).

Hier gibt es immer wieder große Überraschungen, wie die Impfung gegen den Gebärmutterhalskrebs zeigte, für die der Heidelberger Forscher Harald zur Hausen mit dem Nobelpreis für Medizin und Physiologie ausgezeichnet wurde.

Zunächst möchte ich die aktive Impfung behandeln, da hier die Datenbasis am Besten ist. Prinzipiell sind Impfungen das Paradebeispiel einer präventiven (vorbeugenden) Behandlung in der Medizin. Daher werden Impfungen bevorzugt bei Kindern eingesetzt, was auch weitere Vorteile wie gute Verträglichkeit und lange Wirkdauer hat.

Angesichts der langen Vorlaufzeit der Demenz wäre es durch eine Impfung möglich, die Alzheimer-Demenz komplett zu verhindern. Als aktive Impfung versteht man dabei eine Stimulierung des Immunsystems durch Eiweiße (ähnlich wie bei der Schluckimpfung). Eine passive Impfung besteht aus der Verabreichung von vorgefertigten Antikörpern z. B. gegen Abeta42[168]. Außer bei der Alzheimer-Demenz wird in der Forschung auch an Impfungen gegen Diabetes gearbeitet.

Die ersten Versuche zur aktiven Impfung gegen Amyloid an Mäusen gab es 1999. Die positiven Ergebnisse inspirierten die Forscher schon bald zu einer Alzheimer-Impfstudie am Menschen. Bei der ersten aktiven Impfstudie am Menschen, die 2000 begonnen wurde[169], zeigten sich durchaus interessante Effekte. Kurzfristig war die Impfung an Gesunden verträglich (in Phase I), aber zeigte leider keine Effekte auf das Gedächtnis bei Demenzpatienten (Phase IIa).

Der Impfstoff führte zur gewünschten Antikörperbildung, war also wirksam für das Immunsystem. Die Amyloid-Anhänger werteten das als Beweis dafür, dass die Ablagerung prinzipiell rückgängig gemacht werden kann. Leider ist das **Beta**-Amyloid aber ein körpereigenes Eiweiß. Ein Impfstoff ist üblicherweise gegen Eindringlinge in den Körper von *außen*, z. B. Viren oder Bakterien gerichtet. Es bestand also die Gefahr von Nebenwirkungen im Verlauf der Studie, durch eine Aktivierung des Immunsystems gegen ein körpereigenes Eiweiß.

---

168 Das Wirkprinzip ist ähnlich wie bei der Tetanus-Impfung. Die Firma Wyeth und Elan arbeiten an einer derartigen Passiv-Studie mit einem monoklonalen Antikörper gegen Abeta (Bapineuzumab). Die Ergebnisse der Phase-II-Studie wurden 2009 veröffentlicht (Salloway, Sperling, 2009). Trotz negativer Befunde an 234 Patienten und Hirnödems bei einigen Patienten entschloss sich die Firma mit einer Phase-III-Studie fortzufahren, vorwiegend bei Patienten ohne ApoE4 Allel. Aktuell sind schon über 200 Patienten eingeschlossen. Die Behandlung erfolgt alle drei Monate intravenös. Bislang sind die Ergebnisse nicht offiziell veröffentlicht, allerdings zeigte sich nach ersten Vorberichten kein eindeutiger Vorteil für die Infusion. Ähnliche Studien mit einem Abeta-Antikörper werden auch von Ely Lilly (Phase-III, Solanezumab, LY 2062430) und Pfizer (PF 04360365) und anderen Firmen (RN-1219; CAD-106) durchgeführt.

169 AN 1792 Elan Pharmaceuticals.

In der Tat löste der Impfstoff gegen A-Beta bei 6 % der Studienpatienten der Phase-II-Studie eine Hirnentzündung aus.[170] Die Studie wurde 2003 abgebrochen. Beim Studienabbruch fand man noch keine Unterschiede in der Wirksamkeit. Die Entwicklung des Impfstoffes wurde eingestellt.

Bis 2006 wurden 80 Patienten nachuntersucht. Im Verlauf starben viele Patienten an der schweren Demenz. Bei acht Patienten, die eine Impfung erhalten hatten, konnte jedoch nach dem Tod das Gehirn neuropathologisch untersucht werden. Diese Patienten zeigten weniger Plaques im Gehirn. Das ist erfreulich, aber die geimpften Patienten entwickelten leider eine genauso schwere Demenz und lebten nach der Impfung auch nicht länger als die Patienten ohne Impfung. Diese Studie war ein schwerer Schlag gegen Impfstudien und gegen die Amyloidisten. Sie zeigte zwar, dass man durch Impfung das Immunsystem dazu bringen kann, das Gehirn von Plaques freizuräumen. Am Krankheitsverlauf konnte die Impfung aber nichts ändern.

Die Vertreter der Amyloid-Hypothese führen nun ins Feld, dass die kleinen, löslichen Amyloid-Oligomere entscheidend für den Nervenzelluntergang sind. Die Plaques spielen möglicherweise für den Krankheitsverlauf keine Rolle. Somit wurde die Impfung vielleicht zu spät angewendet, wenn die Lawine der Neurodegeneration schon losgetreten ist. Es wurde vorgeschlagen, früher zu impfen. Die Impfforscher lassen sich also nicht entmutigen.[171]

Passive Impfung

Seit einigen Jahren mehren sich die Hinweise für einen Zusammenhang von bestimmten Antikörpern mit dem Amyloid-Stoffwechsel. Mein Kollege Andreas Henkel konnte zeigen, dass bestimmte Immunglobuline im Liquor von Alzheimer-Patienten fehlen. Klinische Arbeiten zeigten, dass Alzheimer-Patienten weniger Antikörper gegen Beta-Amyloid haben. In einer großen retrospektiven Fall-Kontrollstudie konnten Fillit et al. zeigen, dass Patienten, die aus verschiedenen Gründen Immunglobuline erhalten hatten, nach ca. fünf Jahren ein um 42 % reduziertes Risiko hatten, eine Alzheimer-Demenz zu entwickeln (Fillit et

170 Eine Immunantwort in Form von Antikörpern konnte bei den meisten Patienten beobachtet werden. Eine autoimmune Enzephalitis durch eine überschießende «innate» Th1-Immunantwort trat nur bei wenigen Patienten auf.

171 Der Impfstoff AN1792 wurde inzwischen weiterentwickelt und heißt nun ACC-001 (Phase II von Wyeth und Elan). Derzeit laufen noch ca. sechs Studien mit passiven Impfstoffen (Phase I – III) und ca. vier Studien mit aktiven, teils abgeschwächten Impfstoffen (Phase I – II). Eine weitere Studie wird von Weill mit Immunglobulinen durchgeführt. Die Hersteller sind aber derzeit vorsichtig. Es wird nur die Verträglichkeit und Sicherheit der Impfstoffe getestet.

al., 2009). Kleinere Phase-II-Behandlungsstudien wurden initiiert und zeigten Vielversprechendes. Größere NIH-unterstützte Studien werden in den USA durchgeführt, auf die Ergebnisse dürfen wir gespannt sein.

Ich bin jedoch skeptisch, da eine Immunglobulintherapie teuer ist und intravenös über einen langen Zeitraum durchgeführt werden müsste. Die Umsetzbarkeit in der Praxis würde sich also sicher als problematisch erweisen.

11.8 Technische Hilfen für Demenzkranke

Für individuelle Hilfsmittel in der Wohnung gibt es aus der Pflegeversicherung bis zu 2557 Euro. Gibt es also etwas, was zu Hause geändert werden muss (z. B. Handlauf an der Treppe, Sicherungen an Elektrogeräten), können Sie eine Erstattung der Kosten beantragen.

Angesichts der Fortschritte der Computertechnik werden derzeit viele Hoffnungen in technische Lösungen gesetzt. Und in der Tat gibt es einige sehr interessante Ansätze. Beispielsweise gibt es jetzt schon eine Art elektronische Fesseln, mit denen man über das Handy einen Menschen orten kann oder die Alarm geben, wenn der Patient über einen bestimmten Teppich am Ausgang des Hauses oder Heimes läuft.

Aber, welcher Demenzkranke legt sich so was zu Hause schon freiwillig an? Und selbst wenn, wer weiß denn, ob die Fessel nicht im entscheidenden Moment zu Hause vergessen wird? In Heimen können diese Methoden aber durchaus sinnvoll eingesetzt werden.

Maximilian Reif aus Aschaffenburg hat als Teenager für «Jugend forscht» eine Software entwickelt, die per Handy und GPS eine Person orten kann. Inspiriert dazu hat ihn sein Opa, der an der Alzheimer-Demenz erkrankt ist. Neuerdings gibt es auch Navigationsgeräte, die man an den Rollator montieren kann, damit man sich im Pflegeheim nicht mehr verirrt.

Ein weiteres großes Problem sind Stürze bei älteren Menschen mit Demenz und anderen Krankheiten. Auch hier wird an automatischen Alarmierungen gearbeitet. Denkbar sind also viele kluge Geräte (Smart Objects, Smart Home Technologies, Ambient Assisted Living), die Probleme erkennen sollen, die der «Gebieter» nicht mehr im Griff hat, z.B.:

- eine Brosche, die aufzeichnet, wann der Patient zum letzten Mal getrunken hat
- ein Armband, das den Puls misst und einen Sturz erkennen kann (Anmerkung: Modell «Sophia» wird z. B. über Wohnbaugesellschaften angeboten)
- ein Stock, ein Hörgerät, der Teppichboden, die erkennen, wenn ein Mensch stürzt

- Telefone mit extra großen Wähltasten oder die Möglichkeit, Rufnummern über Bilder zu wählen
- automatische Stimmenerkennung, wenn ein Mensch um Hilfe ruft
- automatische Videoüberwachung
- Kochhilfen mit Fehlbedienungssicherung.

Es gibt auch größere Projekte, wie das sprachgesteuerte, intelligente, Senioren-angepasste Haus (ISA-Haus). In dem Haus soll Sprachsteuerung möglich sein. Der Bewohner soll Befehle geben wie «Rufe meine Tochter an», oder «Ich will Radio hören», «Licht an» oder «Welcher Tag ist heute?» und das Haus tut Entsprechendes[172].

Es gibt noch viel Skepsis in der Wissenschaft angesichts dieser Entwicklung. Insbesondere treten schnell ethische Probleme und Fragen nach der Akzeptanz solcher Techniken bei den alten Menschen auf. In einer Untersuchung in Frankreich wurden 350 pflegende Angehörige von Demenzkranken befragt, was sie sich denn eigentlich für technische Unterstützung wünschen. Die Angehörigen waren entweder sehr aufgeschlossen oder sehr skeptisch gegenüber der Technik (Rialle et al., 2008). Auch an der Universität Erlangen gibt es derzeit eine Forschungsinitiative, in der die Nützlichkeit dieser Entwicklung weiter untersucht werden soll.

11.9 Hilfen für pflegende Angehörige

Die pflegenden Angehörigen von Demenzkranken sind die wichtigsten Verbündeten im Gesundheitswesen. Ihre Leistungen sind auch für das Gesundheitswesen unschätzbar. Nach einer neueren europäischen Erhebung sind zwei Drittel der pflegenden Angehörigen Frauen über 55 Jahre. Die Pflegezeit steigt mit dem Schweregrad der Demenz an. Bei schwer Demenzkranken benötigten die Hälfte der Patienten zehn Stunden Pflege pro Tag oder mehr. Die schwersten Belastungen entstehen durch die Einschränkung im Alltag. Aber auch die Persönlichkeitsänderungen und die Verhaltensprobleme wurden als Belastung angegeben. Viele Angehörige waren mit der Unterstützung durch Gesellschaft oder Gesundheitswesen unzufrieden (Georges et al., 2008).

Der positive Effekt der pflegenden Angehörigen auf die Demenzkranken ist mittlerweile durch zahlreiche wissenschaftliche Studien gut belegt (Brodaty et al., 2003).

---

172 Projekt Dr. Nöth, Lehrstuhl für Mustererkennung; Universität Erlangen-Nürnberg.

Die pflegenden Angehörigen bezahlen ihre Aufgabe oft mit einer Verschlechterung ihrer eigenen Gesundheit. Burn-out, Depression und Gewichtsabnahme sind nach meiner Erfahrung häufig.

Hilfen für die Helfer

Im Kapitel 10.8 zur Pflegeversicherung wurde ja schon erwähnt, welche Hilfen für die Angehörigen bereitstehen. Neben der Pflegeversicherung gibt es oft vielfältige lokale Angebote. So haben wir in der Nähe der Klinik in Erlangen den Verein Dreycedern, der «Alzheimerpaten» ausleiht, die zu den Angehörigen nach Hause kommen, um sie zu entlasten.

Wichtig aus meiner Erfahrung ist, dass die Angehörigen lernen, Stress abzubauen. Dies kann man zum Beispiel durch folgende Mittel erreichen:

- Schaffen Sie sich Freiräume (freie Zeiten, freie Orte, die nur für Sie da sind).
- Entspannen Sie sich (z.B. Bad, Düfte, Musik, Joga, autogenes Training oder progressive Muskelentspannung, Atemübungen).
- Lassen Sie einmal Dampf ab! (z. B. durch Sport, schnelles Spazierengehen).

12 Rechtliche und ethische Aspekte

Früher starben die Menschen häufiger in Kriegen oder in Folge von Seuchen. Die einzige Methode, sich auf sein Sterben vorzubereiten, war das Testament. Mit der modernen Medizin, der steigenden Lebenserwartung und der relativ friedlichen Umgebung um uns wird der Tod für viele Menschen planbarer, so zynisch das klingen mag. Damit hat der Patient aber auch die Möglichkeit, wichtige medizinische und ethische Entscheidungen am Ende des Lebens selbst regeln zu können. Patientenverfügungen und Vorsorgevollmachten können dabei hilfreiche Instrumente sein.

12.1 Warum eine Patientenverfügung?

Eine Patientenverfügung ist eine Willenserklärung des Patienten. Hier kann man entscheiden, was *zu Lebzeiten* passieren soll, wenn man nicht mehr selbst entscheiden kann. Nicht verwechseln sollte man die Verfügung mit dem Testament, das regelt, was *nach dem Tod* passieren soll. Entstanden sind Patientenverfügungen erst als Reaktion auf den medizinischen Fortschritt, der ja nicht immer für alle einen Segen darstellen muss. Ein Testament hingegen gibt es schon seit Jahrhunderten.

In Patientenverfügungen kann man vor allem angeben, was *nicht* gemacht werden soll (z. B. Art und Umfang von medizinischen Behandlungen wie künstliche Ernährung über längere Zeit, Dialyse (Blutwäsche) oder Beatmung). Sinnvoll ist es auch, in der Patientenverfügung persönliche Einstellungen und Haltungen festzuschreiben und Kontaktdaten (Vertrauensperson, Hausarzt) anzugeben. Natürlich sollte die Verfügung datiert und unterschrieben sein und allen Beteiligten als Kopie vorliegen.

Genauere Informationen gibt es in Broschüren, die z. B. vom Bundesjustizministerium oder Anwaltsvereinigungen herausgegeben werden (www.bmj.de/patientenverfuegung). Es gibt auch Formulare im Internet[173], die man durch einen individuellen Text ergänzen kann. Die Patientenverfügung ist in Deutschland nach langen Verhandlungen seit 2009 gesetzlich geregelt. Seither gilt, dass Patientenverfügungen rechtsverbindlich sind.

Wichtige Punkte der neuen Regelung zur Patientenverfügung sind:

- der Arzt entscheidet, welche Maßnahme für den Patienten als Nächstes durchgeführt werden muss (ärztliche Indikation)
- Prüfung, ob die Patientenverfügung auf die aktuelle Situation zutrifft
- Feststellung des Patientenwillens im Dialog mit Patient, Betreuer oder Angehörigen.

Patientenverfügungen gelten als eigenständige Zustimmung oder Ablehnung einer Behandlung. Es wird geschätzt, dass schon einige Millionen Deutsche Patientenverfügungen haben. Einen Anspruch auf eine bestimmte Behandlung (z. B. assistierter Suizid) kann man in der Verfügung nicht fordern. Da sich sowohl die Medizin als auch die Einstellung des Kranken ändern kann, wird empfohlen, die Patientenverfügung regelmäßig zu aktualisieren.

Generell sollten Sie eine Patientenverfügung durch eine Vorsorgevollmacht ergänzen. Ärzte sollten noch häufiger aktiv nach einer Verfügung nachfragen und zu ihren Akten nehmen.

12.2 Die Vorsorgevollmacht

Eine Vorsorgevollmacht regelt, *wer* entscheiden soll, wenn man selbst nicht mehr dazu in der Lage ist. Mit der Vorsorgevollmacht wird eine andere Person zum «Vertreter im Willen», d. h., er/sie entscheidet an Stelle des nicht mehr entscheidungsfähigen Patienten (= Vollmachtgeber im Privatrecht nach § 1901a Satz 2 BGB). Die Entscheidungen des Bevollmächtigten sind rechtsverbindlich. Dazu ist ein großes Vertrauen nötig! Folglich sollten der Patient und der Bevollmächtige sich gut kennen.

Eine Vorsorgevollmacht ist z. B. sinnvoll, wenn der Patient seine Vermögensangelegenheiten an eine Person seines Vertrauens abgeben möchte. Möglich ist aber auch Gesundheitsvorsorge, gerichtliche Vertretung oder eine Generalvollmacht.

173 Zum Beispiel http://www.justiz.bayern.de/buergerservice.

Im Gegensatz zur Patientenverfügung sollte die Vollmacht notariell beglaubigt werden. Eine Vorsorgevollmacht ist einfacher als eine rechtliche Betreuung. Dennoch hat der Bevollmächtigte im Prinzip die gleichen Befugnisse wie ein Betreuer. Für Ärzte hat die Vollmacht den Vorteil, dass sie schnell einen rechtsverbindlichen Ansprechpartner haben.

Nur wenn es um sehr schwere medizinische Entscheidungen geht (Tod oder schwerer Gesundheitsschaden, sogenannte «gefährliche ärztliche Maßnahmen» nach § 1904 BGB) braucht der Bevollmächtigte eine vormundschaftliche Genehmigung. In schweren Entscheidungen ist der Bevollmächtigte also nicht allein gelassen. Eigentlich hat die Vorsorgevollmacht richtig durchgeführt nur Vorteile für alle Seiten. Seit 2005 können notarielle Vorsorgevollmachten bei der Bundesnotarkammer zentral in einem zentralen Vorsorgeregister (ZVR) erfasst werden (www.bnotk.de/Bundesnotarkammer/ZVR.html). Dann können sich Gerichte bei Bedarf schnell orientieren, ob der Patient eine Vorsorgevollmacht erstellt hat. Bei weiteren Fragen zur Vorsorgevollmacht können Sie sich an die Alzheimer Gesellschaften wenden. Ein sehr gutes kleines Büchlein zum Thema «Betreuungsrecht und Patientenverfügungen im ärztlichen Alltag» ist von E. Bühler et. al. 2005 erschienen.

12.3 Die Ernährungssonde

Dies ist meist eine Frage in den sehr fortgeschrittenen Stadien einer Demenz. Nahrungsaufnahme ist nicht mit Kalorienzufuhr gleichzusetzen, sondern hat eine große symbolische und soziale Funktion. Bei meiner Großtante haben die Angehörigen die Pflege eingestellt, als sie die Nahrung verweigert hat. Die Meinung der Familie war, dass die Tante ihnen damit zeigen wolle, dass sie nun sterben will. Bald danach ist sie auch gestorben. Für diese Argumentation spricht einiges. Auch Medizinethiker sagen, dass Nahrungsverweigerung bereits Folge des Sterbevorganges ist. Man muss also eigentlich nicht Angst haben, dass die schwer kranken Patienten «verhungern oder verdursten». Mundpflege und Eisbröckchen zum Lutschen sind oft besser gegen Durst als eine intravenöse Flüssigkeit.

Es gibt unterschiedliche Ernährungssonden, die Vor- und Nachteile haben. Oft werden die Sonden vom Mund (oder über die Nase) in den Magen geschoben. Dies macht man vorübergehend meist bei neurologischen Erkrankungen wie nach Schlaganfall oder bei Parkinson. Eine eher mittel- bis langfristige Lösung stellt die PEG-Sonde (perkutane endoskopische Gastrostomie) dar. Diese Sonde wird durch einen kleinen Eingriff direkt durch die Bauchdecke in den Magen geleitet. Es muss hier nochmal wiederholt werden, dass die Minderung der Aufnahme von Nahrung und Flüssigkeit Teil des Sterbeprozesses ist. Ein Wassermangel bei Kranken, die relativ kurz vor dem Tod stehen, scheint für die Betroffenen weniger schlimm zu sein, als man früher dachte. Die ersten Studien zu dem Thema Ernährungssonden gab es bei Tumor- oder AIDS-Kranken oder neurologischen Erkrankungen, wo PEG-Sonden gute Wirkung zeigten.

Aber bei Demenzkranken zeigte sich, dass das Überleben durch eine Ernährungssonde nicht verlängert werden kann. Nicht nur das, die Sonden haben auch Risiken und Komplikationen (Unruhezustände in mehr als 50 %, Selbstentfernungen, Fixierungen und Dekubitus, Infektion, Verstopfung, Durchfall). Damit kann man sich gut erklären, dass die Sondenernährung nur selten die Lebensqualität eines Kranken steigern kann.

Diesen Schritt sollten sich also die Angehörigen gut überlegen und sich keinesfalls unter Druck setzen lassen, auch nicht von Pflegeheimen, Betreuern oder Gerichten. Die Angehörigen sollten aber auch nicht nach der Maxime handeln, dass alles getan werden sollte, was getan werden kann. Derzeit wird aus medizinischen, aber auch ethischen Gründen zunehmend von der PEG-Sonde im Endstadium der Demenz abgeraten. Nach einer sehr großen US-amerikanischen Studie an über 160 000 Bewohnern von Pflegeheimen wurde kürzlich untersucht, welche Faktoren noch eine Rolle spielen bei der PEG-Anlage während eines Krankenhausaufenthaltes. Es stellte sich heraus, dass in privatwirtschaftlichen oder größeren Krankenhäusern, oder aber auf Intensivstationen, häufiger Sonden angelegt wurden als in Krankenhäusern mit öffentlichen Trägern, in kleineren Häusern oder auf Normalstationen. Der Schweregrad der Krankheit spielte eine untergeordnete Rolle (Teno et al., 2010). Offensichtlich scheinen Abläufe und Regeln im Krankenhaus mehr zu wiegen als der kranke Patient.

Auch in deutschsprachigen Krankenhäusern werden jedes Jahr tausenden Demenzkranken PEGs gelegt. Aus meiner Erfahrung, die von Angehörigen bestätigt wird, ist es manchmal schwerer, sich gegen eine PEG zu wehren, als diesen kleinen, aber manchmal folgenschweren Eingriff durchführen zu lassen.

Natürlich gibt es auch Ausnahmen, in denen eine PEG-Sonde sinnvoll sein kann. So gibt es vorübergehende Zustände, die behandelt werden können (z. B. Infekt) oder eine Verschlechterung, die sich wieder bessern kann (akute Schluckstörung bei vaskulärer Demenz oder bei Lewy-Körperchen-Demenz). Immer wieder wird auch von Patienten berichtet, die erst in einem mittleren Stadium der Demenz sind, sich noch selbstständig bewegen und ihre Angehörigen erkennen, aber schon nicht mehr selbst essen können. Auch in so einem Fall könnte eine PEG-Sonde sinnvoll sein.

13 Missverständnisse über die Alzheimer-Krankheit

Zuletzt möchte ich noch einmal einige typische Missverständnisse über die Alzheimer-Krankheit erwähnen, denen ich in vielen Vorträgen und Gesprächen immer wieder begegnet bin. Vieles konnten Sie in den vorherigen Kapiteln schon lesen, soll aber hier noch mal zusammengefasst werden.

Wer vergesslich ist, hat wahrscheinlich Alzheimer

Viele Menschen haben das Gefühl, ein schlechtes Gedächtnis zu haben, wenn sie des Öfteren ihren Schlüssel vergessen oder ihre Geldbörse verlegt haben. Diese Störungen betreffen allein das Kurzzeitgedächtnis. Schnell kommt bei ängstlichen Gemütern die Angst auf, an Alzheimer erkrankt zu sein. Aber Alzheimer ist weit mehr. Außer Gedächtnisstörungen haben die Patienten Probleme, im Alltag zurechtzukommen. Sie vergessen Sinn und Gebrauch von Alltagsgegenständen und haben Sprachstörungen. Gedächtnisstörungen allein sind noch keine Alzheimer-Krankheit, sondern können auch durch viele andere Krankheiten und Probleme wie Depression, Stress, Schlafmangel oder Medikamente bedingt sein. Dennoch sollten alle bleibenden Gedächtnisstörungen im Alltag durch einen Experten abgeklärt werden.

Mit dem Alter wird man zwangsläufig dement

Alzheimer ist eine Krankheit und kein zwangsläufiges Schicksal im Alter. Es gibt demenzkranke Menschen, die erst 45 Jahre alt sind, und andere sind geistig topfit mit über 100 Jahren. Die meisten Menschen mit Alzheimer-Demenz sind relativ alt, weil die Krankheit Jahrzehnte «stumm» verläuft, bevor die ersten Beschwerden auftreten.

Die Alzheimer-Demenz ist mit «Verkalkung» gleichzusetzen

Die Alzheimer-Demenz hängt mit Veränderungen von Hirneiweißen zusammen. Die Amyloid-Hypothese ist das bekannteste Modell. Daneben gibt es klare Hinweise für eine Beteiligung des Tau-Proteins in der Bildung von Neurofibrillen. «Verkalkung», also Arteriosklerose, ist erst der zweithäufigste Grund für eine Demenz. Meist haben die Patienten langjährigen Bluthochdruck und Hinweise für Durchblutungsstörungen.

Bei der Alzheimer-Demenz kann man nichts machen

Die Alzheimer-Demenz ist nicht heilbar, aber behandelbar. Es gibt vier zugelassene Medikamente, die schwach, aber nachweisbar wirksam sind. Durch eine gute Behandlung kann die Krankheit eine Weile aufgehalten werden. Damit kann der Patient mehr Zeit mit Lebensqualität in den leichteren Krankheitsstadien verbringen.

Alzheimer ist nur durch eine Autopsie nach dem Tode sicher zu erkennen

Heute stehen uns einfache und standardisierte Gedächtnistests zur Verfügung. Zusammen mit bildgebenden Verfahren und anderen Biomarkern (z. B. Liquor) kann mit hoher Wahrscheinlichkeit eine korrekte Diagnose gestellt werden. Eine frühe Diagnose ist wichtig, um schnell eine Therapie einleiten zu können.

Literatur

Aarsland, D. Ballard, C., Walker, Z., Bostrom, F., Alves, G., Kossakowski, K.,(2009). Memantine in patients with Parkinson's disease dementia or dementia with Lewy bodies: a double-blind, placebo-controlled, multicentre trial. Lancet Neurol, 8(7), 613–618.

Aisen, P.S., Davis, K.L., Berg, J.D., Schafer, K., Campbell, K., Thomas, R.G. et al. (2000). A randomized controlled trial of prednisone in Alzheimer's disease. Alzheimer's Disease Cooperative Study. Neurology, 54(3), 588–593.

Ancelin, M.L., Artero, S., Portet, F., Dupuy, A.M., Touchon, J., & Ritchie, K. (2006). Non-degenerative mild cognitive impairment in elderly people and use of anticholinergic drugs: longitudinal cohort study. BMJ., 332(7539), 455–459.

Anstey, K. et al. (2008). Cholesterol as a risk factor for dementia and cognitive decline: a systematic review of prospective studies with meta-analysis. *Am J Geriatr Psychiatry*, 16(5), 343–354.

Beydoun, M. et al. (2008). Obesity and central obesity as risk factors for incident dementia and its subtypes: a systematic review and meta-analysis. *Obes* Rev, 9(3), 204–218.

Birks, J., Grimley Evans, J. (2007). Ginkgo biloba for cognitive impairment and dementia. Cochrane Database Syst Rev.

Blauw, G., Shepherd, J., & Murphy, M. (2001). Dementia and statins. PROSPER study group. Lancet, 357(9259), 881.

Bleuler, E. (1983) Lehrbuch der Psychiatrie, 15. Auflage, Berlin: Springer.

Brodaty, H., Green, A., & Koschera, A. (2003). Meta-analysis of psychosocial interventions for caregivers of people with dementia. J Am Geriatr Soc, 51(5), 657–664.

Bühler E., Kren, R., Stolz, R. (2005). Betreuungsrecht und Patientenverfügungen im ärztlichen Alltag. München: Urban + Vogel GmbH.

Buerger, K., Ernst, A., Ewers, M., Uspenskaya, O., Omerovic, M., Morgenthaler, N.G., et al. (2009). Blood-based microcirculation markers in Alzheimer's disease-diagnostic value of midregional pro-atrial natriuretic peptide/C-terminal endothelin-1 precursor fragment ratio. Biol Psychiatry, 65(11), 979–984.

Burns, J., Morris, J., (2008). Mild Cognitive Impairment and Early Alzheimer's Disease, Detection and Diagnosis, John Wiley & Sons.

Carpenter, B., Xiong, C., Porensky, E., Lee, M., Brown, P., Coats, M., et al. (2008). Reaction to a dementia diagnosis in individuals with Alzheimer's disease and mild cognitive impairment. J Am Geriatr Soc, 56(3), 405–412.

Caselli, R., Dueck, A., Osborne, D., Sabbagh, M., Connor, D., Ahern, G., et al. (2009). Longitudinal modeling of age-related memory decline and the APOE epsilon4 effect. N Engl J Med, 361(3), 255–263.

Clavaguera, F., Bolmont, T., Crowther, R., Abramowski, D., Frank, S., Probst, A., et al. (2009). Transmission and spreading of tauopathy in transgenic mouse brain. Nat Cell Biol, 11(7), 909–913.

DeKosky, S. T., Williamson, J. D., Fitzpatrick, A. L., Kronmal, R. A., Ives, D. G., Saxton, J. A., et al. (2008). Ginkgo biloba for prevention of dementia: a randomized controlled trial. Jama, 300(19), 2253 – 2262.

Dodge, H., Zitzelberger, T., Oken, B., Howieson, D., & Kaye, J. (2008). A randomized placebo-controlled trial of Ginkgo biloba for the prevention of cognitive decline. Neurology, 70(19 Pt 2), 1809 – 1817.

Ebbinghaus, H. (1992). Gedächtnis: Ein Beitrag zur Experimentellen Psychologie. Darmstadt: Neue, unveränderte und ungekürzte Ausgabe nach der 1. Auflage 1885. Darmstadt: Wissenschaftliche Buchgesellschaft.

Ferri, C. P., Prince, M., Brayne, C., Brodaty, H., Fratiglioni, L., Ganguli, M., et al. (2005). Global prevalence of dementia: a Delphi consensus study. Lancet, 366(9503), 2112 – 2117.

Fillit, H., Hess, G., Hill, J., Bonnet, P., & Toso, C. (2009). IV immunoglobulin is associated with a reduced risk of Alzheimer disease and related disorders. Neurology, 73(3), 180 – 185.

Fritze (2009) Psychopharmaka Verordnungen. Psychopharmakotherapie,15(3), 127ff.

Georges, J., Jansen, S., Jackson, J., Meyrieux, A., Sadowska, A., & Selmes, M. (2008). Alzheimer's disease in real life--the dementia carer's survey. Int J Geriatr Psychiatry, 23(5), 546 – 551.

Green, R. C., Schneider, L. S., Amato, D. A., Beelen, A. P., Wilcock, G., Swabb, E. A., et al. (2009). Effect of tarenflurbil on cognitive decline and activities of daily living in patients with mild Alzheimer disease: a randomized controlled trial. Jama, 302(23), 2557 – 2564.

Hampel, H., Padberg, F., Möller, H.-J. (2003). Alzheimer-Demenz. Klinische Verläufe, diagnostische Möglichkeiten, moderne Therapiestrategien. Stuttgart: Wissenschaftliche Verlagsgesellschaft.

Hampel, H., Ewers, M., Bürger, K., Annas, P., Mörtberg, A., Bogstedt, A., et al. (2009). Lithium trial in Alzheimer's disease: a randomized, single-blind, placebo-controlled, multicenter 10-week study. J Clin Psychiatry, 70(6), 922 – 931.

Harold, D., Abraham, R., Hollingworth, P., Sims, R., Gerrish, A., Hamshere, M., et al. (2009). Genome-wide association study identifies variants at CLU and PICALM associated with Alzheimer's disease. Nat Genet, 41(10), 1088-1093.

Heidler, M. (2010). [Confabulations – prior and recent theories of a mysterious syndrome]. Fortschr Neurol Psychiatr, 78(5), 256 – 268.

Howard, R. J., Juszczak, E., Ballard, C. G., Bentham, P., Brown, R. G., Bullock, R., et al. (2007). Donepezil for the treatment of agitation in Alzheimer's disease. N Engl J Med, 357(14), 1382 – 1392.

Huss, A., Spoerri, A., Egger, M., Röösli, M., & Study, S. N. C. (2009). Residence near power lines and mortality from neurodegenerative diseases: longitudinal study of the Swiss population. Am J Epidemiol, 169(2), 167 – 175.

Ivemeyer, D., Zerfaß, R. (2002). Demenztests in der Praxis. München: Urban und Fischer Verlag.

Kessing, L., Søndergård, L., Forman, J., & Andersen, P. (2008). Lithium treatment and risk of dementia. Arch Gen Psychiatry, 65(11), 1331 – 1335.

Kessler, H., Pajonk, F., Bach, D., Schneider-Axmann, T., Falkai, P., Herrmann, W., et al. (2008). Effect of copper intake on CSF parameters in patients with mild Alzheimer's disease: a pilot phase 2 clinical trial. J Neural Transm, 115(12), 1651 – 1659.

Kretzschmar, H. A., Feiden, W. (2002). Prionkrankheiten des Menschen. Pathologe, 23, 241 – 251.

Kurz A., (Hrsg:) (2005). Handbuch der Betreuung und Pflege von Alzheimer-Patienten. Stuttgart: Thieme Verlag.

Landis, T., Regard, M., Weniger, D. (1990). Das rechte Hirn. Schweizer medizinische Wochenschrift 1990, 120, 433 – 439.

Lanni, C., Racchi, M., Mazzini, G., Ranzenigo, A., Polotti, R., Sinforiani, E., et al. (2008). Conformationally altered p53: a novel Alzheimer's disease marker? Mol Psychiatry, 13(6), 641 – 647.

Lashley, K. (1944). In search of the engram. Society of Experimental Biology Symposium, 4, 454 – 480.

Lazarov, O., Robinson, J., Tang, Y. P., Hairston, I. S., Korade-Mirnics, Z., Lee, V. M., et al. (2005). Environmental enrichment reduces abeta levels and amyloid deposition in transgenic mice. Cell, 120(5), 701 – 713.

Li, N., Lee, A., Whitmer, R., Kivipelto, M., Lawler, E., Kazis, L., et al. (2010). Use of angiotensin receptor blockers and risk of dementia in a predominantly male population: prospective cohort analysis. BMJ, 340, b5465.

Mahley, R., & Huang, Y. (2009). Alzheimer disease: multiple causes, multiple effects of apolipoprotein E4, and multiple therapeutic approaches. Ann Neurol, 65(6), 623 – 625.

Maurer, K., Volk, S., & Gerbaldo, H. (1997). Auguste D and Alzheimer's disease. Lancet, 349(9064), 1546 – 1549.

Mihaylova, B., Briggs, A., Armitage, J., Parish, S., Gray, A., & Collins, R. (2006). Lifetime cost effectiveness of simvastatin in a range of risk groups and age groups derived from a randomised trial of 20,536 people. BMJ, 333(7579), 1145.

Mitchell, S. L., Teno, J. M., Kiely, D. K., Shaffer, M. L., Jones, R. N., Prigerson, H. G., et al. (2009). The clinical course of advanced dementia. N Engl J Med, 361(16), 1529 – 1538.

Ott, B. R., Heindel, W. C., Papandonatos, G. D., Festa, E. K., Davis, J. D., Daiello, L. A., et al. (2008). A longitudinal study of drivers with Alzheimer disease. Neurology, 70(14), 1171 – 1178.

Profenno, L., Porsteinsson, A., & Faraone, S. (2010). Meta-analysis of Alzheimer's disease risk with obesity, diabetes, and related disorders. Biol Psychiatry, 67(6), 505 – 512.

Psaty, B., & Kronmal, R. (2008). Reporting mortality findings in trials of rofecoxib for Alzheimer disease or cognitive impairment: a case study based on documents from rofecoxib litigation. JAMA, 299(15), 1813 – 1817.

Raina, P., Santaguida, P., Ismaila, A., Patterson, C., Cowan, D., Levine, M., et al. (2008). Effectiveness of cholinesterase inhibitors and memantine for treating dementia: evidence review for a clinical practice guideline. Ann Intern Med, 148(5), 379 – 397.

Rapp, M. A., Majic, T., Pluta, J. P., Mell, T., Kalbitzer, J., Treusch, Y., et al. (2010). [Pharmacotherapy of neuropsychiatric symptoms in dementia in nursing homes: a comparison of service provision by psychiatric outpatient clinics and primary care psychiatrists]. Psychiatr Prax, 37(4), 196 – 198.

Rialle, V., Ollivet, C., Guigui, C., & Hervé, C. (2008). What do family caregivers of Alzheimer's disease patients desire in smart home technologies? Contrasted results of a wide survey. Methods Inf Med, 47(1), 63 – 69.

Ropacki, S., & Jeste, D. (2005). Epidemiology of and risk factors for psychosis of Alzheimer's disease: a review of 55 studies published from 1990 to 2003. Am J Psychiatry, 162(11), 2022 – 2030.

Sanders, A., Wang, C., Katz, M., Derby, C., Barzilai, N., Ozelius, L., et al. (2010). Association of a functional polymorphism in the cholesteryl ester transfer protein (CETP) gene with memory decline and incidence of dementia. JAMA, 303(2), 150 – 158.

Salloway, S., Sperling, R., (2009). A Phase II multiple ascending dose trial. Neurology 2009, 73, 2061.

Scarmeas, N., Luchsinger, J., Mayeux, R., & Stern, Y. (2007). Mediterranean diet and Alzheimer disease mortality. Neurology, 69(11), 1084 – 1093.

Scarmeas, N., Stern, Y., Tang, M. X., Mayeux, R., & Luchsinger, J. A. (2006). Mediterranean diet and risk for Alzheimer's disease. Ann.Neurol., 59(6), 912 – 921.

Schmidt, R., Ropele, S., Pendl, B., Ofner, P., Enzinger, C., Schmidt, H., et al. (2008). Longitudinal multimodal imaging in mild to moderate Alzheimer disease: a pilot study with memantine. J Neurol Neurosurg Psychiatry, 79(12), 1312 – 1317.

Schmitt, B., Frölich, L. (2007). Creative therapy options for patients with dementia – a systematic review. Fortschr Neurol Psychiatr, 75(12), 699 – 707.

Schneider, L., Tariot, P., Dagerman, K., Davis, S., Hsiao, J., Ismail, M., et al. (2006). Effectiveness of atypical antipsychotic drugs in patients with Alzheimer's disease. N Engl J Med, 355(15), 1525 – 1538.

Schneider, L. S., Dagerman, K. S., & Insel, P. (2005). Risk of death with atypical antipsychotic drug treatment for dementia: meta-analysis of randomized placebo-controlled trials. Jama, 294(15), 1934 – 1943.

Selwood, A., Johnston, K., Katona, C., Lyketsos, C., & Livingston, G. (2007). Systematic review of the effect of psychological interventions on family caregivers of people with dementia. J Affect Disord, 101(1-3), 75 – 89.

Sparks, D. L., Sabbagh, M. N., Connor, D. J., Lopez, J., Launer, L. J., Browne, P., et al. (2005). Atorvastatin for the treatment of mild to moderate Alzheimer disease: preliminary results. Archives of *Neurology*, 62(5), 753 – 757.

Sunderland, T., Linker, G., Mirza, N., Putnam, K. T., Friedman, D. L., Kimmel, L. H., et al. (2004). Decreased beta-amyloid1-42 and increased tau levels in cerebrospinal fluid of patients with Alzheimer disease. JAMA,, 289(16), 2094 – 2103.

Sundström, A., Nilsson, L., Cruts, M., Adolfsson, R., Van Broeckhoven, C., & Nyberg, L. (2007). Increased risk of dementia following mild head injury for carriers but not for non-carriers of the APOE epsilon4 allele. Int Psychogeriatr, 19(1), 159 – 165.

Svitek, J., Wiltfang, J., Weih, M., (2007). Diagnostik und Differentialdiagnostik der Demenzen. Psychiatrie und Psychotherapie up2date, 1, 9 – 24.

Szekely, C., Green, R., Breitner, J., Østbye, T., Beiser, A., Corrada, M., et al. (2008). No advantage of A beta 42-lowering NSAIDs for prevention of Alzheimer dementia in six pooled cohort studies. Neurology, 70(24), 2291 – 2298.

Tan, Z., Beiser, A., Vasan, R., Roubenoff, R., Dinarello, C., Harris, T., et al. (2007). Inflammatory markers and the risk of Alzheimer disease: the Framingham Study. Neurology, 68(22), 1902 – 1908.

Teno, J., Mitchell, S., Gozalo, P., Dosa, D., Hsu, A., Intrator, O., et al. (2010). Hospital characteristics associated with feeding tube placement in nursing home residents with advanced cognitive impairment. JAMA, 303(6), 544 – 550.

von Elm, E., Altman, D., Egger, M., Pocock, S., Gøtzsche, P., Vandenbroucke, J., et al. (2007). The Strengthening the Reporting of Observational Studies in Epidemiology (STROBE) statement: guidelines for reporting observational studies. Lancet, 370(9596), 1453 – 1457.

Weih, M., Wiltfang, J., & Kornhuber, J. (2007). Non-pharmacologic prevention of Alzheimer's disease: nutritional and life-style risk factors. J Neural Transm.

Whitmer, R. A., Gunderson, E. P., Barrett-Connor, E., Quesenberry, C. P., Jr., & Yaffe, K. (2005). Obesity in middle age and future risk of dementia: a 27 year longitudinal population based study. BMJ, 330(7504), 1360.

Wilkinson, D., Andersen, H. (2007). Analysis of the effect of memantine in reducing the worsening of clinical symptoms in patients with moderate to severe Alzheimer's disease. Dement Geriatr Cogn Disord, 24(2), 138 – 145.

Wilson, R. S., Mendes De Leon, C. F., Barnes, L. L., Schneider, J. A., Bienias, J. L., Evans, D. A., et al. (2002). Participation in cognitively stimulating activities and risk of incident Alzheimer disease. JAMA, 287(6), 742 – 748.

Yuzwa, S., Macauley, M., Heinonen, J., Shan, X., Dennis, R., He, Y., et al. (2008). A potent mechanism-inspired O-GlcNAcase inhibitor that blocks phosphorylation of tau in vivo. Nat Chem Biol, 4(8), 483 – 490.

Sachregister

A

Aktivität 128
Alkohol 118f
Alkoholfolgekrankheiten 119f
Alltagshilfen 177ff
Alltagshilfen, technische 238f
Alter, Risikofaktor 110ff
Altern, gesundes 112f
Altern, ungesundes 113
Aluminium 122
Alzheimer-Demenz, Verlauf 81, 169ff
Alzheimer-Gesellschaft 176
Alzheimer-Krankheit, Entdeckung 13ff
Alzheimer-Medikament 135
Alzheimer, Alois 13ff
aMCI s. amnestische MCI
amnestische MCI (aMCI) 30
Amyloid-Ablagerung 57ff
Amyloid-Hypothese 55ff
Amyloid-Plaques 57ff, 62, 123, 134, 137
Amyloid-Protein, fehlgefaltet 57
Amyloid-Vorläufer-Protein (APP) 58ff
Amyloid, Ansammlung 60f
–, Bildung 58ff
Angehörige 181f
Angstkonditionierung 46f
Antidementiva 72, 94f, 143, 204ff
–, Kosten 210
–, Verschreibung 202f
–, Wirksamkeit 203ff
–, Wirkung 72
Antidepressiva 224
Antipsychotika 93ff, 185ff, 221ff
Antizipation, genetische 96
Apathie, Behandlung 219
Aphasie, primär progrediente (PA) 87
ApoE 68, 88, 105ff, 121, 127, 117, 137
ApoE4 104ff, 117, 121
APP s. Amyloid-Vorläufer-Protein
Arbeitsgedächtnis 42
Aripiprazol 222
Aromatherapie 227
Arteriosklerose 81
Atrophie s. Gehirn, Schrumpfung
Aufklärung des Patienten 175
Auguste D. 18ff
Auto fahren 186ff

B

Behindertenausweis 198
Berentung 199
Beschwerden 169ff
Beta-Amyloid 59ff, 137
Betreuung, gesetzliche 190ff
Bewegung 128f
Bewegungsstörungen 95ff
bildgebende Verfahren 163ff
Bildtafeln, Test 157
Binswanger-Demenz s. vaskuläre Demenz
–, Verlauf 81
Biomarker 164
Blicklähmung 99
Blutdruck 132
Broca-Aphasie 86

C

CBD s. kortikobasale Degeneration
CERAD, Test 156
Cholesterin 137
CJK s. Creutzfeldt-Jakob-Krankheit

Computertomografie (CT) 163, 204
Creutzfeldt, Hans-Gerhard 97
Creutzfeldt-Jakob-Krankheit (CJK) 66, 97
–, Kriterien 98

D

Defizit, cholinerges 70ff
Demenz-Diagnostik, neurochemisch 84, 163f
Demenz, Begriffe 25f
–, behandelbare 77ff
–, Formen 75ff
–, Klassifikationen 26ff
–, kortikale 75ff
–, Kriterien 26ff
–, medikamentös bedingte 79f
–, bei Parkinson-Krankheit 95f
–, primäre 75
–, reversible Ursachen 78
–, Schweregrade 28
–, sekundäre 75ff
–, seltene Formen 101f
–, semantische (SD) 87f
–, subkortikale 75ff
–, Ursprung des Begriffes 23f
–, vaskuläre 75, 79f, 117, 132
–, vaskuläre, Ursachen 81
Demenzdiagnostik 149ff
DemTect© 158f
Depression 75, 83ff, 143
Diabetes 117
Diskonnektion 72f
Donepezil 210

E

Ebbinghaus, Herrmann 49f
Einsamkeit 116
Ernährung 115, 129ff
Ernährungssonde (PEG-Sonde) 243f

F

Faktoren, beeinflussbare 115
–, nicht-beeinflussbare 115
–, protektive 115
Finanzen, s. Geld
Frontalhirn 91
–, Schädigung 91
frontotemporale Demenz (FTD) 84, 147
Frontotemporale Lobärdegeneration (FTLD) 87ff
–, Therapie 90
Frühzeichen s. Warnzeichen

G

Galantamin 213
Gedächtnis, episodisches 44f
–, explizites 45
–, implizites 45
–, Modelle 42ff
–, Ort 40
–, prozedurales 45
–, semantisches 44f
Gedächtnisstörungen 18, 29f, 33ff,
Gedächtnistraining 138
Gehirn, Aufbau 37f
–, Funktionsweise 33ff, 35f
–, Modelle 35ff, 52f, 62
–, Schrumpfung 21, 26f, 67, 84, 88f, 95f, 99, 116
Geld 189f.
Genetische Belastung 103ff, 108
Gentest 96, 103, 107f
Geriatric Depression Scale (GdepS) 160
Geschäftsfähigkeit 191
Ginko-Präparate 216f

H

Hachinski-Skala 82f
Halluzinationen 93ff, 172, 216, 219, 221f, 225
Haloperidol 221
Hausarzt, Betreuung 201ff
Haustiere 178
Heilung 228
Herz-Kreislauferkrankung, Risikofaktor 115f, 137
Herzinfarkt 132, 135ff
Hilfen für Angehörige 176f, 239
Hippocampus, Entfernung des 55
–, Struktur 49ff

Hirnlappen, Funktion 37f
Hirnzelle, Funktionsweise 34
Hochspannungsleitungen, Magnetfelder 124f
Homozystein 136
Huntingtin 97
Huntington-Chorea 96f
–, Gentest 96, 103, 108
–, Therapie 97
Huntington, George 96
Hyperoralität 88

I

Immuntherapie 235ff
Impfung s. Immuntherapie
Intelligenz 116

J

Jakob, Alfons Maria 97

K

Klüver-Bucy-Syndrom 89f
Koch, Robert 13
Konditionierung, einfache 46f
–, klassische 46f
Konfabulationen 119
Konsolidierung 43
Kontakte 128
Körperpflege 179f
Korsakow, Sergej 118
Korsakow-Syndrom 119
kortikobasale Degeneration (CBD) 95f
Kraepelin, Emil 16f
Krankheitsbewusstsein 118, 142, 147
Krankheitsdauer 172
Kreative Therapie 227
Kupfer 123
Kurzzeitgedächtnis 42ff, 141

L

Langzeitgedächtnis (Altgedächtnis) 42ff, 48ff, 146
Lashley, Karl Spencer 40f
leichte kognitive Störung (MCI) 29ff, 150, 156, 159, 213
Leitlinien, Diagnostik 203f
Lernen 39, 46ff
Lernkurve 49
Lewy-Körperchen 92ff
Lewy-Körperchen-Demenz 72, 92ff
–, Symptome 93
–, Therapie 93f
Lewy, Friedrich Heinrich 92
Liquor s. Nervenwasser
Lithium 123
Lokalisten 41

M

Magnetresonanztomografie (MRT) 163, 204
McConnell, James 40
MCI s. leichte kognitive Störung
Medikamente, entzündungshemmend 132ff
Memantine 213ff
Metalle, als Ursache 122ff
Milieutherapie 225
Meynert, Theodor 70, 81, 84
Mini-Mental-Status-Test 150ff
Morbus Pick 86
MRT s. Magnetresonanztomografie
MSA s. Multisystematrophie
Multi-Infarkt-Demenz s. vaskuläre Demenz
Multisystematrophie (MSA) 96
Musiktherapie s. Kreative Therapie

N

NBM s. Nucleus basalis Meynert
Nervenwasser 60, 66ff, 77, 79, 98
–, Untersuchung 84, 149, 164ff
Nervenzelle, Funktionsweise 34
–, Schädigung 63ff
–, Verlust 65ff, 69, 71f, 144f
Neuroleptika s. Antipsychotikum
Nonnenstudie 128, 229f
Normaldruckhydrocephalus (NPH) 77f
NPH s. Normaldruckhyrocephalus
Nucleus basalis Meinert (NBM) 70ff
Nuklearmedizin 163f

O

Orientierungsprobleme 20, 69, 84, 141, 146
Ortsgedächtnis 53f

P

PA s. Aphasie, primär progrediente
Parkinson-Krankheit 70, 91ff, 95ff
–, Symptome 95f, 99
–, Therapie 95f
Patient H.M. 55
Patientenaufklärung 175
Patientenverfügung 241f
Persönlichkeitsveränderungen 75, 88f, 146
Pflege von Demenzkranken 193
Pflegeheim 173
–, Einweisung 173
Pflegestufe 196
Pflegetagebuch 195
Pflegeversicherung (PV) 193f
Pflegeversicherung, Leistungen 194ff
Pick, Arnold 84
Prävention 127ff
Priming 45f
Progressive supranukleäre Blickparese (PSP) 99f
Pseudo-Demenz 75, 143
Psychoedukation 176
Psychopharmaka s. Antipsychotika
psychotische Störungen, Medikamente 221f

Q

Quecksilber 124

R

Rauchen 178f
–, Risikofaktor 115
RDS-Test (Rapid Dementia Screening) 160
Realitäts-Orientierungs-Training (ROT) 226
Remineszenz-Therapie 227
Rheumamedikamente 132ff
Risikofaktoren 103ff, 115ff
Risperidon 222
Rivastigmin 212
Röntgen, Wilhelm Conrad 13
ROT s. Realitäts-Orientierungs-Training

S

Schädelverletzungen 121
Schläfenlappen 49ff
Schluckstörungen 99
Schulbildung 116
Schulung für Angehörigen 181f
Schüttellähmung s. Parkinson-Krankheit
Schutz s. Prävention
Screeningverfahren, Test 150ff
–, weitere 160ff
SD s. Demenz, semantische
Sicherheit im Haushalt und Garten 177ff
Sick-Sinus-Syndrom 211
Sioli, Emil 14ff
SKT (Syndrom-Kurztest nach Erzigkeit) 155
Sozialleistungen 198f
Sprachstörungen 30, 84, 86ff, 94,146
Steele-Richardson-Olszewski-Syndrom 99f
Stirnhirn s. Frontalhirn
Störungen, psychotische 219f
Syphilis 13ff, 78, 164

T

Tanztherapie s. kreative Therapie
Tau-Hemmer 66f
Tau-Protein 63ff, 124, 165
Tau-Protein-Hypothese 63ff
Test s. Screeninverfahren
Therapie, nichtmedikamentöse 225f
Trisomie 21 22, 25, 58, 64, 71, 92, 109f

U

Übergewicht, Risikofaktor 115, 121
Überlebenszeit 172
Uhrenzeichnentest 151ff
Umgang mit Demenz-Kranken 175ff
Umwelteinflüsse, Ursache 122ff
Unruhe 17, 93f, 172f, 180, 209 212
–, nächtliche 19, 185, 225
Unterstützung, finanzielle 193ff
Unterversorgung 202f
Ursachen der Alzheimer-Krankheit 56, 65ff

V

Validationstherapie 226f
Vergessenskurve 49
Verhaltensstörung 75f, 214, 219ff
–, Behandlung 219f
Verhinderungspflege 193, 197
Virchow, Rudolf 13, 21
Vorsorgevollmacht 242f

W

Wahn 93, 144, 172f, 184f, 219, 221f
Warnzeichen 141ff
Wernicke-Aphasie 86
Witzelsucht 76, 88

Z

Zuckerkrankheit s. Diabetes
Zwanghaftigkeit 89